感悟医学影像技术学

王骏 吴虹桥 ◎ 著

辽宁科学技术出版社
LIAONING SCIENCE AND TECHNOLOGY PUBLISHING HOUSE

拂石医典
FU SHI MEDBOOK

图书在版编目（ＣＩＰ）数据

感悟医学影像技术学 / 王骏，吴虹桥著 .— 沈阳：辽宁科学技术出版社，2023.1

ISBN 978-7-5591-2833-1

Ⅰ．①感… Ⅱ．①王…②吴… Ⅲ．①影像诊断 Ⅳ．① R445

中国版本图书馆 CIP 数据核字（2022）第 230420 号

出版发行：辽宁科学技术出版社

北京拂石医典图书有限公司

地址：北京海淀区车公庄西路华通大厦 B 座 15 层

联系电话：010-57262361/024-23284376

E-mail：fushimedbook@163.com

印 刷 者：北京天恒嘉业印刷有限公司

经 销 者：各地新华书店

幅面尺寸：170mm×240mm

字　　数：518 千字

印　张：31

出版时间：2023 年 1 月第 1 版

印刷时间：2023 年 1 月第 1 次印刷

责任编辑：李俊卿

责任校对：梁晓洁

封面设计：君和传媒

封面制作：君和传媒

版式设计：天地鹏博

责任印制：丁 艾

如有质量问题，请速与印务部联系

联系电话：010-57262361

定　　价：118.00 元

一个人的时间和精力花在哪里，他／她的成就、成果就在哪里。我坚信这是真理，颠扑不破的真理。

——王骏

王骏简介

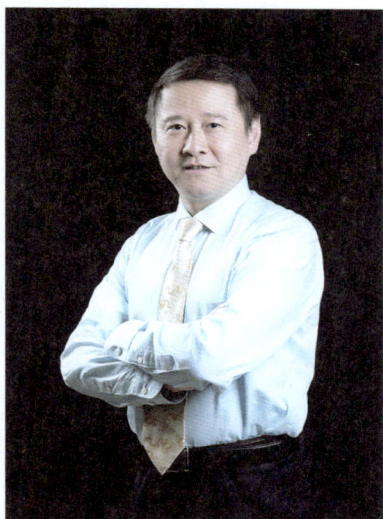

王骏近照

王骏，硕士，相继就职于南京军区南京总医院医学影像科（全国学科排名第5，副主任技师）、南方医科大学（兼职副教授）、南京医科大学康达学院（医学技术学部副主任）、安徽医科大学临床医学院（医学技术系副主任、影像学科带头人）。从医37年，兼职教学19年，始终奋战在医学影像技术学的医疗、教学、科研、管理、翻译、科普、宣传、网站及其学会工作的第一线，为全国大学本科毕业论文抽检专家，江苏省及连云港市科技评审专家库成员。

在南京军区南京总医院工作28年，为科主任学术秘书，并分管医学影像科科技新闻报道工作及技术学组的教学与科研工作等；两次荣获南京军区南京总医院"十佳青年"光荣称号，并获全院技能大赛二等奖和多次嘉奖等。相继在南方医科大学、南京医科大学康达学院、安徽医科大学临床医学院、江苏卫生健康职业学院、南京卫生职业学校等10余所高等医学院校累计授课3000学时以上，荣获第一军医大学（南方医科大学）、第二军医大学（海军军医大学）优秀兼职教师、南京军区南京总医院优秀带教老师、南京医科大学康达学院优秀带教老师、人民卫生电子音像出版社名师专家组讲师等；相继参与南京医科大学康达学院等6所高等医学院校影像技术专业人才培养方案的审订工作。在401位江苏省同仁参加全国CT上岗考试中夺得冠军；独自辅导江苏省同仁参加全国CT技师上岗考试，通过率高出全国平均通过率 20 个百分点左右；独自辅导江苏省同仁参加全国磁共振上岗考试，通过率高出全国平均通过率 10 个百分点左右；在南京医科大学康达学院任职期间，使系部学生攻读硕士研究生取得突破性进展，考研升学率创历史之最。荣获各级科技进步奖及科研课题 10 余项；仅被中国知网收录作为第一作者在《中华放射学杂志》《中华医院管理杂志》等数百种报纸、期刊上发表的科研论文 150 余篇，医学科普文章 150 余篇，科技新闻报道 150 余篇，其他各类学术随笔等 120 余篇；第一主编各类学术专著 50 余部；应邀在国内外各类学术会议上作专题报告、讲座达 240 余次。相继担任中华医学会放射学分会质量管理与安全管理专委会第二届委员兼秘书，中华医学会影像技术分会第三届、第四届、第五届、第六届中青年委员，中华医学会影像技术分会第一届、第二届、第三届数字摄影学组成员，中华医学会影像技术分会继续教育部第二届委员，中华医学会影像技术分会 PACS 专委会委员及亚学组副组长；中国医学装备协会 CT 工程技术专委会常委，中国医学装备协会 CT 临床应用专委会常委，中国医学装备协会放射设备首届专委会常委；全军医学会影像技术专委会委员；北京影像诊疗创新联盟副理事长及医学影像质控与产学研创新专委会主任委员、远程与人工智能影像专委会副主任委员；江苏省医学会影像技术分会第六届副主任委员，江苏省中西医结合学会影像技术专委会常委，南京医学会影像技术分会第一届至第六届委员兼秘书等职。独自主办"医学影像技术学相关图书编创高峰论坛"9 次，主办医学影像海洲湾论坛 2 次，创办中华医学会放射学分会全国学术年会第 1 份大会会刊、中华医学会影像技术分会全国学术年会第 1 份大会会刊、中华医学会介入放射学分会全国学术年会第 1 份大会会刊等。

好一个"骏哥哥"

吴国平

吴国平：当代书法家、作家、诗人、歌词作家、国家一级编剧。原南京军区前线文工团（军区）创作编导室主任。为中国艺术研究院中国书法院研究员、国家艺术基金评审专家。曾出版诗集、长篇散文、长篇报告文学以及书法作品集等共12部，为多部舞剧创作文本；在数十台晚会中担任主要策划和总撰稿；所作近百首歌曲（词）在中央台及各种晚会上演，并被广泛传唱；多部文艺作品获国家和军队各种比赛金奖。

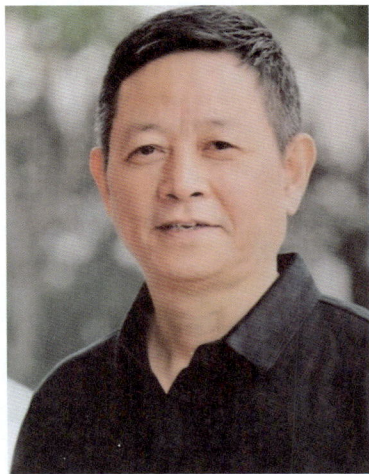

吴国平近照

王骏的微信名叫"骏哥哥"，这个名字透着年轻、阳光、帅气和乐观。名字是符号，但也是一个人志趣与心态的反映。我理解，王骏将微信名取作"骏哥哥"，是在提醒自己，无论年龄、地位怎么变化，都要保持一种年轻进取的心态，就像从前一部电影里唱的"革命人永远是年轻"。

　　话说间，"骏哥哥"其实也不那么年轻了，尽管有实际年龄和心理年龄之分，但究竟是岁月如梭。我这么说，是因为脑子里有个对照。20 世纪 80 年代，我在江西某部当新闻干事，有一天，卫生所来了一位新卫生员小战士，稚气未脱，乐呵呵的，可工作起来却十分的认真与爽利，感觉整天跑跑颠颠的，大事小事交代给他也毫无怨言。有一天，他在路上碰到我，说要向我学习写作，一副诚恳的样子，一问，原来是王松林的儿子。王松林何许人也？当地部队184 医院的院长，被人称为军中一把刀的大名鼎鼎的胸外科专家，我曾多次采访过他，因为在他的领导下，当时的 184 医院处于鼎盛时期，出了多项科研成果，王院长的那种沉着、干练、爽朗、自信，让我敬佩有加。基于这个原因，几十年来，我和王骏虽然见面不多，但却一直关注着他的成长进步。上学、到军区总院、再到高等医学院校任职；医疗、科研、教学、管理、翻译、科普、交流、建网等，可以说，这是个永远年轻帅气、永远精力充沛、永远乐观向上、永远不计得失、不断进取的人。最近，又看了他的简介，颇有感慨。几十年来，他一直孜孜不倦、心无旁骛地深耕细作于医学影像技术的田亩，在此积学储宝、放飞理想，拼搏奋战在现代医学影像技术的前沿一线。他先后在《中华放射学杂志》《中华医院管理杂志》等专业期刊发表科研论文 100 多篇，应邀在国内外各种学术会议上作学术报告 240 多场，荣获各种科技进步奖及科研课题 10 多项，出版了 50 多部专业著作，其中《医学影像技术》一书在全国 500多部参评著作中脱颖而出，荣获一等奖等。现在的王骏，是学科带头人，南方许多大学的兼职教师，已然成为国内这个领域引人注目的专家。对于王骏，北京同仁医院影像科教授、中华医学会影像技术分会主任委员燕树林先生说："看过王骏的文章，真是说不出的感慨！多少年来，每年全国年会，王骏发来的文章通常不是一两篇，而是七八篇甚至十几篇，给我们留下了深刻的印象。"他还说："如果全国有学历的、年轻的影像技术人员里，哪怕只有百分之十、二十的人能有王骏的这种精神，那将是一种什么局面。"我非常赞同燕教授的观点，扩而大之，全国各个领域的科研人员，如果大家都能像他这样，那将是一种什么局面。

写到这里，我想起两个词，一个是"风华正茂"，一个是"奋发有为"。这两个词放在王骏身上一点不为过。客观地说，医学影像技术在整个医学领域似乎并非那么显赫，其专业性也难以引起更加广泛的关注，而王骏却在这一亩三分地里耕作得有滋有味，并且硕果累累。那么，他的动力究竟来自哪里呢？我想，一是家庭的熏陶，那种医者仁心的大爱和责任；一是发自内心的热爱，一定程度取决于他的性格禀赋。我揣度，他在走进那个研究领域后，会有一种自由自在的快感，就像许多孩子喜欢打游戏一样。你想，把学术当作游戏来做，是个什么概念？当然，这个终究是不好比的，因为它们体现的价值不一样。根本上说，王骏是将他的事业和他的人生追求统一在了一起，如此，进入一种境界，何尝不是满满的幸福。

一位名人说："勤奋是一种可以吸引一切美好事物的天然磁石。"那么，如果把勤奋建立在热爱的基础上，再加上理想和真正医者的崇高，那将是一个怎样的结果呢？毫无疑问，王骏正当年，未来仍然可期。此书当是他向上攀登的又一阶梯。将来回首看，一步一个脚印，连缀起来，必是美了又美的长长诗行。

好一个"骏哥哥"。

2022 年 9 月 29 日于南京东郊

序 二

稻香秫熟暮秋天

陈 旻

陈旻：1981 年 9 月入伍。1991 年起任原南京军区南京总医院政治部、新闻干事、宣传科长、正团职政治协理员。2002 年自主择业，2005 年 4 月任香港大公报江苏办事处主任，2007 年被大公报聘为首席记者、高级记者。现为香港大公文汇传媒集团江苏记者站站长。

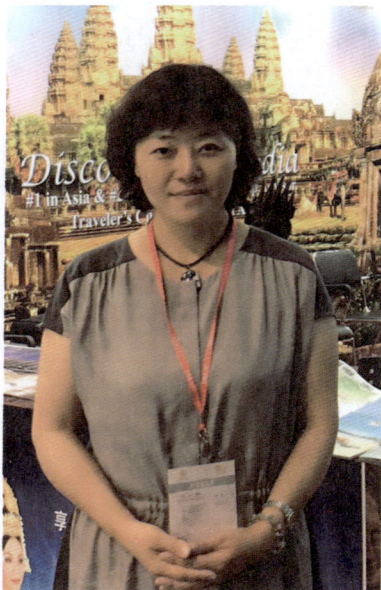

陈旻近照

王骏又要出新书了，这不是新闻，他早已著作等身。

二十多年前，王骏与我曾经是原南京军区南京总医院（现东部战区总医院）的同事。南京总医院的前身是国民政府中央医院，建于1929年。这家有着93年历史的医院承载了我们青春的奋斗时光，在这里工作的经历成为我们共同的珍贵记忆。那时，我在医院政治部先后任新闻干事、宣传科长，王骏在医学影像科工作，同时是医院的新闻报道骨干。

当年，南京总医院领导十分重视新闻报道工作，政治部宣传科更是在每个科室设立报道员，发动全院各科室写稿、投稿，积极宣传医院的新技术、新疗法和新设备，吸引病人无数，效果强过花钱做广告。

王骏当年是南京军区南京医院的优秀报道骨干，每个月都会在各类媒体刊发数十篇新闻稿件，年刊稿量屡屡逾百篇。阳光、真诚是王骏的特质，令我印象最深刻的是他的勤奋，工作时间内他得在医学影像科正常上班，选题、写稿无疑都在八小时之外。审核后盖完章的稿件，王骏是自己骑自行车去报社、电台一家一家送稿。他曾描述道："为赢得时间，我骑着自行车在南京街头的梧桐树间夺路穿行，跑遍整个南京市所有报社去投稿。报社的领导、编辑见到大冬天里我就穿着一件毛线背心来投稿，还汗流浃背，大为感动，一目十行后便说：'明天见报！'"

王骏对医院新闻工作的极大热情与全情投入令我们动容。作为医院分管新闻工作的部门，很自然地，我们宣传科将王骏完全当作"自己人"，不仅支持他采写、报道本科室的新闻，在我们忙不过来时，还请王骏帮忙，把原本该我们自己采写的稿子派给王骏，而王骏从来没有让我们失望过。

王骏非常好学且较真。他写完稿来宣传科，不是盖个章就完事，常常坚持要我过目并修改。依王骏的为人与专业水准，他采写的医疗科技报道不会有问题，我有时候偷懒，粗粗看一遍，就想直接盖章了事，但他却坚持请我仔细读、认真改。他会从身上的白大褂口袋里掏出笔，拔下笔帽，将笔递到我跟前，"嘿嘿"笑着。常常拗不过他，我只好放下手头的事，逐字逐句看他的稿，从新闻专业的角度斟酌着提出修改建议。

2002年，我转业离开南京总医院，成为职业记者。换了个江湖，虽与南京总医院的同事们不常往来，但真挚情谊沉积于心。

十八年后见到王骏，他已转身成为医学影像教学领域内的资深专家、教授。近几年，从微信朋友圈内看到王骏的点滴日常。王骏惊人地勤奋，极为难得的是，他几十年如一日地勤奋，担任学科带头人后，他的常规状态是不停地奔波，披星戴月，从一座城市到另一座城市；在所任职的学校简陋的宿舍里备课、整理资料与写书，从一间宿舍到另一间宿舍；餐食是简餐盒饭，从一个食堂到另一个食堂。

在医学影像领域，王骏没有走多数人重复的路。抛弃了急功近利，他选择了一条更能张扬自己充沛生命力的道路，满腔热忱地向年轻学子传授自己对专业知识的独特领悟。在忙碌中耕耘，在沉醉中酣畅，在快意中收获，如今已出版医学影像专业学术专著五十多部，都不知道他是怎么能做到的！我自己的常态则是一边浪费时间，一边谴责自己，根本不敢跟王骏比。

今年 9 月中旬，王骏告诉我，他又完成一本新书《感悟医学影像技术学》，将于 10 月出版面世。我读了书稿，50 万字中汇集了《皎洁的中秋月》《妈妈是个好医生》《成为网站版主》《在 1000 点上起飞！》《从网站建设看医学影像技术学发展》《努力成为"金子"》《教学引领未来》《国际的"培训"怎么做》《后现代医学文化对放射技师界的影响》等。王骏的文字本色，没有过度的情绪渲染，没有精心的谋篇布局，字里行间显露出原汁原味的真诚，忠实记录下自己在医学影像专业技术飞速发展进程中的学习与思考。

王骏早已经功成名就，但他不以为意，继续用长长的计划填满每一个日出月落。在这个五谷丰稔的暮秋，是王骏让我们感受到别样的微风与清流。

是为序。

2022 年 10 月 8 日

前　言

　　一直以来，我都记得一位中学老师在课堂上说的话：现在人"编"书的多，而"著"书的少；编，说得好听一点，就是同类书"有机的结合"，说得不好听，就是你抄我、我抄你；而著书就不同了，"著"意味着原创；这就是当今为什么没有像以前那样响当当的大学问家的原因……。坐在台下的我当时就在想，管你是"编"也好，"著"也罢，倘若我自己哪天也能出上一本书就不错了。所以，根本就没往心里去。

　　时不我待，随着我个人的成长进步，我的编著书量也在不断飙升，到目前为止，已有50余部，而这些书也成为我所做的"公益事业"的一部分。凡我专职、兼职所授的课程，我都会当着整个班级全体学生的面，奖励那些学霸一套我所写的书，以激励先进、鞭策后进。不仅如此，凡是我常去的图书馆，如南京图书馆、常州图书馆、安徽省图书馆……；以及我所在的学校，如南京医科大学、南京医科大学康达学院、安徽医科大学临床医学院；所到之处，如2020年我随"第79批中国博士后科技服务团广西崇左行"抵达的崇左市人民医院，我都要进行捐书活动。

　　但是当我到南京图书馆捐赠我所写的书籍时，采编部老师告诉我：我们这里并不是什么捐赠的书都接收的，像什么试题集啦，教材啦……，都不要。这时我回想起中学老师的教诲，立马明白了，学科排名第三的南京图书馆只接收"原创学术专著"，当然，也还接收译著。这次捐书的经历给我好好上了一课，在接下来的日子里我开始反思，如何才能出一部高质量的原创学术专著呢？！

　　2020年，母亲去世，接着新冠肺炎疫情暴发，我便裸辞了社会上的所有职务，开始准备伺候父亲。闲暇之时，不知不觉阅读了上百部闲书。当读到北京协和医院妇产科主任郎景和院士所著的《一个医生的序言》时，立马点燃了我的创作冲动，这个我也可以有！这正如曾国藩所认为的那样：论著、词赋、序跋均为著述门。为此，《一名医学影像技师的序言》开始进入我的"十四五"编创计划中。

2022 年，恰逢新冠肺炎疫情似乎有点"反弹"，全校进行线上教学。我利用"封校"的 45 天，在每周近 40 学时的备课、授课之余，结束了手头上的一部 760 多页的译著，因所有资料均在南京，整个办公室"空空如也"，于是，我便找出各种理由申请返宁，后经各级领导"特批"同意，并让我"消停"后再返校。

回到都市之巅的我，如鱼得水。从 1986 年发表的第一篇文章查起，与我每年从《中国知网》上下载我所刊发的各类文章作一一比对。仅在 5 个"T"级移动式硬盘中翻阅就耗去了我足足 1 周的宝贵光阴。为谨防"漏网之鱼"，又利用 3 天时间，翻箱倒柜，把我从医 37 年来在报纸、期刊上发表的所有文章的原版资料一一找出来掂量，以决定哪些可以放进专著。不仅如此，还生怕其间有所疏漏，又把我每年的年终总结一一找出来翻阅、比对，一篇篇过目，一页页考证，看着自己始终不渝的奋斗历程，感受着医学影像技术学不断发展的辉煌，不知不觉竟被自己所写的医学影像技术学的方方面面所感染、所震撼、自我陶醉，竟忘记了吃午饭。一天很快就这么没了，搞得满手是墨。感叹道：手中一只墨，胸中墨一桶。

然而，所有以上这些也就是耗时间去查找，花点"辛苦"而已。最让我"纠结"的是，在整个过程中，取舍难以定夺，就这样颠过来，倒过去，来回"折腾"。

经过诸多次"摇摆"，经过不断的思考，最后，"忍痛割爱"，淘汰过时的文章，优选对今后学术界有影响力的文章，又在相应的文章中加入了一些极为珍贵的摄影照片，以期图文并茂。为了对历史高度负责，还把照片中相应的人名、单位一一电话核实，得到了同行们的大力支持。一部记载了我人生经历和学术成果的原创性专著至此完稿，我将它取名为《感悟医学影像技术学》。

一部优秀的作品绝不是一蹴而就的，都是年轻时孜孜以求的结果。我逐字逐句审校着原文，仿佛又回到了自己的青年时代。在南京总医院工作28年间，从不"战天斗地"，不依附于任何人，将人世间所有不快像"蛛丝一样轻轻地抹去"，排除一切干扰，常常在办公室学习、工作到23：00，回去后还得继续熬夜，以不断丰富、发展、完善自我。就是后来到了南京医科大学康达学院、安徽医科大学临床医学院，也是天天到22：30才离开办公室。时常如同弹琴般地在键盘上穿梭，手握鼠标打天下，白纸黑字写春秋，使我忘记了冬天的寒冷与夏天的炎热。

在这种蚂蚁和灰尘都亢奋浮躁的时代，一个人如果内心没有坚持，他几乎不可能成为一个有所成就的人。对于一名真正的医务工作者而言，需要宁静的学术氛围，要"宅"得住，但又必须与社会保持紧密的联系，他的神经、他的思维像全天候雷达，不停地监视着这个社会每天发生的事情，寻找目标。

字字看来俱是血，数十年辛苦不等闲。这正如爱因斯坦所说："人的差异在于业余时间。"毛泽东提倡，"要让学习占领工作以外的时间"。鲁迅则说："哪里有天才，我是把别人喝咖啡的工夫都用在写作上的。" 法国生物学家巴斯德说："告诉你使我达到目标的奥秘吧！我唯一的力量就是我的坚持精神。"文学家福楼拜对他的学生莫泊桑说："才气就是长期的坚持。"门捷列夫也说过一句话："终身努力，便成天才！"这就是做学问，要有一股把冷板凳坐热的韧劲，甘于平凡，守得住寂寞，闹中取静，浮躁中求平和，脚踏实地默默奋斗，需要超常的毅力。

127年来，随着计算机与人工智能的进步，医学影像从过去仅从事透视与拍片的辅助科室发展成包括 DR、CT、MRI、DSA、超声、核医学及放射学治疗与介入微创治疗在内的大型综合性临床科室，提供的图像也从过去二维的黑白图像发展为具有彩色多角度显示的三维结构图像。医学影像历经了从解剖、代谢、功能、分子、能量成像等领域的发展过程，数字影像替代模拟影像，2D图像发展到3D多角度、深层次全景显示，从而使过去仅有的"极限分辨力"拓展为：空间分辨力、密度分辨力、时间分辨力、平面分辨力、纵向分辨力、能量分辨力、化学分辨力等。卫生行政部门从没有像今天这样高度重视医学影像学科的建设与发展，用于购买影像设备的资金已占全院设备资金的一半以上。医学影像技术的进步，不仅发展、完善了临床诊断，为疾病的早发现、早诊断、早治疗奠定了基础；也丰富了教学、增加了科研的含金量；更为精准医疗的开展、循证医学的发展、医学大数据的形成做出了不可磨灭的贡献。反过来，也正是临床诊断的需求，促进了医学影像技术的发展与完善，让医学影像技术的成果越来越贴近临床，并随着人工智能的发展在不断进步。

　　本书收录了我以第 1 作者发表的，除去一百五十余篇科研论文、一百五十余篇医学科普、一百五十余篇科技新闻以外的一百二十余篇文章。所有这些篇章的字字句句离不开当年各家报纸、期刊编辑老师的辛勤付出，从编辑老师的修改、润色、完善中让我也感悟到了中华文化的博大精深，而更多的则是在这种"实战"中学习、提高。该专著的编写也是来来回回不停琢磨、取舍、下决心的过程，是为了向历史高度负责的过程。虽然历史是一面镜子，但人们从中看到的不尽相同，这里面有你的教育背景、生存环境、学识及其魄力等，那就留给广大师生及全国同仁去品鉴吧（欢迎采用实名制＋单位加我的微信：1145486363，或通过 E-mail：yingsong@sina.com 发来您的高见，以利我们做得更好）。

　　最后，鸣谢吴国平、陈旻、陈大龙为本书分别写了序及尾声，鸣谢出版社编辑老师们，正是你们的付出，才使该书更趋完美。

王骏　于南京都市之巅

2022 年 5 月 7 日生日之际

目 录

第一篇

踏进医学影像技术的
大门

皎洁的中秋月

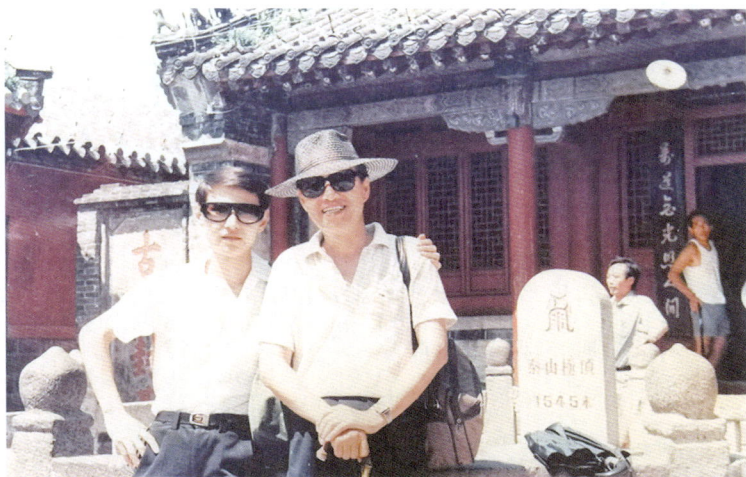

图　本书作者与父亲王松林（南京军区第 81 医院）于 1991 年一起登泰山极顶

今天是八月十五，皎洁的月亮高挂中天。上午在手术室挨了院长一顿臭骂，连盼团圆、想亲人的劲儿都没有了。激怒了一院之长，往后的日子怎么过？晚上又轮到我值班，真倒霉！

"铃铃铃……"一阵电话铃声响起。我拿起话筒，没好气地叫了声："干什么？"

"哈哈哈哈……"是院长的笑声，我心里咯噔一下，不禁愕然。

"小李呀，中秋节值班，辛苦啦！"院长大声讲道，"想家吗？"

"不想！"我违心地回答。

"还生我的气啊？……没事，上午我对你发的火是大了点，别在意。以后思想别再开小差了，我可不知道今天是八月十五呦，过糊涂了，看来老天爷要打雷了。"

听了院长的一席话，我绷紧的心弦终于松弛了。

"老天爷哪敢打你一院之长呀！"我逗趣地说。

"噢！老天爷就不敢打我吗？你看看，你看看，看来上午的火不够大。"院长也开玩笑地说，"我这里做了好几碗银耳汤，叫儿子给你送去。"

不知为什么，我被院长的这些话说得竟感动起来，上午的一幕幕情景又展现在眼前。

"血管钳！"院长讲道。

由于我一边递一边想家事，不知不觉地递了一把手术剪。

"啪！"地一声尖响，剪子被狠狠地摔在光滑、坚硬的水泥地上，我如梦初醒。

"血管钳！"简直是在咆哮。

吓坏我了，我抖抖地将血管钳递给满是血迹的大手。

"混蛋！人在流血，你还磨磨蹭蹭！"

我实在无法控制了，两行泪珠在向下坠落。

院长的火更大了，"病人在流血，你还有脸在一边哭，滚开！小张上！"

我的脑袋"嗡"地一下，像是被人用重器猛击，又像是跌入深不可测的冰川里，觉得眼前一片茫然。过了好大一会儿，我才苏醒过来，看看被摔的手术剪，看看地面被扎的缺口……。

一颗滚烫的泪珠从我眼中涌出，洒落在抓话筒的手背上。放下话筒，我不知怎么走进了手术室，我深情地望着无影灯。是啊，我们的工作就像无影灯那样认真而严谨，院长，您不就是一盏不留下任何投影的无影灯吗？

一阵脚步声在通道里由远而近。

"小李姐，我爸让我送月饼、银耳汤来了。"

啊！一阵香味扑鼻而来。顿时，一股暖流流遍全身。

皓月当空，中秋月是那样皎洁……。

——王骏. 皎洁的中秋月. 鹰潭报 [N]，1986 年 1 月 20 日第四版

妈妈是个好医生

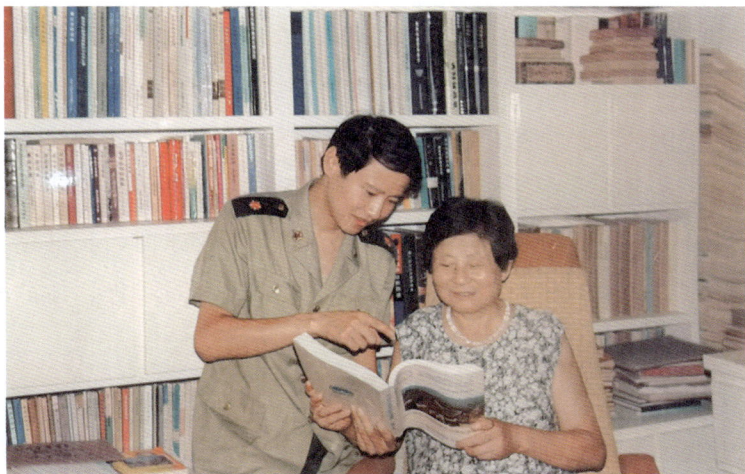

图 本书作者与母亲莫文英（江苏大学医学院）在家中

医师节，我首先想到妈妈，一位再普通不过的内科医师。因爸爸在部队，与妈妈分居两地，直到他们退休后方才结束牛郎织女的生活。我从小一直跟着妈妈过。

记得我上幼儿园时，每当夜幕降临，别人的家长总是早早把孩子接走，而妈妈来得总是要比别人的家长晚半拍。有一次，就剩下我了，幼儿园老师总是问："你妈来了没？要不跟我回家过？""我不，我要跟我妈过！"我噙着泪水说。

等啊等，那关着我的小栅栏也在我无意识的抚弄下变得越来越光滑了。在黑暗的尽头，总算出现了一个身影。于是，我大声喊到："老师，我妈来了！"我打开栅栏的搭袢，以百米冲刺的速度向我妈飞奔过去，边哭边喊："妈，你怎么才来啊，人家都走光了。”"慢点，别摔倒啦！”妈妈也朝我跑来。我一下子扑倒在妈妈温暖的怀抱里，边哭边声撕力竭地捶打着她，说："就你上班，人家咋都下班那么早呢？！"妈妈一边帮我擦着泪，一边说："好啦，好啦，不哭，不哭，骏儿勇敢，都是妈不好。来，我们跟老师道个别。谢谢老师，耽误老师下班啦。"

回到家，我还在一旁哽咽着，妈妈一边打开煤油炉为我煮面，一边跟我讲："接班的阿姨有点事，没到，我怎么能走啊，如果我走了，万一病人来了找谁看病呢？时间就是生命，人命关天，等你长大了自然就懂啦。"今天的我，再也闻不到煤油味了；怎么吃，也吃不出妈妈给我做的面条香。

有一次，小学放学后我带着同学到我妈那里去玩，可看到门外坐着一大排病人，为了不让她分心，便带着同学赶紧跑走。分诊的护士阿姨看见了，说要帮我叫妈妈，正好请她出来休息一下。待妈妈出来时，我已跑得老远，妈妈大声问："有啥事没？"我说："没事，就是来看看你，你忙你的，我回家做作业啦。"

妈妈有时跟医疗队到周边贫困地区巡回医疗，一去就是好多天。临走前妈妈就把外公、外婆接来照顾我。只有在爸爸、妈妈都休假时，我们全家才能见上一面。妈妈和爸爸总爱讨论工作。妈妈碰到什么典型案例就跟爸爸讲，爸爸碰到什么手术困难也跟妈妈谈，他们都很认真地听对方的解说与病情分析。有时他们的意见不一致，深更半夜还在争执，谁也说服不了谁。于是，爬起来一起翻书，各找各的"答案"，大有非得把对方打败不可之势。

我都被他们吵醒了，就躺在床上，眨巴着小眼睛，看着他们争论，看着他们翻箱倒柜查找资料。战胜的一方总是特地找来一只大红笔，在书本上狠狠地画上一画，作个标志，以提供警示，便于牢记，又仿佛是给胜利的自己插上了红旗。

在这个世界上，妈妈是最珍惜我时间的人。我穿上白大褂后，她总怕给我添麻烦，影响我的工作与学习。一次周末，我回家看爸妈，发现妈妈脖子上出了好多水泡，我一看便知"带状疱疹"。我问妈妈："疼吗？""有点。"妈妈答道。我知道，她是怕我着急，故意轻描淡写。

最终，可能是实在熬不过去了，一个周三，我刚检查完一位病人，打开门迎接下一位，正好看见妈妈坐在一排病人中间，她脸上痛苦的表情我至今难忘。

忘不了妈妈和我的最后一次通话。那时我正在外地忙于工作，她对我说："我不能动了。"我安慰她，让她多吃、多喝、多睡，增加抵抗力、免疫力。她只简短答道："好吧，你忙吧。"随后便挂了电话。没有想到，这竟成了她给我的最后遗言……。

亲爱的妈妈，您就是我终身学习的榜样！是您在我幼小的心里种下医学的种子，引领我走上医学的道路；是您的言传身教让我穿上白大褂后也成了全科每天最后一个离开工作岗位的人；是您和爸爸几十年的相濡以沫让我也想找一位医生为妻，追求建立在共同事业上的爱情和幸福。

——王骏 . 妈妈，您就是我心中的那个好医生 [EB/OL]. 健康报文化频道，2020 年 8 月 20 日

夜大为我"充电"

我 89 年来到人才云集的南京总医院,那时的我是一位很不起眼的中专生,就好比在大树成荫的森林里,自己是一株小草。但我想,即便是小草,也要充分展示自己的一片绿,学好业务、干好工作成了我强烈的愿望,值得庆幸的是,我得到了来南京医科大学成人教育学院深造的机会。

4 年来,在老师们的悉心教导下,努力强化自己的事业心和竞争意识,保持着旺盛的工作和学习热情,他们常常教导我:要好好学,趁着年轻多学一点,学扎实一点……。特别是老师们那种把自己的人生价值无私地、全身心地投入到无限的事业之中去的精神,教书育人、为人师表,激励我产生了一种动力,暗暗下决心向老师们看齐。因此在我对待老人、小孩以及危重病人时更是耐心、细致,减少病人痛苦,提高工作质量,做到在职在位,年年月月出满勤。因此,在南京总医院工作 7 年间受嘉奖 4 次并荣获"十佳青年"光荣称号。

4 年来,在老师们的悉心教导下,对理论的学习有了进一步的深入理解,为我尽快掌握常规 X 线、螺旋 CT、MR 及各种造影技术起到积极的推动作用,加之认真钻研,使自己的医学理论知识不断充实、逐步深化,在业务技术上有了一定的提高,使我在历次全院医疗、护理操作及理论考核中获得优良成绩并在去年获得全院二等奖。同时,利用直观教学法将自己已获得的知识传授给进修、实习生。5 年来,较圆满完成南京大学医学院放射大专班等 6 期实习带教任务,制作各类教学幻灯片 870 余张。

在实验、见习中,老师们手把手地带教,踏实的工作作风,使我在工作中,尤其是在科研方面更注意积累经验、总结教训,做读书、阅片笔记,并协助有关科室进行尸体、动物及其他脏器标本的实验研究。随着常规工作的得心应手,老师们理论教学的不断深化,我开始逐步关注本专业国内外发展动态,常去校图书馆查阅放射技术专业书籍及其杂志,将建国后国内放射技术专业领域的所有公开发表的论文全部制成文摘卡片共 1288 张；检索《国外医学》系列达 46 种。只要在国内公开发表的本专业学术论文在我所编织的"一亩三分地"中都能快速查到。同时用自己学到的知识尝试着去攻克临床中的难题。为了对 X 线照片质量进行客观定量分析，探索其标准的客观性，经过 200 多个日日夜夜的努力，终于攻克难题，在全军获得科技进步奖。5 年来，我先后在《中华放射学杂志》、《中华医院管理杂志》等 20 余家医学刊物发表学术论文 50 余篇；收到会议邀请 56 次（其中包括五次国际学术会议）并发言，在全国、省级会议上多次获得优秀论文奖；参与编写、编审了《疾病早期诊治及误诊误治》、《临床影像诊断新进展》等著作 5 部；相继担任江苏省中西医结合学会影像专业委员会影像技术学委员兼秘书、中华医学会南京分会影像技术学会委员兼秘书等职，使我深受鼓舞。

如果说我今天有了一点成绩的话，那是踩着甘为人梯的老师们的肩膀取得的。记得在出席亚洲放射学会议时，因大会交流使用英语，尽管我的论文入选大会发言，但我还是有所担心自己的语言是否标准，可我又不愿失去这次学习机会，正在望洋兴叹之际，我对英语熊老师流露了自己的愿望。他竟决定放弃自己的休息时间，冒着石城的高温为我悉心指点，帮我一字一句地改，就如同对待小学生那样耐心、那样细致入微，使我长进不少，甚为感动。由于老师专门抽了时间帮我精心准备，使我的发言在大会上受到好评，欧洲放射学会也给我免费寄来了年会的论文汇编并邀请我出席在维也纳召开的欧洲放射年会。所以，我的每一点进步，都浸透了老师们的心血。

当然，学无止境，我还存在许多不足，但我有信心，有勇气，在南京医科大学成人教育学院这片沃土的滋养下成长、进步，用自己踏踏实实的工作、学习回报母校。同时，作为 96 级首届专升本的班长，我完全相信在老师们的教诲下，同学们勤奋学习，一定会顺利完成学业，日后更好地造福于人类，为母校增光、添色！

——王骏. 夜大为我"充电"[N]. 南京医科大学学报，1996 年 10 月 25 日第二版

成为网站版主

——为《医学影像健康网》正式运行而作

她，终于来了。

带着炎夏的烈日、风雨、雷电。

她，就是《医学影像健康网》（www.mih365.com 或 www.mih365.com. cn），仅在其试运行不到 1 个月的时间里，便在著名搜索引擎谷歌（Google）搜索"医学影像健康"网页中，列 81 万 2 千之首；同样，也在百度（baidu）中，列 52 万 6 千之首。

这，是何等的魅力！

然而，就是这样一个医学影像健康的大型门户网站，由我来对其进行每周述评，实在是难以应对全球华语的业内人士、广大患者、企业界朋友及在校学生。加之，在这之前曾有多家医学影像网站聘请我担任版主，都被我一一婉拒。

正在我进退两难之际，一位朋友发来了题名为"路遇"的伊妹儿（E-mail），大意是：昨日下班途中前面开着的车不知为什么就停下了，疑惑间，看见一只野鸭妈妈正带着她的一群小鸭子们过马路，是刚出生不多久的小鸭子吧，有八九只，小小的一团一团，迈着几乎看不见的腿，队伍是排着的，交头接耳，队形就不太整齐，四条车道上排起长长的车队，看着这群小不点快乐地从马路这一侧慢慢地移到了另一侧，隐入草丛中去了……

我想，这就是一种关爱，一种和谐美，无形之中给了我"亮剑"的勇气。

《医学影像健康网》秉承"影像技师的摇篮、临床医师的助手、妇幼保健的家园、医患之间的桥梁、企业沟通的渠道、人才交流的平台"，让业内人士尽展才华！使广大患者增添知识！引领企业创造财富！

我想：这，就是专业的魅力，也只有专一，才能向纵深发展。

在前进的道路上，有驿站当可歇足，但不是久留之地；有风景必然凝眸，但凝眸是为了窥察方向。因此，您不妨在一天疲劳之后来这坐坐、歇歇。

也尽管我们低调对待成就，但是，必须高调对待发展。事已至此，任何路都可以选择，但绝不能选择后退之路；任何路都可以拒绝，但绝不能拒绝成长之路。我们既然共同走到了一起，就是为了促进专业发展，促进人类健康！多写一点，给自己总结，也是给别人经验，如果大家都等别人去浇水，网络将不再精彩！

——王骏．她，终于来了 [J]．医学影像健康网资讯，2007，（1）：19．

在 1000 点上起飞！

——热烈祝贺《医学影像健康网》ICP 备案申请通过审核

12 秒 95！

在"刘翔加速！中国加速！"的振奋人心的口号声中，刘翔将整个世界抛在了身后。

兴奋之余我打开电脑，新浪头条便是刘翔勇夺世锦赛冠军的风姿，这不仅是刘翔的速度，更是信息传媒的速度！

借此，利用其全球最著名的搜索引擎谷歌（Google）搜索《医学影像健康网》，结果为——1060！这就是刚刚运行才 2 个月的《医学影像健康网》的速度！远远高出同类网站建站初期的 5 ～ 8 倍的速度展示在世人面前。

且，就在这炎夏的 8 月最后一个工作日，《医学影像健康网》ICP 备案申请通过审核，这标志着集医学影像医疗、教学、科研、管理、科普、宣传、招聘、院企为一体的《医学影像健康网》（www.mih365.com 或 www.mih365.com.cn）在 1000 点上正式起飞！

能有今天这样的速度，离不开广大同仁的大力支持与帮助，离不开网民的关心与呵护，甚至，即使在夜深人静的凌晨 2 点还有 5 ～ 7 人在线；江苏省人民医院张维林主任更是发来 20 余篇科研论文、医学科普和科技新闻；我国医学影像技术学界著名专家彭振军主任亲临网站做客并欣然接受采访，为网站今后的发展指点迷津；《医影在线网站》、《医学影像技术网站》、《中国医学影像技术信息网》、《临床放射学杂志》为此作了宣传，尤其是我国医学影像技术学泰斗燕树林主任在其网站上发表——"我的感慨"，给我们以巨大的精神支持；还有我们的网管，为其正常运行尽心尽职、保驾护航。

作为医学影像健康的大型门户网站，《医学影像健康网》拥有 11 频道 63 专栏，涉及医学影像的方方面面，包括专业信息，如：会议通知、专家专访、学术动态、业内新闻；科研论文，如：CR、DR、CT、MR、DSA、超声、核医学、介入治疗、放射治疗、影像后处理、成像防护、器械工程、护理、影像诊断、网络、QA、QC；继续教育，如：职称考试、上岗考试、学位考试、教学课件、金榜考题、招生培训；外语沙龙，如：英语一角、专有名词、日语专版；医影科普，如：基础篇、检查篇、诊断篇、治疗篇、就医篇；影像民事，如：伦理道德、法律法规、民事案例；企业中心，如：影像设备、院方招标、个人求职、企业招聘、名医风采、重点医院；休闲驿站，如：图片欣赏、贺卡至尊、数码相机；此外，还含有妇幼科技及其保健的相关内容，且网站与大型论坛《医影堂》相映成辉。

当然，《医学影像健康网》毕竟是刚起步不久，还有着其诸多的先天不足与缺陷，就拿我在《医学影像健康网》上所发的文章来看，其最高点击率为 755，而在其他同类网站上，我的文章点击率在 6154 以上。这就是差距，只有看到差距，才会有目标与危机感，也只有有了这种源动力，才会让我们飞得更高，跑得更快！

开拓自己的事业，远比羡慕别人的成功有意义，成功恰恰诞生在困难的产床。所谓追求，便意味着永无止境。给自己一个理想吧，执着的路再漫长，你也能走得轻松而满足，才会有一种充实与难以言状的舒坦。也只有这样才会迸发你的潜能，展现你的速度，更何况速度是网络发展的生命线。

是啊，回过头来想想，跳高健儿在起跳前必须加速，才能越过高高的横杆；跳远选手在踏板前必须加速，才能跃向超长的远处。为此，无论你想取得什么样的成就，关键时必须加速。我们不妨将自己的脚印落成文字，将它书写在时间的稿笺上，作个纪念。

因此，我们需要加速！我们也必须加速！况且我们已经站在 1000 点上正式飞翔！

——王骏. 在 1000 点上起飞！[J]. 医学影像健康网资讯，2007，（1）：20.

从网站建设看医学影像技术学发展

——附《医学影像健康网》第 1 季度报告

　　随着计算机的进步、网络的发展，以及人们物质水平的提高，无论是业内同仁，还是广大百姓，在追求物质文明的同时，开始在精神文明上投资，关注健康、关爱生命、预防为主的理念在逐步深入人心，这使得人们对健康的求知欲增强，这些均在不同程度上促进了互联网的建设。而作为医学影像技术学本身，由于专业的迅猛发展，竞争力也在逐步加剧，其网站建设也不例外，开始步入网络时代。为此，本文就医学影像技术学的网站构建及其评价方法进行研讨，从另一个侧面来揭示我国医学影像技术学发展的轨迹。

资料与方法

　　作者近几年来，利用业余时间经常性地参与 3 家医学影像网站的投稿工作，并在其中 2 家网站（目前排名分别列医学影像第 1 位、第 2 位）中设有自己的专栏，被数十家网站转载文章数百篇，累计点击率达 20 余万次，其中点击率在 1000 次以上的有 37 篇，最高点击率为 6154。于是，作者于 2007 年 6 月利用休假策划、筹建《医学影像健康网》，现利用全球最著名的搜索引擎谷歌（Google）、百度、雅虎、搜狗、网易，对《医学影像健康网》进行统计、分析与评估。

结　果

　　以 2007 年 9 月 22 日至 2007 年 9 月 23 日为例，Google 分析《医学影像

健康网》日访问量为 245 次，网站总额百分比为 99.19%，覆盖 75 个城市，前 10 位分别是北京、上海、吴忠（宁夏）、南京、石家庄、广州、济南、杭州、乌鲁木齐、扬州。从点击量来源来看，直接点击量为 231（占 93.52%），搜索引擎 8（占 3.24%），推介网站 8（占 3.24%）。每次访问页数 3.13（网站平均数 3.22，–2.86%），停留时间 2 分 24 秒（网站平均数 2 分 33 秒，–5.59%），新访问次数所占百分比 93.47%（网站平均数 93.52%，–0.06%），跳出率 64.08%（网站平均数 63.97%，0.18%）。

从 2007 年 9 月 24 日中国网站排名（http://www.chinarank.org.cn/）来看，列全部网站排名的第 946489 位（位居医学影像专业网站前列）；利用【医学影像】关键字搜索，在百度中：在 1950000 条记录数中排名 19；雅虎：在 579000 条记录数中排名 16；Google：在 3770000 条记录数中排名 87；搜狗：在 43064206 条记录中排名第 7 位。利用【医学影像健康网】关键字搜索，在百度中：在 45100 条记录数中排名第 1、第 2，在第一页占据 2 个位置；雅虎：在 827000 条记录数中排名第 1；Google：在 337000 条记录数中排名第 1、第 2、第 4、第 5，在第一页中占据 4 个位置；网易：在 128000 条记录中排名第 3、第 5，在第一页中占据 2 个位置；搜狗：在 349991 条记录中排名第 1、第 2、第 4，在第一页中占据 3 个位置。利用【医学影像健康】关键字搜索，在百度中：在 826000 条记录数中排名第 1、第 2，第一页占据 2 个位置；雅虎：在 827000 条记录数中排名第 1；Google：在 1810000 条记录数中排名第 1、第 2、第 4、第 5，第一页占据 4 个位置；网易：在 567000 条记录中排名第 4、第 6，第一页占据 2 个位置；搜狗：在 2266876 条记录中排名第 1 位。利用【医学影像职称考试】关键字搜索，在百度中：在 342000 条记录数中排名第 38；雅虎：在 98500 条记录数中排名第 2；Google：在 100000 条记录数中排名第 11；网易：在 26200 条记录中排名第 17。利用【医学影像技术论文】关键字搜索，在百度中：在 160000 条记录数中排名第 29；雅虎：在 199000 条记录数中排名第 10；Google：在 193000 条记录数中排名第 38；搜狗：在 1632835 条记录中排名第 46。利用【医学影像论文】关键字搜索，在百度中：在 203000 条记录数中排名第 7；雅虎：在 283000 条记录数中排名第 9；搜狗：在 1376169

条记录中排名第 41。从搜索量来看，在百度中：450；雅虎：1382；Google：1590；网易：218；搜狗：1256。从评级来看，搜狗评级：30。

讨　论

由于网站信息量大、传播速度快、覆盖面广等诸多优势，备受人们的喜爱。因此，一个好的网站理应是业内人士尽展才华的场所，是广大百姓享受知识的乐园，是企业创造财富的天堂。因此，就必须努力打造全球性专业文化特色的著名品牌网站。

1. 网站的构建是今后发展的基础　这就如同大厦的地基，一开始在构建上考虑不周，必将影响后期发展。这里面包括：网站构建的理念、开发商的水准、服务器的选择、网络管理员的素质等。而首当其冲的，就是构建网站的策划者首先要对自身进行评估，通俗地讲就是要认识自己。比如：你对所从事的网站内容是否熟悉，自己拥有多少数据量，能否身体力行，身边有无得力干将，尤其是这个团队的每一位朋友是否具有很强的专业素养、丰富的艺术内涵、扎实的文字功底、富有创意的思维方式、乐于奉献的人生理念，以及具有一定的英语、计算机、网络应用能力等。

2. 网站的内容要打破常规、及时更新　通常，专业的报纸、期刊较为严谨，而办网站在吸收其长处的同时更注重活跃。宽松之处可以是三言两语的点睛之笔，也可以就某一问题洋洋洒洒、浓墨重彩，无固定格式。创新也好，平凡也罢，百花齐放、百家争鸣。有能力的可以把网站做大、做全，可以涵盖医学影像技术学的医疗、教学、科研、管理、科普、宣传，这样不仅可以把业内人士拉进来，还可以使其他非专业的同仁经常光顾，甚至学生、厂商也去点击，倘若能够使广大百姓徜徉其中，那又是一番什么景象？！这就在于内容。当然，也可以摒弃大而全的做法，追求小而精，办得有特色也行。无论如何，网站内容必须做到天天有新东西，月月有"重磅炸弹"，加速网站刷新率，突出做文化的理念才行。

3. 注重与"改写"第三方数字　从前面的一大堆数字中可以看出，没有涉及点击率评价网站的固有概念。这是因为，尽管点击率是一个客观指标，它在一定程度上反映了文章的价值与人们关注的程度，但由于在后台可以对其进行操作，从而使点击率转变成主观指标，失去其应有的、客观评估的价值。因此，作为一个厂商打算对某一网站投资时，必须查看其第三方资料，通常以谷歌（Google）、百度、雅虎、搜狗、网易为著。其主要指标有：日访问量、每次访问页数、停留时间、新访问次数、跳出率、网站排名、关键词搜索及搜索量等，通常人气值与日访问量、每次访问页数、停留时间、新访问次数、搜索量、评级成正比，与跳出率、网站排名成反比。从上述数据中可以全面反映出《医学影像健康网》的各项指标，尤其是闯进医学影像专业网站的前列，这对于开通才 3 个月的网站来讲，的确是一件可喜可贺的事。而这些还远远不够，只有通过上述两点的努力才能改观上述的客观数据。

结　论

网站是专业知识传播的一种不可或缺的方式，她使人们的生活真正地进入到分秒之间，从另一个角度来看，延长了我们的寿命，缩短了你、我、他之间的距离，甚至是"一个人的喷嚏"就能振动整个地球，这就是我们当今赖以生长的"地球村"。因此，网站建设需要我们大家的关心与呵护，尤其是要有宽广的胸怀。还是那句话：一切有利于人类健康、一切有利于专业发展的事务，我们都没有任何理由加以拒绝，相反，我们要为之付出得更多，以适应时代的发展，因为我们还要向前走！

——王骏 . 从网站建设看医学影像技术学发展 [EB/OL]. 医学影像健康网（www.mih365.com）

发展缓慢　无异于落后！

——与全国医学影像技师共勉

着实没想到，个人创建的医学影像健康网建站不到1年，便勇闯全国同类网站前三甲，在这可喜可贺的日子里，不仅又想起了一直以来始终在我脑海深处回荡的一句话：发展缓慢，无异于落后！

我们都是从事医学影像技术工作的，说白了，就是摄取图像，这与通常意义上的摄影不同点在于：医学影像技术是帮助人们发现人生缺陷的又一只眼睛。而这二十年的发展，几乎使医学影像发生了质的裂变，从而进入到介入治疗与分子、功能影像的阶段。也正是因为有了这一双慧眼，才使整个医学界从来没有像今天这样依赖过医学影像技术。

然而，医学影像技术的发展是永无止境的，其发展之迅速，就如同春天，对小草来说，每天都是新生；秋天，对果实来说，每天都是成熟。这二十年，是影像知识急剧膨胀的二十年，是影像人追赶日月的二十年。

完成这自我超越，归根到底是知识的竞争。甚至是在你每天拍摄完30余个床边之后，每天还能端坐写字桌前（关闭手机，断绝与外界的任何一切交往），静下心来坚持看书、写作6～8小时。真可谓：不管风吹浪打，胜似闲庭信步。这就如同蚕，在夜间仍不忘挣脱幼稚对自己的束缚，才会长得很快，才会有精美的丝。

也许你会说天天这样太寂寞枯燥了。然而，这是一种高度专注的心境，是对新知识的积蓄、消化、反思的过程，回忆、调动旧知识，使你全部的知识在较深层次上重新排列组合，于是，新的发现、新的观念、新的创造、新的构思、新的方案等，便渐渐显露出轮廓，直至完备成熟。

　　生命的过程实质上就是时间消费的过程，你必须感谢上帝的绝对公平，他给了每一个人都是 24 小时，不多一分，不少一秒。且任何人都无法买进，也无法出售，只有有所选择地加以利用。因此，要想发展就是珍惜时间，就是最佳地运用时间。一个没有目标的人驾着一部没有目标的人生之车，充其量不过是消耗青春和汽油；工作上懒懒散散、不求上进的颓废精神只会泯灭你的思想。

　　总之，要想高速发展，就得热爱自己选择的，选择自己所热爱的。哪怕执着的路再漫长，您也走得轻松而满足，更何况，镜头远处是你我追寻的目标。

　　谨以此文与全国医学影像技师共勉！

　　——王骏．发展缓慢　无异于落后！医学影像健康网资讯 [J]，2008，（2）：11

确立专业方向

在课堂学习之余加强自学，让自己变得更专业。

笔者是一位医学技术学老师，近日收到一位学生的留言："老师，我们专业有没有一本囊括专业知识的书？"答案自然是没有。因为，第一，教科书上的理论知识，大多是比较成熟的经典内容，但也可能是过时的、未及时更新；第二，恐怕没有哪个学科领域能有一本"单科全书"；第三，当今世界，网络发达，资源丰富，想成为某一领域的专业人士，仅靠在校学习远远不够，还要懂得自学，学得更深入、更扎实。

由此引申，笔者更想告诉学生朋友们：专业学习，别想着偷懒，亦不能渴求一步登天。想让自己更专业，少不了"会学习""能钻研""勤实践"。

先说"会学习"。各类高效学习方法，这里不详述，笔者很想说一说"如何让自己在专业学习上的疑问获得更优质解答"。对此，向老师、同学请教，没错。但，随着学习途径与资源的日益丰富，笔者认为当前的青年学生还应不断提升"自己寻找答案"的能力。如学习专业的检索方法，去相应的数据库检索文献，寻找学术性解答。由此，或许你会发现，自己不明白的一些问题，世界范围内早已有人因心存困惑而进行了诸多探索，并得出了相应的结论。

再说"能钻研"。若立志毕业后从事专业对口的工作，那么所学专业就相当于自己的"饭碗"。想端得住这"饭碗"，必然要有相应的本事。那么，如何才能长本事呢？"认真学习专业知识与技能"这话较为笼统，笔者给自己学生的一大建议是"减少碎片化阅读，养成学术阅读的习惯。如每周认真阅读一篇与专业相关的中文学术论文，每月翻译一篇与专业相关的英语学术论文，钻研其中的专业内容，揣摩其中的专业道理，思考如何与自己的专业学习相结合"，大家不妨参考。

接着说"勤实践"。有毕业生反馈："上班一年多，临床总来问一些奇怪的问题，烦心！"笔者回答说："这不是麻烦，是自我提升的大好机会。如果你几次都拒绝或敷衍了事，那么以后临床就不会找你了，会把探索、实践的机会给别人，会认为你'只配做一些常规工作'。"可见，所谓"学以致用"，要多用、多实践，为"量变引起质变"增加可能。

　　人，容易有惰性。笔者每次想到自己一时的惰性要用加倍的辛苦来弥补，就打起百倍的精神去认真学习、努力工作并富有激情地生活，过好每一天。希望学生朋友们也能明白这一道理，在课堂学习之余加强自学，让自己变得更专业，将来把"饭碗"捧得更稳。

——王骏. 让自己更专业 [J]. 成才与就业，2020，568（12）：42

感悟做事与做人

一口气读完《智慧公社·医药经济报 25 周年特辑》，不仅学到了一些写作方法，更重要的是从字里行间领悟到做人与做事的相辅相成。在医院里人们习惯了称某某主任、某某教授，而《一个细节，一种尊重》里的一句话让我沉思：其实没有人规定您必须称其主任或直呼其名，这取决于公司的氛围是等级化的还是更趋人性化。是的，"敏姐"、"肖大哥"、"果冻"……，多亲昵的字眼，透露出报社的和谐美。

透过《智慧公社》得知，总编陶剑虹及其同事在非典期间为了抓拍重症监护室的照片连口罩都没来得及戴就冲进病房的感人故事。这正如陶剑虹自己所说：一篇好文章绝不仅仅是漂亮的文字、敏锐的嗅觉和技巧的处理，最重要的是一种俯仰天地的境界、一种悲天悯人的情怀、一种大彻大悟的智慧！正所谓：三流报刊搞销售，二流报刊创品牌，一流报刊做文化。我想这本《智慧公社》便是做文化的具体体现。

更让我始料未及的是，透过《智慧公社》方知《医药经济报》还是个培养人才的地方，曾于报社任职的记者现已是广东某药业集团股份有限公司总经理并荣获"首届中国 MBA 新锐"。所有这些注定了《医药经济报》还要向前走，也一定能向前走。于是，我将《智慧公社》放进了书架，不仅为了保存，更主要的是为了在懈怠时可拿出来看看，重温办报人的精神，汲取营养。

当然，如有可能，《智慧公社》采用铜版纸印刷再加上彩页，定会为《医药经济报》增色不少。

——王骏．感悟做事与做人 [J]．医药经济报《智慧公社》，2006（3）：1

人文与科学才能抵达顶点

到医学影像科检查，时常需请受检者更衣。同样的事，不同的医务工作者，做事可大相径庭。有的医务工作者讲话也算是礼貌待人："请到更衣室把所有带有金属或油漆图案的衣服换了"，受检者问："更衣室在哪？"答曰："出门就是。"而另一位医务工作者讲完后却亲自引领受检者到达更衣室门口，这就很暖心，是人文理念的具体体现。

伟大的科学家、第1位2次荣获诺贝尔奖的居里夫人，在一战时给伤病员拍片时，都尽可能地又轻又慢，让士兵少受一些痛苦；当伤病员想了解这种设备的作用以及对人体的影响时，居里夫人总是耐心、细致地给他们详加讲解。

记得我在孩提时代，冬天，给我检查的医生生怕听诊器塞进我的胸部而凉到我，会把听诊器在手心里捂暖，跟我了解病史，然后再把暖热的听诊器贴近我的胸部。我们的前辈尚能如此，我们这些做晚辈的就更应传承、发扬与光大。

当我们给一位危急重症患者进行影像学检查时，为了安全，有时会请其家属搀扶，以防摔倒。这时，家属也得进行放射防护，而不是X线的"桑拿浴"。对于用轮椅或平车推来的受检者，请其走到摄影架前，我们应该先请受检者原地站立片刻，谨防受检者不适造成眩晕等意外发生。如果可以，则搀扶其来到摄影架前；如果不行，甚至就连其家属都搀扶不住，那就采用半坐位或仰卧位进行检查。如果是危急重症患者，通过平车推来的患者，我们要现场亲自讲解、指挥，动手与患者家属一道把患者搬上检查床。尤其是车祸的患者，切忌两头成角，加重脊柱等部位骨折的损伤程度。而不是单单依靠实习生或是病人家属把病人抬上检查床。如果我们做得更到位，为了减少这类患者走路不便，可直接将平车推到摄影架或是检查床前，使其少走几步。

在索尔曼（诺贝尔的助理）整理诺贝尔书藏时发现，诺贝尔涉猎广泛，有法国、德国、瑞典和俄罗斯的文学作品，还有大量科学与技术方面的著作。由此可见，任何成功绝非偶然，通常是那些既擅长人文，又能驾驭科学的人才最有可能到达光辉的顶点。

——王骏 . 人文与科学才能抵达顶点 [N]. 医师报，2020 年 5 月 14 日

医学影像技术应聘，
突显人文情怀与专业素养

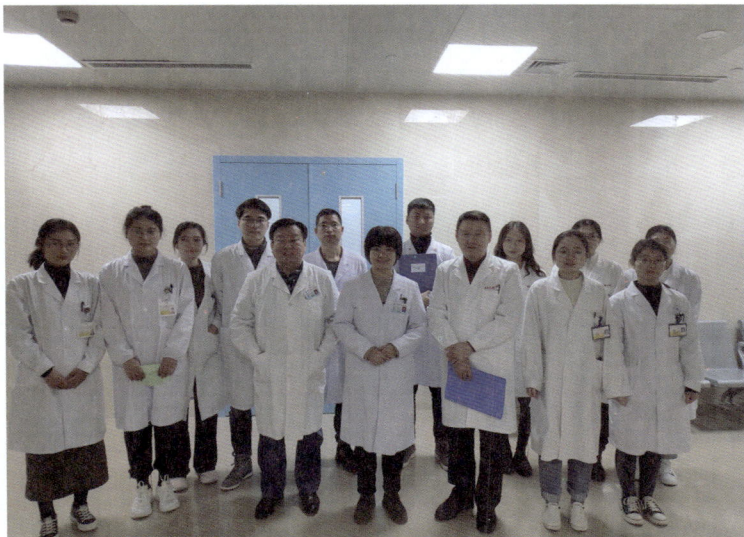

图　本书作者于 2020 年 1 月参观江苏省徐州市第一人民医院新院区，并在医学影像科主
任曹伟（前排右四，博士后）、陈新沛主任（前排右五，江苏省影像技术分会主任委员）
的陪同下，对实习生进行实习中期检查与考核。

　　毕业季招聘，各家医院招聘也将紧锣密鼓地展开，经过 4 年或 5 年的在
校学习及临床实习，你是否已经开始着手准备应聘了。

　　和一般企业招聘一样，医疗单位的招聘通常也会经过信息申报、专业考试、
面试、体检、签合同这几个环节。

　　信息申报即按部就班，有一说一、有二说二。专业考试则如同在校考试，
考察你的专业储备能力。待前两项内容通过，就会进入面试环节。

　　在医疗单位，面试重在考察应聘者的人文情怀和专业素养。人文方面一

般侧重求职者的回答是否有条理、全面细致。如在现场模拟一个操作时，你与"病人"见面的第一句话是什么。求职者应正确表达应该是"您好"、"请问"，而不是走上来就问"叫什么名字啊？"、"怎么不好？"。告知"病人"在何时、何地、凭什么取片子、取报告，在"病人"临走时应叮嘱其"请把随身所带的物品拿好，别落下了"，如雨伞、病历本、医学影像照片等。对一些年长、年幼及一些危急重症不适的"病人"，如有必要应当亲自护送出门。这些可以反映出医生对受检者的真诚关爱，在这些细枝末节中，体现出你的人文理念与自身涵养。

专业素养的考察则会围绕"为什么要来本院工作"、"对医院了解多少"、"在校学了些什么"等问题开展。特别是同行之间会关心你所在的实习医院有哪些仪器设备，开展了哪些项目，学术与管理氛围如何，到医院有什么打算、希望和要求等。从面试官的角度看，希望求职者可以利用在校时所学的知识，在科室老师的帮带下把工作当作事业来干，尽展才华，为医院及科室的发展尽心尽力、添砖加瓦。

同时，专业素养也将重点考察你对工作能否胜任。面试中，通常会设计一个病例或场景。例如，临床可能会问你如何进行现场心肺复苏；或许是腹痛待查你考虑到哪些疾病，进行哪些相关检查；视触叩听……。考核难度不高，都是些基础、常见、实用的检查方法或案例。通过观察面试者如何处置以评判面试者条理是否清晰，考虑问题的方式方法是否全面、仔细，从面试者问题回答的深度和广度判断其工作胜任力。

而作为医学影像技术而言，面试往往会考影响 CT 或磁共振成像图像质量的相关因素，也可以考胸、腹部 CT 或磁共振检查前应该做哪些相关准备等。以下将以医学影像技术为例，具体说明应聘这一科室的求职者在面试中应当避开的"雷"和应当展现的"慧"。

检查前准备

当你进入一个场景，别紧张，一切按部就班，坚信平时的努力绝不会白费。模拟胸部数字 X 线摄影（DR）检查，首先你要检查机房的温度、湿度是否符合计算机机房的标准，即 18～22℃、40%～60%。检查去湿机里的水倒了没有、计算机的硬盘空间是否还够一天的摄影用量，X 线球管在停用 3～4 小时后必须进行球管预热、训练及机器质检，这不仅对球管是一种保护措施，更是对图像质量，尤其是对前几张图像质量的改善均有相当大的作用。

此外，还得认真检查仪器设备在移动或固定过程中是否存在螺丝松动或螺丝脱落（曾有单位在给受检者进行头颅 X 线摄影时，因固定 X 线管支架的螺丝松动而滑落，造成受检者当场死亡）。把机房整理一遍，保持整个机房及控制室的整洁。尤其是别把饮料带进机房或控制室，例如茶杯之类，谨防倒入仪器设备，导致短路、断路。

热情接待

人们常讲：做事先做人。当见到受检者进来，你要立即、主动、微笑地迎上去，打招呼。因为，受检者经过"N 道工序"好不容易来到你身边，早已筋疲力尽了，甚至还带有相当大的怒火，你的一句带有微笑的"您好"让受检者顿感你与前面所见的医务工作者明显不同。在整个过程中，万事"请"字当头。在"三查七对"时，事先要主动交代，"我与您核对一下信息，以防忙中出错"。

"三查七对"必不可少，要认真核对受检者姓名、性别、年龄、检查部位等，避免出错、张冠李戴。受检者挂号排队、看医生排队、交钱排队、划价登记排队等，加之医生看病时干扰因素太多，错误的概率大大增加，如果每一位医务工作者都能认真把关，必将事故、差错降至为零。

在此，着重提醒，尤其注重主动询问"病史"，明确"为何而来"："您怎么不好啊？""怎么不舒服啊？""为什么来做检查啊？"如果是感冒、发热、咳嗽，疑似炎症、结核、肿瘤，你可选择高千伏 X 线摄影，利用球管焦点散焦值（B 值），在电流量（mAs）一定的情况下，千伏值越高，焦点越小，在一定程度上提高图像的空间分辨力，以达到图像层次丰富的效果；如果受检者不慎或醉酒摔倒，你则选择常规 X 线摄影 70kV，以提高图像的对比度，观察受检者肋骨是否有骨折。以免给医师带来似是而非的结果，造成诊断和鉴别诊断的麻烦，甚至出现假阴性、假阳性的可能。而以上这些能够充分展现你的专业素养，也就是外行人不懂，而你能够捧得住、捧得牢的，这才叫"饭碗"。要做到医学影像检查剂量的"量身定制"，根据受检者的病理、生理特点做到个体化。

下一步，主动告知受检者有可能产生图像伪影的一些相关因素，询问受检者是否存在诸如：项链、玉佩、膏药、油漆及衣服上钉钉挂挂的金属饰物，甚至包括胸罩等，以得到受检者的支持，千万不能让这些物件"闪亮登场"，严重影响医生对图像的判读质量。最好让受检者坐着，你站着对话，尤其是年老体弱的受检者更是如此，以防万一。这不仅仅是专业素养的要求，更是你做人的要求。

体位设计

请受检者到摄影架前，为其进行 X 线防护后，再进行呼吸训练。而不是体位设计完毕再进行 X 线防护或是呼吸训练，所有程序不能颠倒。否则，会造成你左一次、右一次地为受检者进行 X 线摄影的体位设计。在进行呼吸训练时，不是挂在口头上，而是落实在行动上。要面对面地对受检者进行"模拟"，不是叫受检者："我马上叫你吸气你就吸气，叫你屏气你就屏气。"这是叮嘱，不是"训练"、"模拟"。甚至有时依从性差的受检者非但没吸气，反而是大口吸完气后又叹气，适得其反。你应该一只手轻触受检者背部，跟受检者讲："我们先模拟一下，请大口吸气……，屏住……，喘气……。"从中你可亲自感受受检者的呼吸节奏，并叮嘱受检者："在整个吸气过程中，身体千万别动，否则就跟手机摄影一样，因你移动图像产生模糊，甚至会把片子照偏了。"也只有这样，把检查的道理给受检者讲清楚，才能得到受检者的积极、主动的配合。

由于 X 线对人体具有一定的辐射，甚至有可能对下一代产生影响，就得对所有受检者进行 X 线摄影的防护。防护完毕，嘱受检者两腿分开，与肩同宽站立，这样，受检者才能相对站得更稳。胸部紧贴摄影台面，这样可减少受检者移动或放大所致图像模糊；上肢内旋，使肘关节向前贴紧摄影台面，且手背置于臀部，让肩胛骨投影在肺野之外，以免阻挡肺部成像。

如果你让受检者手心置于臀部，我如果是面试官，下面你就不需要再演示了，当即请你走人。因为你的专业素养不是一般的差，而是极差。注意肺尖不要遗漏，锁骨持平，别向上耸肩，摄影上缘高出肺尖 3cm；两侧肋膈角包括齐全；中心线对准第 6 胸椎。切记，在进行体位设计时，要做到规范、标准、到位。

这里友情提醒，在为受检者进行体位设计时，切忌无意识的"小动作"过多且重复。

最后你回到控制室，根据训练受检者的呼吸节奏，按下曝光手闸。而不是倒过来，让受检者"吸气、屏气"后，再去调阅受检者相关信息，进行曝光参数的设置。让受检者屏气时间长，会出现适得其反的效果，尤其是危急重症患者，要尽可能多地避免或缩短造成受检者"不适"的时间。注意通过麦克风下口令时，还是"请"字当头："请大口吸气……、屏住……、喘气……。"而不是"来，大口吸气……、屏住……、喘气……。"

对于危急重症患者，为了安全，有时会请其家属搀扶，以防摔倒。这时，家属也得进行放射防护，而不是 X 线的"桑拿浴"。

善后工作

检查完毕，查看你所拍摄的图像是否符合质量标准，胸锁关节间隙是否对称，以此判断受检者有否旋转等。如符合 X 线摄影的质量标准，或稍加处理后发送图像完毕，千万别再采用麦克风嘱受检者："好，下来。"因为受检者身后或许有你给他防护的悬挂式铅帘，别让受检者下来一转身，碰到而受到惊吓与摔倒。你应该主动走到受检者面前为其解除 X 线摄影防护设施，再告知："检查完毕，您可以下来了。"

最后，你要告知受检者：在何时、何处、凭什么取片子和取报告。叮嘱其带好所有随身携带的物品，例如钱包、雨伞、胸罩等相关贵重物品与衣物，谨防落下，造成不必要的损失与心理不悦。并护送其出门，尤其是幼儿、老人及危急重症患者更是如此。机房稍作整理后，迎接下一位受检者，这就是你的人文情怀与专业素养。

一句话，把受检者当朋友，既然是朋友来了，就得不图回报地为其多、快、好、省解决问题。所有以上这些检查与其他影像学检查差异不大，一通百通。在某些表述上可能有点繁琐，但面试时如果你有所表达，会给面试官不一样的感觉，以上这些动作与口令能够折射出你的人文情怀与专业素养，会为你的面试加分。

当然，也有一些医院更注重科研思维、创新能力。例如科研的伦理问题、对照组的录入标准以及是否具有可比性、金标准、主观评价与客观评价的量化标准、定性与定量资料、方差齐与不齐等统计学方法的选择。还有的单位可能会让你利用 10 分钟时间采用英语 PPT 介绍自己，这些五花八门的面试形式都得事先准备，烂熟于心。

一次应聘失败很正常，千万别灰心。一些单位会因上半年未招满，或是想招的人临时放弃致使名额空缺，因此下半年或许还会有一次招聘。为此，在继续复习准备应聘的同时，你可以在网上持续搜索信息，多考一次能给自己多一次希望。

总之，医院招聘更偏爱那些能踏实干活的人，喜欢性格阳光、为人厚道、相处融洽、在职在位率高，具有一定人文情怀与专业素养的敬业者。以上建议是站在一个专业的行业内人士的角度提出，希望能够为医学专业的你面试提供一些帮助，在此预祝你成功！

——王骏 . 医学影像技术应聘，突显人文情怀与专业素养 [J]. 中国大学生就业，2021，483（21）：26-28

感谢！还是感谢！

——热烈祝贺《医学影像技术》荣获华东地区大学优秀教材一等奖！

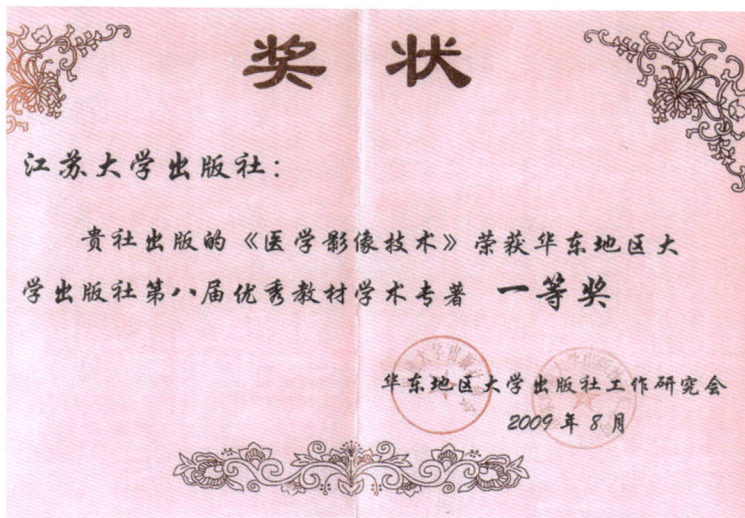

图　本书作者第一主编的大学本科教材《医学影像技术》荣获华东地区大学出版社第八届优秀教材学术专著一等奖

　　晚间，是我在键盘上最忙碌的时分，是我紧握鼠标打天下的时刻。正因如此，每逢此时，我的手机都"不在服务区"，斩断外界的一切干扰，疯狂地工作，疯狂地把生命中的每一分、每一秒都膨胀得不知疲倦。这只有在都市之巅、闹中取静的王骏工作室里才会有如此之氛围。

　　写作时偶尔想起了什么，临时打开手机联系。没想到，刚开机不久，就接到江苏大学出版社编辑部徐主任打来的电话，电告我《医学影像技术》荣获一等奖的消息。这时的王骏工作室里没有碰杯，没有纯奶油蛋糕的分享，更没有跳跃烛光的弥漫，有的只是喜悦在指间尽情地流淌——把这一喜讯通过短信逐次传给所有编委，同时也给出版社的编辑和各级领导发了短信，谨表谢意。谁知短信还没发送完毕，办公室汪主任来电祝贺。

尽管我们是在500多部参评著作中脱颖而出，但我们全体编委清醒地认识到：一等奖并不意味着就是完美无缺。也尽管我们在编写时下定决心：绝不留下遗憾！绝不做历史的罪人！但毕竟智者千虑必有一失，免不了存有瑕疵的可能。也正是因为有了这些瑕疵的存在，我们这些编委哪怕就是一寸视神经都不敢懈怠，相反，会加倍努力地去不断丰富、发展、完善自我。

一等奖也好，二等奖也罢，所有这些均不如同行们的褒奖。况且，我们在编写此书时，一粒脑细胞也没有存在幻想，更不是为了出名，或是晋升职称的需求。因为我们这些编委早已是专家级人才，均早已有诸多的文章见诸各类杂志，在业内早已闻名遐迩，实可谓业内著名或知名的医学影像技术学专家。大家之所以为了共同的目标走到一起，那完全是因为我们这帮志趣相投的年轻人出于对医学影像技术学的一种责任与依恋。也正是由于这样，从发起到全体编委在约定时间内云集镇江仅用了不到10天的时间。大家之所以有这份动力与自信，那是来自我们中的每一个人对专业几十年的积淀铸就而成。

来自五湖四海的全国著名或知名专家为该书的顺利出版与发行出谋划策，并在约定的时间内，用特快专递将审阅的书稿寄回，有的还从宏观角度，或是从具体措施上谈了自己的看法，打印或是刻成光盘寄来。其中，临床应用部分，根据颅脑、头颈、胸部、腹部、四肢、乳腺、分子与功能成像技术来划分，被当时的一位泰斗级人物戏称为："王氏划分法。"所有以上这些，就是为了让大学教材更好地贴近时代并已赢得了同行们的广泛赞誉。这，就如同一棵芽破土而出，终将倔强地伸展。

然而，大家知道：写好书难，卖好书则难上加难，而前后排名则更是得罪人的事。让我没想到的是，有的编委还专门来信主动放弃自己排名的先后次序，给予我莫大的支持。我国医学影像技术学界泰斗、中华医学会影像技术分会前顾问吴泽新教授在百忙之中关注着该书的出版，并为该书作序。热情洋溢的言语是对晚辈的呵护与关爱，字里行间凸显对青年人的鼓励与巨大支持。不仅如此，我国医学影像学著名专家、中华医学会放射诊断分会前主任委员、天津医科大学总医院院长、博士生导师祁吉教授在百忙之中为该书写了书评，给予我们高度评价，并亲自确认在我国最具权威的《中华放射学杂志》上刊登。

以上这些成绩的取得，更离不开我们的美女编辑——易老师。她在炎热的夏天，挺着大肚子，不仅要抵挡酷暑，还要承受自己的生理反应。更为甚者，为了防止感冒，就连空调都不敢吹，只得一个人到没有空调的房间内为我们一个字一个字地编辑、校对，真叫呕心沥血。然而，她却风趣地说：这是胎教。那段日子里，我几乎是每十天、半个月就要去一趟镇江，有时甚至一周去一次。常常是，为了第二天的工作，我必须当天返回。这样一来，就意味着要占用她大量的休息时间了。易老师非但没有怨言，而且相当细致、耐心，就像工兵们观察着一片布了雷的土地，字斟句酌地推敲着每一个字，每一句话，就连她所提的问题都是那样的到位，句句都在点子上。

当中秋佳节、国庆节来临之际，我收到汪主任发来的一等奖证书，真是双喜临门又逢好日子。我立即给我们的美女编辑发出短信：一等奖已阅，这是您艰苦卓越的劳作所获，再次万分感谢您！并敬祝您越来越年轻、美丽，阖家幸福，王骏敬上。没想到她当即回复：谢谢王老师，我只是做了自己该做的，主要是您的书和人都好，祝您全家节日愉快，幸福安康！正是因为有了这些为我们制作嫁衣的无名英雄们，才有我们灿烂的今天；有了你们辛勤劳动的付出，才有我们辉煌的明天！否则，我们将一事无成。

夜，即将过去，楼下菜场似乎又开始忙碌起来，想必又有不少新鲜的蔬菜、水果、肉禽等一大堆食品慰藉大都市的人们。

该收笔了，最后落得两个字：感谢！——还是感谢！

——王骏. 感谢！还是感谢！ [EB/OL]. 医学影像健康网（www.mih365. com）

医学中科普必不可少

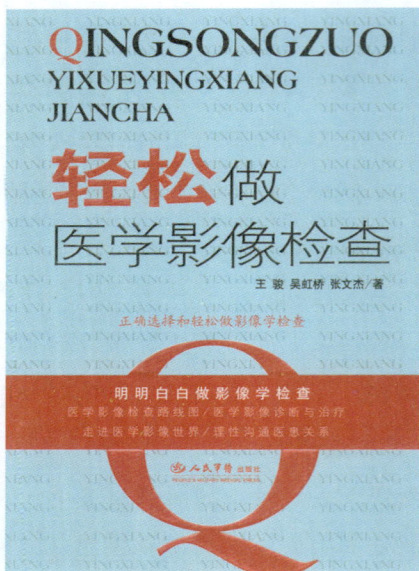

图1　2008年1月本书作者的原创医学影像科普读物由人民军医出版社出版发行

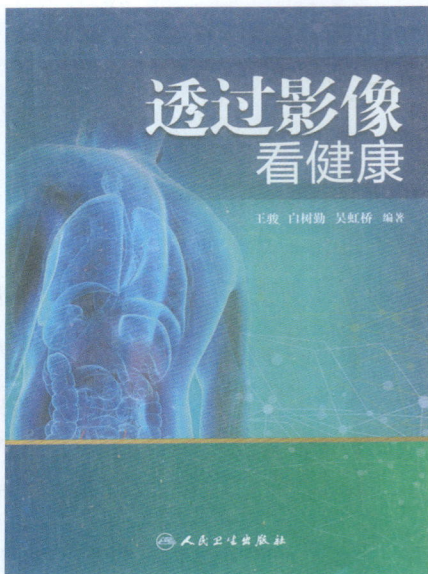

图2　2016年5月本书作者的原创医学影像科普读物由人民卫生出版社出版发行

　　随着科学技术的进步，人们生活质量的改善与提高，就医的理念不断发生改变。为此，医学科普应运而生，并正在以前所未有的速度悄然走进千家万户。那么，如何进行医学科普创作，让医学科普文章具有感染力，则是需要探讨的话题。笔者通过自己近30年来的医学影像学科普创作，从自己在《健康报》《家庭医生》《大众医学》等上百家报纸、期刊上发表的数以百计的医学影像学科普文章的经历，谈谈自己在工作之余进行医学科普创作的一些体会。

医学科普创作需要不断地学习、深造

科普创作不仅要学习书本知识，还要不断地从近期的各类报纸、期刊上汲取知识，积极参加各类学术会议与交流活动。别人不经意的一句话，或是一个观点，甚至其本身就是错误的理念，都有可能促使产生科普创作的冲动。同时，还需了解国际学术发展的动向，做到与时俱进，科普创作才会拥有更为广阔的时空。学习是储备知识和取得专业发展的基石，只有自己能够理解、懂得，才会写出人人都能看得懂的科普文章。科普创作最忌讳的就是把学术上自己一知半解的内容，囫囵吞枣式地反映在文字中，到头来让读者看了厌烦，第一段还没看完就将文章扔到了一边。

医学科普创作需要拥有一定的技巧

首先，标题要有吸引力，甚至是视觉冲击力、杀伤力，要站在病人的角度，充分体现病人所关心的问题，起画龙点睛之妙用，而不是体现作者自己的说教。"医学影像检查包括哪些内容？"题目一看就很直白，让读者从题目中便可知道作者想展现的是什么内容。"您适合做磁共振检查吗？"把问题亮出，吸引读者的兴趣，让病人自己看看是否适合做磁共振检查。"单纯追求影像质量不可取"利用正话反说，把读者的胃口调动起来。"'复眼'CT为您明察秋毫"就是通过仿真动物学词语，活灵活现地展示当今多排CT的发展。"诊断有了'千里眼'，在家看病不是梦"、"在活体上看细胞的分子影像学"将科技发展清晰地推到读者面前。"有一种'光'您少沾为妙"、"影像学检查莫以贵贱论'英雄'"、"看病时，装扮不要太潮"通过抨击时弊，让读者一目了然。"'第三者插足'的介入放射学"让读者充分利用已形成的"第三者插足"的概念，去体会什么是介入放射学，为文中突出介入放射学是继内科治疗、外科治疗之后的又一种治疗手段奠定了基础。

其次，科普不仅仅是写给病人看的，对各科的医务人员同样也存在着"知识脱贫"。"透视医患'冲突'"、"医院之间检查'互不认可'吗？"、"医学影像检查为何'收费不一'？"就是利用这些社会现象的焦点问题、热点问题来吸引读者关注。"他们为何败了这场官司"就是从身边典型的案例说起。如果能透过标题，让读者产生共鸣，那效果更好。例如，"新一轮的大型医学影像设备的更新换代是福？是祸？"，以至于编辑老师在给我寄的样稿上用猩红的大字批阅到："很好！"

医学科普创作一开头，有开门见山，也有"卖关子"的。文章中如果学术内容过于密集，从中需掺杂一些过渡句，甚至是过渡段，让读者"喘口气"歇一歇，千万不要把读者念的是"气喘吁吁"，"憋坏"了读者。如果从中适当加点身边经常发生的一些人或事，或是说经典案例加以衬托，辅助解释，效果更佳。甚至还可以加上一些人们近期所关注的人或事，以及反响较大的一些社会问题，以此告诫人们应该注意的一些问题。文章中还可以提炼出一些小标题，给读者以"醒目"的感觉。

在写作过程中，要采用"群众性"语言，或是说"大白话"，能够让读者看得懂、记得住、用得上。而不是教科书式地复制粘贴，满篇全是行业术语。要体现"趣味"，充分应用比喻、排比、拟人等各类修辞手法。爱因斯坦所著的《狭义与广义相对论浅说》，最早于1916年出版德文版，后又用英语发表，很快成为畅销书，在许多年里一版再版。为何如此，其中一条，就是爱因斯坦为了便于读者理解，他这样写："把你的手放在滚热的炉子上一分钟，感觉起来像一小时。坐在一个漂亮姑娘身边整整一小时，感觉起来像一分钟。这就是相对论。"

在医学科普文章的最后，还可以加上学术权威的一些观点，或是用一些规范与专家共识结尾，这种"拉大旗作虎皮"的做法，会给读者留下深刻印象，永志不忘。

医学科普创作要善于捕捉身边发生的每一件事

作者需要善待自己身边的每一个人和每一件事，做身边人和事的热心人。

尤其认真善待病人，以及同学、同仁、学生及其亲朋好友所提出的每一个问题，他们的每一次咨询、回复都隐藏着科普。例如，一位老奶奶跑到科室的"死胡同"里正好碰上了我，便向我咨询数字减影血管造影与CT血管成像之间究竟有啥区别，哪个该先做？回到家中，我便把回答病人的整个过程撰写成一篇科普文章。再例如，一位病人把电话打到科室：乳腺上的钙化会不会就是癌症？工作之余，我便撰写成"微小钙化会是癌吗？"的科普文章发表。

一气呵成，没有冲动是写不出优秀的科普文章的

如果平时忙，没时间撰写，可以暂且先拿小本子记下灵感，酝酿到时机成熟再适时撰写。俄国化学家门捷列夫，他的上衣口袋特别大，那是便于其放下厚厚的笔记本，他一想起什么，总是习惯地立即从衣袋里掏出笔记本，把它随手记下。美国发明家、企业家爱迪生，拥有1000多项发明。有人问这位"发明大王"，为什么会有那么多发明。爱迪生只随手掏出笔记本，上面画着奇妙的设计及断断续续的字句。他有新主意，立即写在笔记本上，且每隔1周就得换1本。由此可见，重视"灵感"的价值。

最终落实在"辛苦"二字

有时为了赶时间，打印机一响就到深夜。父亲说我成了一名印刷工人，母亲说我回到家只认识个电脑。我几乎所有的夜班休息全泡在了科室及图书馆。夏天我会忘记了炎热，冬季会不觉得寒冷，有时为一段文字改来改去，连饭都顾不上吃。常常利用节假日、夜间加班加点，分秒必争。为了赢得时间，大冬天的我下了夜班连早饭都顾不上吃就骑着自行车送稿，纵贯南京东西南北中，在车水马龙间夺路穿行，与时间赛跑。难以想象，在零度以下的大冬天，有时我跑得汗流浃背，便穿一件衬衫外加毛线背心在外骑着单车跑，就是这样满头大汗到达报社，大大感动了编辑部的主任，他说："写得不错，明天见报！"那时我才知道"斩钉截铁"的意义与价值。

　　然而，医学科普创作需要善后。人们常常在发表前、出版前很认真，而发表后、出版后就开始孤芳自赏、沾沾自喜。其实不然，发表后、出版后，需要对照自己原来的文稿逐字逐句"把脉"、体味编辑老师的意图，审视编辑老师是如何修改、润色、完善的，而这无异于是一种更佳的学习方式。这种通过实践进行学习，其效果、收获必将更大，印象更为深刻。这就是"复盘"后反思的价值，记忆犹新、终身不忘。

　　成功的医学科普文章反应是强烈的，有的患者从千里之外拿着报纸专程赶来求医；广东一家医院根据报纸上我所提供的信息由院长亲自带队来科室参观、学习；新疆一位病人的家属寄来特快专递求医问药；更有甚者还请我起草医疗状子……。所有这些可能就是所谓的"苦中有乐、乐在其中"。这使得我在工作时更不放过任何蛛丝马迹，了解病人的渴望，业余时间学外语、学专业理论，了解国内外进展……。有时我的整个人就像是被水浸透了的纸浆，实在不愿再往前挪上一步，但当我看到病人从遥远的地方寄来的信笺，就像是看到他们那一张张充满渴望的脸、那种求生的眼神，使我顾不上人生旅途的劳顿，哪怕是忙到夜深人静，也得打开电脑、爬起格子，任所有的述说在指间流淌，好让希望一早发出。

　　——王骏. 从事近 30 年医学科普创作的五点深刻体会 [N]. 中华医学信息导报，2020，35（13）：第 22 版

努力成为"金子"

起点并不影响一个人在职业生涯中取得耀眼成就，关键在于自己有没有找到方向、持续努力。

每年此时，作为专业教师，笔者总能听到一些学生抱怨：自己即将入职的用人单位、即将从事的工作，非心中的"第一目标"，因而虽然找到了工作，心里总有不甘、委屈与怀才不遇之感。

对此，笔者建议：方法之一是不委曲求全，直接放弃这一工作机会，向着"第一目标"或者更高的目标进发。有人说，一个人的第一份工作非常重要，因为这是个人职业生涯的开端，所以需要慎重，如果是自己不满意的，就不用去做，这有一定的道理。

当然，我们也要意识到，凡事不可能完全称心如意，一个人的职场发展可能一开始就会面临坎坷。特别是当就业形势不容乐观或"第一目标"短期内不再招新人时，笔者认为就不宜"死磕"不放，不妨选择另一条路；灵活变通，不抱怨，先就业，再择业，并在工作中砥砺心性、增强实力——这也是本文重点所在。

纵观历史，不难发现，很多事业有成者的第一份工作并不"高大上"。比如获得诺贝尔奖的居里夫妇，两人最初都在物理实验室工作，且条件艰苦，每个人都在十多年后才被任命为教授。可以说，起点并不影响一个人在职业生涯中取得耀眼成就，关键在于自己有没有找到方向、持续努力。

在笔者的毕业生中，就有不少这样勤奋之人。以其中一名女生为例，从医学影像技术学专业毕业后，想进三甲医院工作的她未能如愿，而是进了一家小医院。但她并不气馁，而是认真工作，并熟悉了很多相关专业仪器和设备的操作。不仅如此，她还充分利用业余时间自学、考证，不停地给自己"加码"，如今在专业领域已小有所成，这正是天道酬勤带来的益处。如果她当年自怨自艾，因进了小医院而不求上进，那就不会取得现在的成就。

由此可见，对一个工作机会，如果不想直接放弃，那么即便它不那么如自己的意，也要积极对待，并不忘充实自我、提升专业能力。俗话说"金子总会发光"，其实我们要担心的不是发不发光的问题，也不是如何发光的问题，而是怎样让自己成为"金子"。因此，面对不如意，怨天尤人、垂头丧气为下策，努力让自己成为"金子"，才是良方。

——王骏．努力成为"金子"[J]．成才与就业，2020，562（6）：42

理性看待转换专业

作为大学教师，每年接触众多新生，笔者发现"不喜欢所学专业"、"选错专业"的现象在学生中较为普遍，这也导致不少同学瞄准校内转专业、毕业升学换专业的机会，希望借此学习新专业。这么做无可厚非，不过根据以往带教学生的经验，笔者想提醒有如此想法的同学：在转换专业这件事上，还需理性、谨慎。

兴趣不一定是专长

兴趣，往往是个体学习知识与技能的前提与基础。有人对世界上 300 名科学家的成功原因进行研究，发现他们当初开始做研究的初衷离不开"感兴趣"、"很好奇"。

例如，现代宇宙航行学奠基人齐奥尔科夫斯基对气球的飞行很感兴趣，谱写了"星际航行三部曲"，提出了多级火箭宇宙空间飞行的设想；物理学家、化学家卢瑟福出于对放射性的好奇，研究了原子分裂的过程，为后人迈进核门槛开启了大门；科学家贝尔德很喜欢钻研电子技术，着魔般迷上了电视发明，后来让人类迎来了绚烂的电视世界……。

可见，选专业时跟着兴趣走，选择自己喜欢、好奇的专业，然后将满腔热情付诸行动，就容易在专业领域出成果。当然，这并不绝对。兴趣不一定是自己的长处所在，想让兴趣成为自己的长处，需要经过一定的努力，也需要实践检验。

上海大学原校长钱伟长曾为历史系学生，受"九·一八事变"影响，决定救国家于危难之中，于是弃文从理，转到物理系学习。当时，他下定决心造飞机、大炮，所以激起了对理工科的兴趣，但实际上他的数理化基础薄弱，理工科并非其强项。这并不妨碍他在转专业后积极进取、勤学苦练、后来居上，自身的责任和使命感促使他成为世界著名的科学家。

将兴趣顺利转化为专长，钱伟长的经历是一个大胆尝试并在新领域大放异彩的故事，但不是所有兴趣都能成为专长。

奥托·瓦拉赫是1910年诺贝尔化学奖获得者，父母为他选择了中学专业——文学。不料，一学期下来，老师认为瓦拉赫难以在文学上有所成就，瓦拉赫也觉得自己在文学上没有天分，他更喜欢绘画。于是父母尊重他的兴趣，让他改学油画。可瓦拉赫既不善于构图，又不会润色，对艺术的理解力也不强，成绩在班上倒数第一。即使是感兴趣的专业自己也学不好，真正学起来也不一定出成果，这正是瓦拉赫的换专业故事给我们的启发。

那么，瓦拉赫后来为何又在化学领域成就卓越呢？这是因为化学老师发现他做事一丝不苟，具备做好化学实验应有的品质，建议他尝试学习化学。就这样，瓦拉赫的智慧火花一下子被点燃了……。我们从中可以看出，与其把时间和精力放在克服弱项上，不如把重点放在发挥自身天赋上，让自己成长得更快、让所做的事成效更大。

从瓦拉赫的这些经历中，我们还可以看出，根据兴趣转换专业存在一定的风险，自身天分不够、前期评估不足容易让自己又陷入"所学专业不喜欢或学不好"的窘境。而要避免这种情况，前期需要审慎决策。进一步而言，百密一疏，或许前期考虑得再充分，也难以避免糟糕情况的出现，这是所有选择转换专业的同学需要做好的思想准备，到时这些同学还要积极思考对策。

从"不感兴趣"到"感兴趣"

很多人都说"一个人的工作需要是自己感兴趣的"、"兴趣是最好的老师"，可现实中不少人所学的专业、所做的工作并不是自己非常感兴趣的。那么，他们为什么能学好专业、做好工作呢？

曾有学者对世界100位各领域的杰出人士进行研究，结果发现61%的成功人士承认"目前的工作并非自己内心最喜欢的，至少不是心目中最理想的"。

而他们能有所成就，是因为能够做到认真对待，尽心尽责，不抱怨、不消极、不懈怠。从他们身上，我们可以看到一种人生智慧：只要不是自己厌恶的工作，只要自己能在物质与精神上有一定的收获，就能持之以恒。

在学校里，笔者见过各类学生，从中发现：有些同学能将"不感兴趣"变成"感兴趣"，从而实现"学一行、爱一行"，这也印证了"兴趣可以培养"这一观点。进一步来说，若能用心去学、用心去干，也有可能在自己原本不感兴趣的专业学有所成，或在自己不是最喜欢的领域闯出一片天地。相反，如果在本该好好学习、茁壮成长的阶段漫不经心、得过且过、这山望着那山高，白白浪费大好时光，那么，即使学的是自己很感兴趣的专业，也不容易学好。

另外，大家不妨考虑这样一种可能：在学校里认真学习专业知识与技能，至于自己的某项兴趣爱好，则利用课余时间重点发展，而不是通过转专业或升学去学习。笔者认为，这不失为一个聪明的做法，可以让自己像"斜杠青年"一样，具备不止一项专长，拓展能力培养。

如果在兴趣爱好上发展得较好，可以为自己增添很多个人魅力，甚至取得一定的成就。本为教师、医生、教士的哥白尼业余研究天文学，后来创立日心说；达·芬奇不仅是一位伟大的画家，还在其他诸多领域有着超高的造诣……像这样的名人还有很多，笔者从教三十多年，也见过诸多类似成功人士，还发现"斜杠"并不影响他们在本专业的发展，有的甚至起到锦上添花的作用。

"好发展"基于选择与奋斗

对于专业，有些人会从"热不热门"、"就业前景好不好"等方面进行区分，也因此在转专业、升学时追求所谓的"好专业"，以期今后获得"好发展"。

笔者认为，首先，这样的区分不够有说服力，也不够理性；其次，"好发展"不是简单依靠选择得来的，还是自己学出来、苦出来、拼出来的——这是成才的正确途径。

当年，我国的计算数学专业（一个理科专业）刚设立，连教材都很缺乏，因此选择该专业的学生寥寥无几，王选便是其中之一。他除了高瞻远瞩地看到这个专业未来的广阔发展前景，还苦学、钻研，后者是他成为计算机汉字激光照排技术创始人并当选中国科学院院士、中国工程院院士的重要因素。

然如今，部分学生在转专业、升学时的专业选择，并非根据自己的兴趣爱好，并不是出于对自己能力的综合考虑，而是听取父母、亲友的建议，或单纯觉得某个专业"好就业"、某个专业"好考研"。如此，"远见"确实是有，但"理性"不足。

依笔者之见，转换专业应从整体上考虑，需要结合自己的能力、实力、个性、强项及外部环境等权衡利弊，然后谨慎做决策。而不管学的是什么专业，适合自己的选择与不懈的努力，始终是非常重的成才法则。选择理想，选择奋斗，而不是看一时的得失、收益，笔者认为这样的价值观更值得提倡。

——王骏. 理性看待转换专业 [J]. 成才与就业，2022，588（7-8）：26-27

第二篇

著名专家眼中的
医学影像

93 年的心声

——访我国医学影像学界泰斗李果珍教授

李果珍：北京医院放射科主任，《中华放射学杂志》主编，她"60 岁学 CT，70 岁学 MR，80 岁学电脑"的经历已成为一段佳话被广为传颂，先后被北美放射学会和欧洲放射学会授予荣誉会员等。

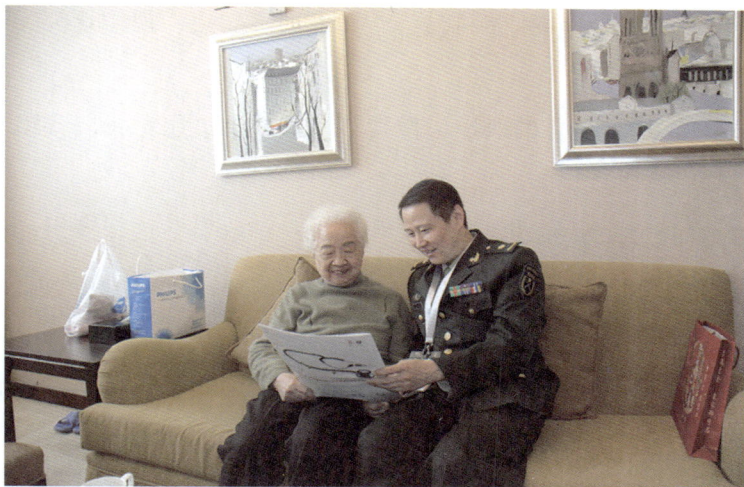

图 2007 年 10 月，本书作者利用在南京举办的中华医学会第十四次全国放射学学术会议的间隙，到李果珍教授所下榻的宾馆住处对其进行了专访

当大会执行主席滕皋军教授（东南大学附属中大医院院长，后成为中国科学院院士）告诉我：李果珍来了，一听到这一消息着实让我兴奋不已，这就意味着我将有机会采访我国医学影像学界泰斗级人物啦。我急忙停下手中的一切工作，迫不及待地拿起电话，急切地拨通了李教授的电话。

接电话的可能是其家人，给了我半小时。我赶忙检查了随身所带的"DR"

设备——尼康 D80，直奔李教授的住处而去。

一见面，我先自报家门，说明来意。李教授高兴地说："来来来。"接着把我引入座位，是那样的慈祥安康、平易近人，使采访她老人家的我一点都不觉得拘束。

我开门见山地说："采访的主题是：从这么多年的风风雨雨，谈谈您最深的感受。""什么都可以谈"。我赶忙追加了一句。

李教授笑了，语气相当地平和，说："我今年 93 岁啦。"

"是吗？"我感叹道，"身体真好"，令我羡慕。

李教授接着说，能看到我们的国家发展得这样好，我打心里高兴。而我们过去的国家是个什么样子？外国人欺负咱们，这个租界、那个租界。而现在好了，平平安安，心里特别舒服。现在有钱了，才能把我们装备好，否则就没有放射科的发展，特别是机械，否则发展不起来，现在县级医院都装备得相当好。

"那么，就这么多年的医学影像发展历程来讲，您对我们青年人有什么要说的话吗？"我问到。

李教授始终是面带笑容，心平气和地说："放射学这么多年，发展到功能性 MR。因此，我们大夫不只是看片，而是阅读功能，现在就连说谎与说实话，依靠脑部兴奋灶的不同，都能加以鉴别真假；手术切除也可以依靠 MR，看看手术是否影响生理功能。功能 MR 有发展前途，无需特殊设备，一般医院都可以做。"

"另一个新型的、未应用的有分子成像"，李教授说："看起来有前途，可期刊仅有 2 篇应用于临床的文章。一篇是鉴别正常老年人与老年性痴呆进行分子影像学的鉴别诊断；第二个是淋巴结转移，需要看的非常小。"她告诫大家："要注意追踪它们的发展，有前途。"

"您老今年 93 岁高龄，身体还这样好，思维敏捷，能始终站在学科的最前沿，请问有没有养身之道？"我问到。

"就是乐观"，李教授笑着说。我们都笑了，李老接着说："人缘好、同志关系好，开心就是最重要的。我每天坚持打太极拳……。"

"是吗？"真让我吃了一惊。

李老笑着说："每天早晨半小时，不吃不喝先打太极拳，就在院内找个地儿，对身体保持好有用，每天两套太极拳、两套太极剑……。"

"是吗？"若不是我亲自采访，很难相信坐在我眼前的、德高望重、对我国医学影像学有卓越贡献的老奶奶还会打太极剑。

时间在不经意地流淌，我们的谈话是那样地轻松，就相当于儿时听老奶奶讲故事，一会儿半小时就到了。

最后，我小心翼翼地提议：能否合影。

"可以"，李老回答得那样得爽快。

"我们看着《每日快讯》来拍，怎样？"我又一次提出"要求"。

"可以。"

随着快门清脆的响声，感谢上苍：让历史定格。

兴奋之余，我对李教授说，我这台数码是 CCD 的，就相当于我们日常所用的"DR"。

李教授高兴地说："不错，不错。"

——王骏．93 年的心声 [N]．中华医学会第十四次全国放射学学术会议《每日快讯》，2007 年 10 月 20 日：第 4 版

生机勃勃影像学

——访我国医学影像学界泰斗吴恩惠教授

吴恩惠：天津医科大学总医院院长，北美放射学会荣誉会员等。

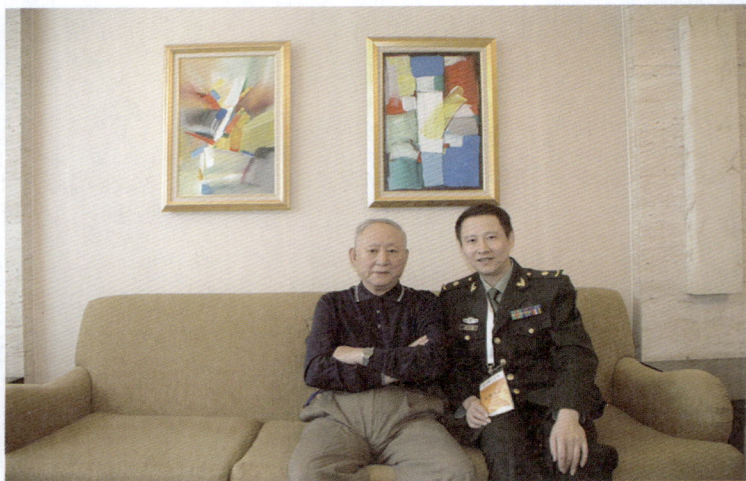

图   2007 年 10 月，本书作者利用在南京举办的中华医学会第十四次全国放射学学术会议的间隙，到吴恩惠教授所下榻的宾馆住处对其进行了专访

受大会组委会的委派，采访我国医学影像学界泰斗吴恩惠教授。电话预约，欣然应允。

医学影像学发展太快了！

医学影像学发展太快了！吴恩惠教授开门见山地感慨到：影像学科享受了当代最新的科技成果，伦琴发现 X 线才有了 X 线诊断；CT 发明后，CT 成功地应用于临床把诊断质量提高了一大步，在理论和实践上都是一个里程碑式的进步。因此，发明者获得诺贝尔奖。MR，2 个人同时获得诺贝尔奖……。吴教授一一道出各个历史阶段对磁共振发展有突出贡献的人物，并把什么时间发现、是什么英文名都说得那样精确，这恰恰验证了我国的一句老话：姜还是老的辣。此外，超声也有很大发展，数字 X 线影像学是重大发展中的里程碑，PACS、数字化、网络化，带来临床飞速发展，日新月异。介入放射学发展，承担起内外科难以治疗的疾病的诊治手段。医学影像诊断、介入治疗主要是经导管治疗，给临床医学发展做出很大贡献。这样一来，要学习的东西太多了，目不暇接。

国际间交流与日俱增

国际上医学影像发展快，中国与国际接轨，发展得相当的快。近几年来，北美放射年会我国每年参会人数增多，论文也在增多，已经走向国际，很兴奋。这次代表专家多，外宾都是官方的，来自北美放射学会、欧洲放射学会等 50～60 人，不仅仅是来开会的、不是讲诊断与治疗，而是来讲新进展，今后能干些什么。新闻发布会我都看了，与北美放射学会一样，现在期刊多，以前只有《中华放射学杂志》，以及《临床放射学杂志》、《实用放射学杂志》，现在光是湖北就有 2 个。不仅如此，文字交流多、参考书多。我做放射科时，没书、没教材、没参考书，那时只有荣老一个。现在教材多了、参考书多了、期刊多了，是事业兴旺发达的表现，对放射学做出了贡献。

医学影像兴旺发达

许多老同志还在岗位上工作，80 岁以上的老大夫，刘玉清、李果珍教授都来了，很愉快、很高兴。队伍扩大好多，多半是年轻人，后继有人，使人感慨万千，因为今天的事业离不开青年人。以人为本，离不开党的方针、政策。改革开放以来，国家发展，让人高兴，受到鼓舞。大夫、技师发展快，我们是一个战壕里的战友，缺一不可，没有技术，就没有好的图像，否则诊断很难。介入也一样，没有好的技术，一个人插管不行。我们注意到发展不平衡，设备好、人员差；或是人员齐、设备差。现在有的医院不一定什么都好，还需要自己努力。当一听说你有一个《医学影像健康网站》，先是惊讶，也很鼓舞。经常看到你所写的文章，你很热情、敬业、热爱自己的专业。我们中有的同行就不行，你们进取，我很敬佩。

大会工作富有业绩

这次会议，组织、安排得很好，2000多人与会，分5个宾馆，在会展中心开。这次会议，开幕大会圆满成功；这几天时间，天高云淡，不冷不热，选择南京是正确的，六朝古都，有很好的美食文化。南京金秋时节，有众多代表参加，必定促进放射学发展。南京人才济济，组织会议完善、辛苦，必定推动发展，预祝大会圆满成功。

补　记

听说：吴老先生最近在住院，带病来开会，主要是休息不好，睡不好觉。他说这个会很重要，所以经院党委和医护人员同意，才得以来宁。吴老高兴地说：来到南京睡得很好。

——王骏. 生机勃勃影像学 [N]. 中华医学会第十四次全国放射学学术会议《每日快讯》，2007 年 10 月 21 日：第 5 版

追求精益求精的泰山北斗

——记南京军区南京总医院医学影像中心冯亮教授

冯亮：解放军南京军区总医院放射科主任，全军放射医学专业委员会副主任委员，世界卫生组织（WHO）影像组成员。2001年英国剑桥国际传记中心将他列为21世纪名人，同年被聘为美国传记学会顾问等。

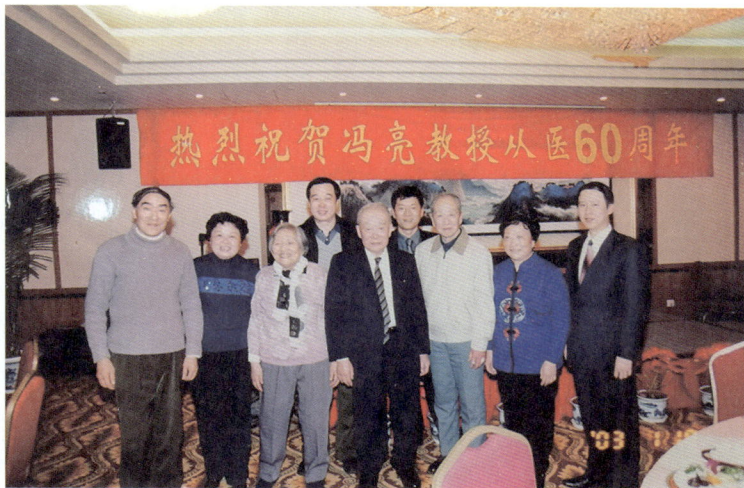

图1　2003年1月，科室同志一起庆贺冯亮教授从医60周年，从左至右依次为：吴琮琏、李苏建、冯亮主任爱人、李成朗、冯亮、冯俊（冯亮主任长子，南京大学医学院附属鼓楼医院）、宋兆祺、张福琛、王骏

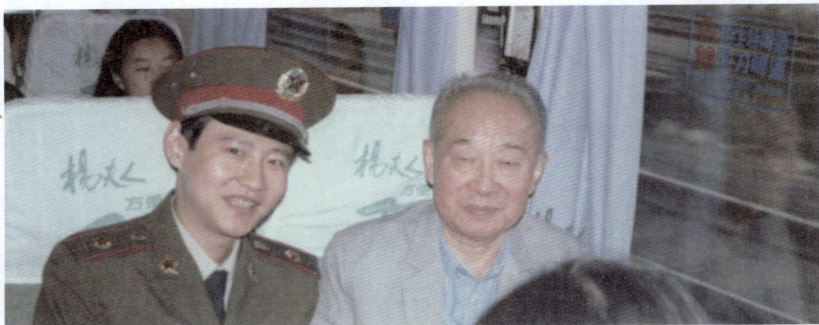

图 2　1995 年 10 月，本书作者陪同冯亮教授去江苏省无锡市参加江苏省第三届医学影像技术会议，在游 1 列车上与冯亮主任合影

"冯主任好！"

一位早在 80 年代初期就从科主任岗位上退下来的老人，至今无论男女老少见到他都很尊敬，依旧称其为：冯主任。这位 80 多岁的老人为何如此深受医生们的爱戴，是什么铸就了他的夕阳红，为此我对这位德高望重的老主任进行了侧面的采访。

人们都说：冯主任作为专家却丝毫没有架子。任何人，无论何时、何地，请冯主任会诊，他决不会以任何理由推辞，全然把这当作是自己应尽的责任与义务。一次，某医科大学的一位病理学教授拿着一张 CT 片请冯主任会诊，想断定一下是血管瘤，或是肝癌，可冯主任并不因为自己正在忙手中的事而推辞，相反，他放下手中的活，与这位教授悉心研讨，拿出令人信服的会诊意见。经他会诊，解决了大量疑难杂症，得到患者的广泛好评。前南京军区杜平政委还为其题写"医术精湛"并合影留念，并赠"医德高尚"横匾一幅。他就是这样讲求医德修养，待人诚恳，与人为善，对病人不分贫富贵贱一律热情；对部下、同事关心体贴。冯主任有时还很幽默，他对后生们开玩笑地讲，现在发明的磁共振叫"挨骂（MR）"，下次再发明的仪器可就是"挨打"，所以你们要好好工作。作为年轻的学术秘书的我抱着忐忑不安的心情去请冯主任为学术年会作专题报告时，他很爽快地答应了，并准时赴约没有丝毫的要求。不仅如此，在列车上还拿出旅途食品与大家一起分享，平易近人。

冯主任为人本分一点不夸张，在他身体不适来科里检查时，按理说在自己科里拍一个片子纯属情理之中、应该之事，要不然怎会有"近水楼台"之说，可冯主任不这样看，每次检查均拿着住院医师开的申请单履行正常的工作程序。他是院里的元老，在专家顾问室拥有自己的一席之地，可是在科室工作量大、人员少的情况下，还亲自下到科室进行工作，时刻关心着科室的建设、学术的发展，给科室领导、医院领导出谋划策。讲奉献、从不计较自己的个人得失，技术级别多年不变没有怨言。

影像科读片常被人们誉为体现真才实学的一环，可他谦虚谨慎，在学术上他不武断，讲究百家争鸣，每当他讲完自己的观点，还会向年轻的大夫请教，听听其他医生的意见，体现了一位学者的谦逊。在他偶尔碰到疑难杂症一时把握不准时，他会对你说：你再听听其他大夫的意见。甚至在年三十为了一个疑难杂症他亲自坐火车去上海请专家会诊。冯主任就是这样，从不因自己是专家而敷衍任何人，也正是由于六十年如一日，一丝不苟、脚踏实地、实事求是、精益求精的工作作风，使他的经验如日中天，在他的熏陶下，就连他的弟子大多也已成为三级甲等医院的教授级主任医师，包括他的孩子也受其影响，也已成为三级甲等医院医学影像科的专家。

冯主任早在 1943 年大学毕业后就开始从事放射线工作，堪称新中国医学影像事业的先驱。他对事业精益求精，尤其在呼吸、胃肠道及泌尿生殖系统放射诊断及 CT 诊断上造诣深厚。他奋力攻关，率先发现并填补国内医学影像专业多项研究空白。在国内，他首先研究、实现了计算机辅助的 X 线计量诊断方法，完成了肺部球形病灶、溃疡病及先天性心脏病 3 项鉴别诊断的计算机程序软件；在国内首先发表了"染色体畸变：21 三体征的骨骼 X 线改变"等；在重要学术期刊上先后发表学术论文 66 篇，其中产生较大影响的有"肾结核的 X 线诊断"、"门静脉高压的脾门静脉造影"、"电子计算机肺部球形病灶的 X 线诊断"、"原发性肝癌的 CT 诊断"等。主编及合编专著 12 部，特别是《CT 手册》、《肺结核病防治手册》、《肾脏病学》、《医疗护理技术操作常规》、《医学百科全书：放射诊断》、《CT 读片指南》、《心脑血管急症》等，为我国的医学影像学的发展作出了杰出的贡献。

冯教授不仅在国内有着很高的知名度，而且名扬国外。1984 年冯主任应邀参加联合国世界卫生组织在日内瓦召开的影像诊断国际会议，作了"在中国应用超声及 CT 的经验暨其对医疗保健和卫生经济的影响"的专题报告，产生了巨大影响。作为中华人民共和国该专业的唯一代表，与包括美国在内的 20 多个国家的专家一起，编写《发展中国家新影像技术的应用（英文）》一书。1986 年应邀参加在南斯拉夫召开的第一次世界发展中国家超声学术会议，并作了"超声诊断在中国的应用"和"肝细胞肝癌的超声诊断"的学术报告，受到与会专家、学者的高度赞扬。2001 年被英国剑桥国际传记中心列为 21 世纪名人，同年被聘为美国传记学会顾问，于 1992 年获国务院政府长期特殊津贴。

80 多岁的人，本完全可以在家享清福，可冯主任从不这样想，为了能站在时代的浪尖上、抓住时代的脉搏，人们平日在图书馆都可经常看到他的身影，甚至星期天也不例外，临床、病理、生理、影像……，实可谓博览群书……。他活到老、学到老，现仍关注影像学的最新发展，学习新知识、掌握新技术，以至于台下的后生听其作专题报告时不得不为其深邃的见解所折服。

也正是由于冯主任从医 60 年来瞄准医学影像专业的最前沿，孜孜以求，铸造了这位泰山北斗。作为新中国医学影像专业奠基人之一的他，学术造诣精深，在军内外乃至国内外有较大影响，先后担任国内外、军内外学术团体多种职务，拥有众多令人仰慕的头衔：联合国世界卫生组织发展中国家新影像技术科学小组成员，中华放射学会第二、第三届委员会委员，全军放射专业组成员，《中华放射学杂志》第二届编委会编委及第三届编委会咨询编委，中华医学会江苏省分会理事、放射学会副主任委员，江苏省科学技术协会图像处理与分析学术会议程序委员会委员，江苏省抗癌协会名誉理事，南京军区第六届医学科学技术委员会委员，南京军区后勤卫生部科委会常委及顾问、放射学组主任委员，南京军区卫生技术高级职务评审委员会委员，中华医学会南京分会常务理事，南京放射学会主任委员，南京市法医学会、南京市公安局法医检验鉴定中心医学顾问，《临床放射学杂志》编委会顾问，《中国医学影像技术》编委会评审委员……。

——王骏.追求精益求精的泰山北斗 [J].健康之路，2003，（5）：52-53

朴实无华，脚踏实地

——记南京军区南京总医院医学影像中心宋兆祺主任医师

宋兆祺： 中国人民解放军南京军区南京总医院放射科主任。

"请帮我约个胃肠，放在宋主任那天做"、"宋主任还上班吗？我想请他看一下片子"……。

一位 80 多岁的老人为何如此深受病人的敬重和临床医生的信任，是什么铸就了他的夕阳红，为此我对这位德高望重的老主任进行了侧面的采访。

人们都说宋主任胃肠气钡双重造影做得好、做得细，进修生一有空就跑去看宋主任做。一次，他在给一位临床已确诊为直肠癌的男性病人做钡灌肠时，由于位置的关系他总觉得病变显示得不够充分，他极其耐心地为病人不断地更换体位，来回检查。这要是一般大夫对于一个已确诊的病人能将病变显示到就已足够了，可碰上了宋主任则不然。最后，他让患者上了厕所把钡剂解掉后再检查，终于圆满地显示了病变部位，为临床给这一患者制订手术方案交上了一份高质量的报告。

对病人宋主任更是体贴入微，每当他给病人做胃肠道检查时，他总要事先认真详细阅读申请单，然后亲自走到病人面前，说："我马上就要给你做检查了，我让你向右转时，就请你向这边转；我让你向左转时，你呢就向那边转。动作要慢，否则太快了、一闪过去怕把病灶漏掉了……。"他的工作就是这样详实、细致、入木三分。即使宋主任、这位 80 多岁的老人，见到 60 来岁的病人小老弟，他也会热情地称呼道："老同志，做检查时不要紧张，有什么检查要求我都会给你讲清楚的，请你放心……。"

　　有人说，影像科读片是体现真才实学的一环，而听宋主任读片那才叫过瘾。不仅如此，在学术上他从不武断，讲究百家争鸣，每当他讲完自己的观点，还会向年轻的大夫请教，听听其他医生的意见，体现了一位学者的谦逊。当有不同意见时他会给你从临床、病理生理，直至影像学检查进行综合分析，最后拿出自己的意见供大家参考。在他偶尔碰见疑难杂症一时把握不准时，他会对你说：你再听听其他大夫的意见，我去查查资料，明天再把确切的告诉你。宋主任就是这样，从不因自己是专家而敷衍任何人，也正是由于六十年如一日、一丝不苟、脚踏实地、实事求是、精益求精的工作作风，使他的经验如日中天，请他会诊绝对满意，绝对放心。

　　人们都说：宋主任作为专家却丝毫没有架子。一次，他得了肺炎，就在他到科里拍胸片的间隙被一位进修医师瞧见，当即就拿着 X 线片请宋主任会诊，宋主任全然忘记了自己已是一位病中的 80 多岁的老人，毫不犹豫地把这位大夫引进自己的办公室，进行了认真的阅读后，为之进行了详细分析，就连这是肺纹理、那是乳房重叠影都一一作了解释。

　　要是问宋主任究竟立过多少次功、受过多少次奖、发表过多少篇科研论文、荣获过多少次科技成果奖，我想与这次采访已算是无关紧要的了，就看他的弟子，便可窥一斑而见全豹。他们中有的早已成为学科带头人，也有的已成为学术的中坚力量。你瞧：他的弟子万向荣、吴建伟已是某院的放射科主任，李苏建、孙荣跃也是某大医院的顶梁柱……。

　　这正如一台台大型 X 线设备，用手摸去，外表没有任何热量，可它的热全部内涵在里面，所以它的"光"较其他任何光线要热烈，直透病人心肺。宋主任就是在 X 线机房劳作一生直视人间心肺的中华牌知识分子的具体写照，以自己内涵的全部光热去洞察病人肺腑、温暖病人心房，是让医生、患者都认可的好大夫！

——王骏 . 朴实无华，脚踏实地 [N]. 健康导报，2003 年 1 月 6 日，第 1 版

让世界认识我们，让我们走向世界

——访中华医学会放射学分会主任委员祁吉教授

祁吉：天津市第一中心医院副院长，教授，中华医学会放射学分会主任委员，北美放射学会（RSNA）会员，被录入英国剑桥传记中心、美国传记研究院等。

受中华医学会第十四次全国放射学学术会议组委会的委派，对医学影像学权威进行专访，实在是让我荣幸之至。而对于顶级人物祁吉教授，早在上个世纪八十年代末我就久仰了，其间拜读过他大量的原创精品及其协助吴恩惠教授所创办的、全国同行了解世界的窗口——《国外医学临床放射学分册》杂志。每期必看的我，从他那一篇又一篇的文章中感受到：祁教授就是一位热爱本职专业的人、一位不断发奋进取的人、一位永立潮头的人！

初次与祁教授零距离接触是在2004年，由南京军区南京总医院医学影像科协办的"全国第五届磁共振学术大会"上，当时我正值担任全会的新闻报道工作，正好有机会接近，便与卢光明主任一起与祁教授现场合影。祁院长为人谦和、平易近人，给我留下了深刻的印象。没想到，就在上海刚刚闭幕的中华医学会影像技术分会第15次年会上，我再次碰到了令人尊敬的祁吉教授。一碰面，我就把采访的意图告诉了祁院长，他欣然准备接受采访，后均因会议安排较紧等诸多因素未能如愿。我这位追星族，可不罢休，在参加完第15次医学影像技术学年会后，凌晨3点追回南京。至此，在17日的上午10点的新闻发布会上再次遇到了祁院长，完成了预定任务。

医学影像科分工

当代医学影像学科的专业分工有医师：包括从事影像诊断、介入诊断与治疗；技师：在一线影像学中从事检查工作，包括 X 线摄影、CT、MRI、DSA 等；物理学家：进行技术研发、功能优化、与医师或技师合作的科学研究；工程学家：设备的维修、保养、更新与选型；计算机专家：信息管理。由此可见，拓宽了放射科过去的医师、技师、护师、工程师的内涵。

我国在引进现代化影像学装备方面存在误区

祁院长直言不讳：第一，在有些医院引进的设备选型与配置和实际需要不匹配，以至于不能充分开发和使用设备固有的功能，这也是一个老的问题。第二，设备引进的同时，有些医院没有重视培养一支高素质的技术队伍，因此无法很好地发挥设备的功能，形成"硬件太硬、软件太软"。第三，引进先进设备的同时，没有同步地对学科的人才结构与知识结构进行调整，使这两方面的结构与设备的进步不匹配。第四，没有走出大型设备分散管理的误区，很多医院不同类型的设备分散管理，人员、诊断报告各出一门，以至于不同设备的信息不能整合，且长此以往人员的知识结构也发生扭曲，浪费掉很多有用的信息与资源。

医学影像学人才培养方式的几点意见

祁教授说，第一，大、中型医院的影像科需要有较高教育背景的（硕士以上的）人才作为学科的骨干，有条件的医院医生队伍应研究生化。第二，大型医院的影像科医生应该是医、教、研综合发展的人才，但在有条件的学科，可以开始建立专业化或半专业化的科研队伍，向国际模式靠拢。第三，影像科医生应该具有更强的临床专业背景知识，做到：首先应该是临床医生，甚至是优秀的临床医生。第四，影像科的专业人员构成应融入"生物医学物理学"、"生物医学工程学"、"计算机"、"生物学"等专业的人才；还应与基础医学（如：遗传学、免疫学、分子生物学、心理学、行为医学等）及临床医学学科间有广泛的联系与交叉。第五，影像科医生的培养（包括轮转）要开始关注医院以外的领域，如：大学、研究所，影像科需要交叉型人才。第六，各级医院的影像科应把影像技师的规范培养和提高作为责无旁贷的要务，我们需要一支和国际接轨的高素质的技师队伍（但这不意味着盲目提高技师的学历层次）。

影像技师在当代影像学中的角色

影像技师需在学科中重新定位：从"永不生锈的螺丝钉"到驾驭本专业全部技能的专家；从机械地完成职能工作到具有特殊的、专一职业性视角的专家。影像技师的当代职能：构成医疗环节中不可替代的部分；相关知识密切交叉，如：检查前病史的补充，检查前征象的补充，结合检查目的设置技术参数/序列，影像重组处理中提供尽可能完整的诊断信息；与本专业的发展同步；立足于本专业，放眼于边缘与交叉领域，开展学术交流与研究。强化继续医学教育，敬业、创业。祁教授殷切希望广大技师胜任影像学技师的当代职能！

融入世界学术大家庭

从本次学术年会来看，中华医学会放射学分会已与世界著名学术团体建立了联系，而这不是浮于表面的开会与随访，更多的是在深层次上进行紧密的交流与合作，如：本次年会上就有 RSNA、ESR、ICR、JRS、KRS、IRIA 和香港地区放射学会主席和代表团参加，是一次有广泛的国际学会间交流的年会。除会议上的一般学术交流外，还安排了大量的国际交流内容，如：几乎所有的国际跨国学会与国际学会的主席均有演讲；RSNA 主管出版

（Radiology、Radiographics）的官员、欧洲放射学杂志主编等及一批国外专家均有专题讲座；会上直接引入了一个 RSNA 的知识更新课程（refresher course）："肺癌的影像学"；RSNA、ESR 和 AOCR 均在会议上设了展台，便于与中国医生直接沟通……。中华放射学会还将与国外 5 个学术团体，美国、日本、印度、韩国等召开主席工作会议，对上一年学会合作进行总结，讨论下一年合作计划。

不仅如此，中华放射学会还与世界著名学院建立了广泛性、深层的合作与交流，如：哈佛大学，而这种交流与合作不是建立在过去的学术访问，而是进入到务实阶段，融入到双方研究机构中去开展工作，达到相互学习、共同提高的目的。比如：美国，明年要派 2 个教授团，分别深入到我国医院实地工作 2 周；欧洲，已派来 2 个讲师团，2 次走了我国 6 个城市，其中 2 个是在大医院，4 个是在发展中医院，所有这些均为顶级专家，这本身就是对我国的认可与支持；并举行圆桌会议，共谋发展。两岸四地港、澳、台与大陆一起积极推进国际间的相互交流。此外，我们的海外华人在与国际接轨的沟通方面穿针引线，推动发展。当然，所有这些，还远远未包括个人及单位之间的对外交流与合作。

让我们借此机会，祝愿我国的医学影像学飞速发展！

——王骏. 让世界认识我们，让我们走向世界 [J]. 中华医学会第十四次全国放射学学术会议《每日快讯》，2007 年 10 月 19 日：第 3 版

选择自己热爱的　热爱自己选择的

——与我国医学影像学界常青树曹厚德教授零距离

曹厚德：上海市静安区医院放射科主任，中华医学会影像技术分会副主任委员等。

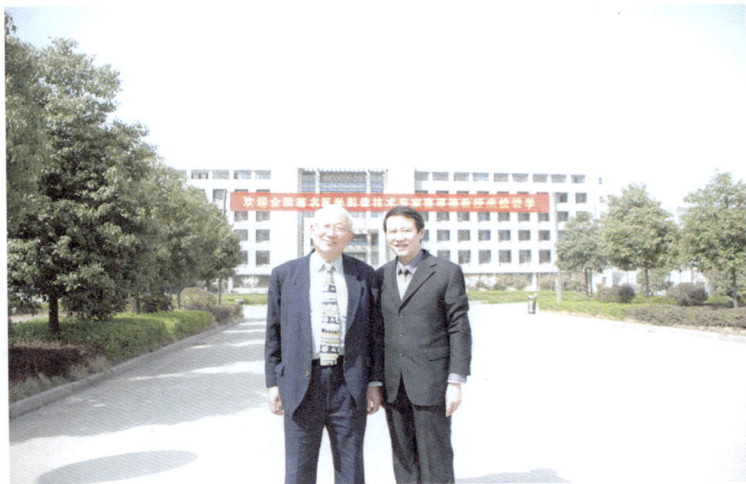

图 1　本书作者陪同到江苏联合职业技术学院南京卫生分院演讲的曹厚德教授并在学校欢迎横幅处合影

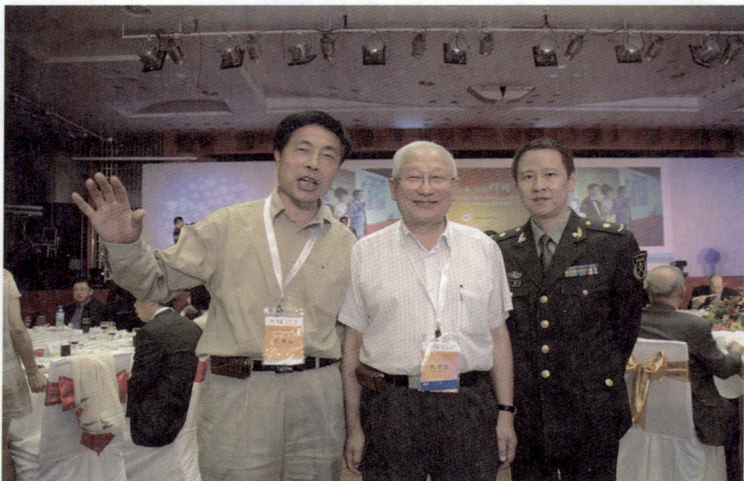

图 2　本书作者 2007 年于南京在中华医学会第十四次全国放射学学术会议上与陈克敏教授（上海瑞金医院）、曹厚德教授合影

　　第 1 次听到令人尊敬的曹厚德教授的名字想想也已有 20 余年了，早在福州、南京军区卫生学校，我的老师讲课时就提到曹教授与邹仲老师合著的一部《X 线检查技术》，对于好学上进的我来讲，一下子就记住了"曹厚德"这三个字。

　　当我到南京军区福州总医院实习时，X 线摄影机房的工作台上便放着曹教授编写的这部宏伟巨著，这对于即将走上工作岗位的我来说，如获至宝，一有空就常翻翻，工作间隙从不与他人调侃，渐渐地，我被里面的内容所吸引，落到最后只有一声感叹——这部宏伟巨著就是一部放射技术的百科全书！这里面什么摄影位置都有，不要说我们，就是我们的实习带教老师，一旦碰到复杂的摄影体位时，大家都捧着这部专著学习、效仿。当我军校毕业分配到南京军区南京总医院后，X 线摄影机房的工作台上也同样放着曹老编写的这部巨著，并时常从前辈那里听到曹教授的名字。一句话：这就是当年的"金标准"，在那一人写书大家看的日子里，就是硕导、博导都是捧着这部书成长起来的！有人说，没有书的国家，是贫血的国家；没有书的民族，是裸体的民族。而郁达夫则说，没有伟大人物出现的民族，是世界上最可怜的生物之群；有了伟大的人物，而不知拥护、爱戴、崇仰的国家，是没有希望的奴隶之邦！

时至 20 世纪 80 年代末，我开始在医学影像技术学界摸爬滚打，在各类学术会议上屡屡见到曹教授的身影，他那风趣幽默、风度翩翩的学者风范，不仅具有严谨的学风，同时还是一位幽默大师，每每把一堂课给讲活了。听曹老讲课就是一种享受，图文并茂、妙趣横生、深入浅出，始终把专业知识与历史及前沿医学结合得如此完美，在解惑授业的同时灌输人生哲理。"选择自己热爱的，热爱自己选择的"就是曹教授在 2007 年全国影像技术年会上（上海）作专题报告时所讲的，赢得了全场雷鸣般的掌声。

曹教授为人谦逊，不仅仅受到医学影像技术学界同仁们的敬重与爱戴，就是在放射诊断学会也是德高望重，常常是学术会议的特邀贵宾进行专题报告。可以这么讲，如果说曹教授不到场，这次学术会议的档次不高、含金量不足。2007 年全国放射年会在南京召开时恰逢重阳敬老节，大会决定向 10 位老专家敬献鲜花，其中就有曹厚德教授。

出于对学术的热爱，业内的 10 余本杂志我是每期必看，"曹厚德"三个字是出现频率最高的，我常常被其深邃的思想所折服，实可谓：件件是原创、样样是精品，在全国独树一帜，是我国发表论文最多的学者之一。通过中国知网检索"曹厚德"三个字，仅 1994 年至今就有 206 篇。曹老的文章涉及面很广，以其敏锐超前的学术眼光、过人的胆识与魄力，始终引领着学术时尚，如："PACS 建设过程中若干问题的思考"、"医疗环境下'软阅读'的质量管理研究"、"基于相位对比成像原理的数字化乳腺摄影技术"等等。他所研制的稀土增感屏荣获第一届全国科技大会重大科研成果奖，由时任国务院副总理的方毅亲自听取汇报，接着，荣获国务院特殊津贴，这些在业内史上是绝无仅有。除了利用业余时间进行专业论著的撰写外，曹教授还写一些通讯，如："卫生部发布乳腺 X 线摄影"、"CR 质控检测规范"、"用于磁共振成像装置的超高灵敏度超导线圈研制成功"、"我国首项自主知识产权的乳腺计算机辅助检测系统通过国家认证"等等。

不仅如此，他不顾年事已高，还不断地为学术界同行摇旗呐喊，尊老爱幼，如他所写的：淡泊、宁静、言教、身教——朱大成教授 90 华诞志庆，"笑声满堂、颊胀新红——记陈星荣教授从医50周年联欢活动"、"张学龙教授应邀到印尼作关于医疗器械人才培养的报告并访问考察"等等。所有这些，仅在我国最具权威的《中华放射学杂志》就刊登曹老所撰写的文稿达45篇，而精力充沛的我却只有19篇，是他老人家的三分之一；曹老被他人引用的文章中最高一篇达27次，如："21世纪的数字化医学影像技术"、"应当重视乳腺X线摄影的质量"，而我一篇文章被引用的最高记录也还是19次。然而，一位是70岁，一个是40岁，简直令晚辈汗颜。老人家跟我说过，就是在机场候机时他都想着学术问题，从不与同路人打牌，认定这消耗时光的游戏无异于谋财害命，这一点倒是晚辈我与其有相似之处。老人家就是这样惜时如金，就是这样科学地安排时间。至此，我俩产生的共鸣远非如此，甚至就是在学术上的见解都有着诸多不谋而合的地方。以上这些为我零距离接触这位泰山北斗奠定了基础。

一次值班，领导打通了我的手机，让我给曹教授回个电话，说是有事找我。于是我拨通了曹教授的手机，电话那头话语依旧是那样的亲切。曹教授说要带上资料到南京来，这可把晚辈吓坏了，哪有长辈看晚辈的。我当即婉言否决了这项建议，我们约定国庆上海见，后因无票我就给曹教授发了短信后便习惯性地关了机。谁知曹教授在外未收到短信，让泰斗足足等了1天。电话终于响了，然而，曹教授知情后没有丝毫的怪罪之意，并约定下次见面的时间和地点。曹教授就是这样宽以待人、礼贤下士，使我从中学到如何做事、做人。

见面那天，我乘头班动车一到我国的时尚之都上海，便坐上"专车"直奔目的地而去，那一路真叫爽，犹如驾着一辆F15，没多久便到达指定位置。战友们都要请泰斗吃中饭，出于多年的接触，我知道此可能性不大。但我又拗不过战友们的一份情，便把大家的想法还是跟曹教授说了。果不出所料，曹教授说：我们有好多事要谈，没时间了，以后我请你。不得已，只得放"专车"回巢，并约定下午4点送站。

于是，我第1次走进曹教授的工作室，与学术界常青树零距离接触。你看看，曹教授工作室的整面墙的书柜里放满了书，这简直就是医学影像的宝库！我所到过的几位学术界名流的家，其资料含有量的总和也远远不如这里多，可见曹教授的学识魅力、人格魅力来自渊博的知识，来自对专业的热爱与执着的追求！实可谓，进入森林，才有可能采摘到珍贵的灵芝；潜入海底，才有机会欣赏到美丽的珊瑚。否则哪能：采菊东篱下，悠然见南山？！

老人家捧出来让我看这、看那，什么是知识的海洋，这里就可以体会到了。更为可贵的是，这里面有许许多多是曹教授毕生的心血，拥有属于自己的知识产权。这使我真正懂得，为何曹教授有那么多的精品文章。我聆听着曹教授娓娓动听的话语，简直就是在欣赏我国医学影像的编年史。时间在一分一秒不经意地飞逝，老人家的热情、慈祥、和蔼可亲使原本有点拘束的我开始了爷俩般的学术交流，俨然一家人。真如曹教授所说，时间不够。"专车"开始在楼下催了，我只能依依惜别曹老，只能依依惜别上海。坐上动车，再看一眼时尚之都，对我充满了巨大的诱惑。曹教授已七十高龄，然而始终站在学术界的最前沿，使后来人只能望其项背。因此，一位报社社长曾在授课时有这样一句话：如果你想有所成就，那么，你就必须向该领域最杰出的人靠拢！我想：曹老便是我们的泰山北斗了。

按照约定，我次次均准时，再后来曹教授见我时间感强，做事不拖泥带水、认真负责，就让我走进了上海国家大学科技园。在那里，我们各抒己见，畅所欲言。在曹老民主学风的引领下，我有什么想法均是真奔主题，从不绕弯子。再后来，又使我在这里结识了赵洪波、曲良勇等学术同道。渐渐地，我们成了无话不谈的忘年交，话语间已超出了学术范畴，以其亲身经历让我们领悟人生真谛。我们之间少了不少拘泥、多了不少轻松，成了我们名副其实的良师益友。以至于，老人家在中秋节领着我们这些晚辈到富丽堂皇的王朝酒楼好好地撮了一顿，让老前辈破费着实使我们这些晚辈过意不去，同时，又有谁能够说，这不是我们这些做晚辈的幸福与荣耀呢？！遗憾的是，我这位准专业的摄影师来沪时只顾上带笔记本了，没能够带上有 DR 之称的我的数码相机，只好将圆圆的月亮永久地留在我们这些做晚辈的心中，在脑海中回味吧。

曹老不仅善于做事，更会做人，往往学术界有隔阂的双方，不管是诊断学界也好，还是技术学界也罢，均愿意与他交朋友，跟他吐露真情，甚至由他出面斡旋、调停，倘若有什么难处均可以请他出面。在 2007 年全国放射诊断 2000 人学术年会上（南京），会务组决定由我主办我国第 1 份放射诊断的大会会刊，而且规定每天版面如同晚报、早报的数量，倍感荣幸的我，深感责任重大。于是，我以个人的名义向全国各位医学影像名流发了伊妹儿征文，得到了他们的积极响应，特别是曹老，接连发来 5 篇图文并茂的稿件，就连李果珍、刘玉清、吴恩惠、陈星荣等资深专家们看了都个个连连竖起大拇指，为我最多一天达 36 个版面、每天准时出报奠定了基础。

历史是公平的，时代造就精英，必以精英本身的价值所平衡，这就是我们这个时代的辩证法。曹老以写作为乐，并非几笔稿费而令其高兴与惆怅，这完全超出了学术范畴，可从中体味到人生修养，是一笔相当可观的精神财富。当他进行心脏手术后一睁开眼，第一个念头就是：我又能写书了……

是啊，我们的时间都很有限，而我们所需开拓的空间是无限的，用我们自己有限的时间尽可能多地去构筑无限的空间，并在无限的空间中将自己有限的时间流逝得慢些、再慢些，唯一的方法就是加大自己的"质量"！

洋洋洒洒地写了以上几段文字，已是凌晨，而我却毫无睡意。吸吮着外面扑面而来的晨雾，只有一个字"爽"！写曹老，就是变相向曹老学习的过程，也尽管用再多的文字都难以概括曹老的人品与学识，然而，我已明明白白地感悟到：自己是整个学术界活得最充实的人之一！

——王骏. 选择自己热爱的、热爱自己选择的 [N]. 中华医学会第十六次全国影像技术学术会议《每天早报》，2008 年 9 月 25 日：第 8 版

医学影像"掌门人"

——记南京军区南京总医院陈君坤教授

陈君坤：中国人民解放军南京军区南京总医院医学影像科主任，全军放射医学专业委员会副主任委员等。

他，年过半百，却有一双敏锐的眼睛，一眼就能分辨医学影像中的真假病魔，使许多病人得到早期治疗。

一次，一位慕名而来的患者因腹部不适，经多家医院诊断未见异常，后来到南京军区南京总医院。他对患者进行了胃肠道双对比检查之后，诊断为早期胃癌，经手术切除病理证实，延缓了病人生命。像这样的确诊连他自己也数不清究竟有多少次，他所领导的科室6年来共完成钡餐检查32139人次，无一例并发症及差错事故发生，达国内领先水平。他就是南京军区南京总医院医学影像科主任——陈君坤教授。

陈君坤教授具有精湛的医学影像技术、深厚的医学理论功底和丰富的实践经验，这得益于他长期的刻苦钻研。早在大学时代，那时还没出现CT，更没有磁共振，就单凭一张X线片诊断颅脑疾病，难度可想而知，被喻为放射的死角。为搞清一个病例要翻阅多种资料。一位老校长这样说到："当年他问我颅脑血管一级、二级、三级问题，刨根问底，我都一一解答，可到了后来我简直答不上来了，如今倒过来了，我得要向他请教。"勤奋，使他练就了一双明察秋毫的眼睛。难怪来自全区"院长训练班"的院长学员们听了他的课后个个对他竖起大拇指：颅脑神经被他讲神了！正因为这样，他的多项研究被《中华放射学杂志》40周年回顾展评为同期代表性研究成果，他因而被邀请在国际放射年会上担任会议主持。

面对大量洋机器潮水般地涌进各家医院，大把大把资金外流，他想：如果能利用现有的国产机，配上一个装置，发挥如同洋机器一样的数字减影血管造影的作用，这对病人、对国家不就节约了相当一大笔资金吗？说干就干！他和他的同事们查阅各类资料，披星戴月，同心协力，率先完成了自制 NAD-1000 型数字减影血管造影机，填补了国内空白。有人劝他赶快申请专利，垄断技术，而他却向 14 个军内外医院提供技术指导和援助，竟使一家小医院起死回生。

有人说他是谈判桌上的高手，面对各种肤色及狡诈的目光他稳坐钓鱼台，据理力争，为国家节约 30 万美元。殊不知，他在谈判期间，仅凭一只小小的计算器在宾馆里将汇总的资料正过来、反过来从多种角度进行了反反复复的验证，演算了不知多少遍。

陈教授刻意追求创举，却念念不忘积累，每天他都要翻看各种疑难杂症的记录，认真记述自己在诊断中的体会，哪怕是在每天的早晨读片，一旦发现特殊病例，他都要记上这位患者的 X 线号、CT 号等相关资料，适时查访。就这样他总是把每一张医学影像当作"第一例"，因而发表论文 30 余篇、参与撰写专著 2 部，荣获科技进步奖 10 多项。

他是医学影像专家，具有专家特有的严谨的气质，同时又身着军装，具有军人特有的潇洒和风度；有人说他像一位儒将，因为他拥有众多头衔：《中华放射学杂志》编委、全军放射学会副主任委员、中华医学会南京市放射学会主任委员……。

——王骏 . 医学影像"掌门人"[N]. 江苏科技报，1997 年 12 月 7 日

互联网⁺背景下的基层和民营医院
医学影像科发展模式

——访医学影像著名专家陈君坤教授

陈君坤： 中国人民解放军南京军区南京总医院医学影像科主任，全军放射医学专业委员会副主任委员等。

根据预约，我与医学影像著名专家陈君坤教授如期相见。老专家今年70有余，依旧是意气风发，豪爽健谈。"医学科技的进步实在迅猛。目前，大部分患者为看上几分钟的专家，冒着严寒酷暑排专家号，耗费大量时间和精力。而医学影像云只需患者轻触手机或电脑便可与顶级专家互动看病，甚至还可以开展远程视频会诊。而所有这些是在极低成本下便可做到检查项目的全覆盖，充分利用原始数据进行高速传输、全程加密，真正做到医学影像学检查的互认。甚至，还可对其加盟的'独联体'所属医学影像科委派资深的专家教授进行定期巡视、技术指导和业务培训。"

"那么，目前国内是否有这种需求呢？"陈教授话峰一转。"当前，一方面讲究循证医学、精准医疗，对医学影像科提出了更高的要求。而另一方面，基层和民营医院影像检查操作不规范，业务能力低下，这就雪上加霜地导致了其设备利用率低，加之诊断水平低从而产生恶性循环，阻碍了医院整体水平的提升。而三级医院人满为患，需要长时间排队、预约检查等。大医院吃不了，基层医院吃不饱，供需矛盾的瓶颈难突破是当前的客观现状。"

据不完全统计，全国社会医疗卫生机构约43.8万所，占全国总量的45%，而其门诊总量只占22%；我国三级医院有1644所，占全国的7%，却包括了 45% 的诊疗人次和 38.9% 的住院人次。因此，这种虚拟医学影像科的成立，充分利用互联网 ⁺，或是说医学影像云诊断，在一定程度上提升了影像诊断的质量和设备利用率，合理分流病人，缓解三级医院的压力，这与分级诊疗恰有异曲同工之效。

"当然，医学影像诊断水平参差不齐、以赢利为目的的背景下的鱼龙混杂等都会产生各种负面影响，这需要建立和加强行政部门的适时监控与管理的生态系统，尤其要打造一支资深的医疗行业团队作支撑。没有正确、及时的诊断，何能及时、有效地治疗！"陈教授一针见血地指出。由于工作量大，医学影像报告医生很少与患者接触，缺少医患沟通，甚至与临床脱节。而患者及临床医生需要得到的是一份什么样的医学影像诊断报告呢？首先，要告知是否存在问题，病变在哪、有多少、大小如何、是良性还是恶性，如果是恶性是否存在淋巴结转移；如果已治疗，效果如何，病变是缩小还是增大、增多，手术效果如何等等。

为此，这种独特的创意更需要成熟的团队来支撑，尤其要在完善服务保障上下一番功夫，甚至可以做到 24 小时在线阅片、报告与资深专家审核制度，做到权威专家与基层医生和患者适时互动交流，在详细询问病史的前提下，更好地结合临床，这样才能写出一份更加接近病情实际的高质量的医学影像诊断报告。而这种高效审核，实时会诊并报告，做到按需服务，按量计酬，为加盟的各"独联体"医学影像科人员进行培训指导，严格规范检查程序，让基层及民营医院医学影像专业者的诊断和技术水平得到提升，充分展示其单位和个人的内在价值，为患者提供可靠、优质的服务。

为此，陈君坤教授提出的充分利用互联网资源重构"虚拟医学影像科"的理念，使之成为沟通"专家—基层和民营医院影像科—患者"的桥梁，使医疗体系内的人流、数据流、信息流等得到更好的整合与利用，为管理层提供高效优质的分析管理监控方式。倘若这种敢为人先的创新精神做好顶层设计与适时监控，做强做大，势必造就超三甲医院教授坐镇指导的永不打烊的巨无霸超级航母医学影像科。最终制约其发展的关键还是人的理念与思维方式，制约其发展的还是人的胸怀、自我禁锢与封闭的条条框框。这需要理念的更新，需要管理层的胸怀与大气。这很可能就是在医改政策和分级诊疗导向下，基层和民营医院发展的一种机遇和模式。

临别前，陈君坤教授递给我一叠资料，都是关于医影云联、医患云联，突出未来医院互联网生态环境的理念。没想到，老前辈的思维理念依旧是那样地前卫，聆听其解说是一种享受，同时更是一种激励，这正如其宗旨所述：对于患者，努力探索未知的智能医疗科技，让越来越多的人能够享受到更多高度文明发展的优质医疗资源；而对于医务人员本身，则把最好的状态献给自己所热爱的事业，而后身心愉悦地去享受这一切。然而，这只是一个崭新的起点，是新的机遇、新的挑战、新的市场，要通过艰辛的努力不断地加以丰富、发展、完善，造福于人类。

——王骏. 互联网 ⁺ 背景下的基层和民营医院医学影像科发展模式 [N]. 中华医学会放射学学术大会 2016《每日新闻》，2016 年 10 月 16 日：第 6 版

走近分子影像学

——访南京军区南京总医院医学影像研究所主任卢光明教授

卢光明：中国人民解放军南京军区南京总医院医学影像科主任，中华医学会放射学分会副主任委员、全军放射医学专业委员会副主任委员、《中华放射学杂志》副总编辑等。

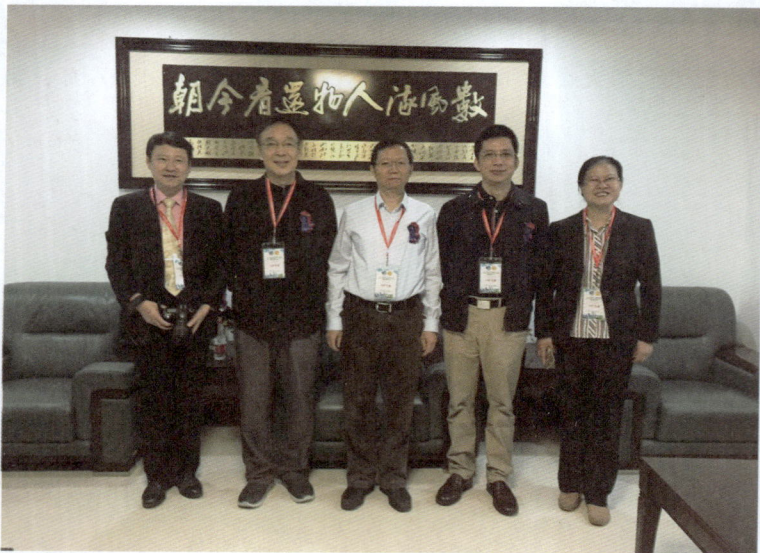

图 本书作者于 2017 年 5 月受新疆医科大学附属医院医学影像科刘文亚主任的邀请，在国家级继续教育学习班上作专题报告（乌鲁木齐），图中从右至左依次为刘文亚（新疆医科大学附属医院医学影像科主任）、李澄（东南大学附属中大医院医学影像科主任）、卢光明（南京军区南京总医院医学影像科主任）、高培毅（北京天坛医院医学影像科主任）、王骏（南京军区南京总医院）

分子影像学的出现是医学影像学发展史上的又一个里程碑，国家科技部、国家卫生部、国家自然科学基金委对分子医学、分子影像学的研究给予了高度的重视。然而，分子影像学毕竟是刚刚起步，亟需多学科合作，尤其是跨学科间的交流与合作，才能促进分子影像学研究的顺利开展。为此，大会为诸位业内人士安排了诸多的分子影像学的最新进展，实可谓众贤毕至。由此，我专访了南京军区南京总医院医学影像研究所主任卢光明教授。

卢光明教授现任南京军区南京总医院医学影像科主任，兼任南京大学医学院教授，中华放射学会全国委员、全军放射专业委员会副主任委员、江苏省放射学会副主任委员，中华放射学会磁共振学组副组长，江苏省放射学会磁共振学组组长，南京军区放射诊断专业委员会主任委员，《临床放射学杂志》副主编，《中华放射学杂志》等编委。主编《CT 诊断与鉴别诊断》等 10 余部专著。以第一研究者获军队科技进步奖或医疗成果奖二等奖等 10 余项，现正主持两项国家自然科学基金课题研究（"时间聚类分析的功能磁共振成像对癫痫灶定位的研究"，编号 30470510；"人类弱视的功能磁共振视网膜脑图研究"，编号 30670600），一项国家重大基础研究计划（973）项目子课题：分子影像关键科学技术问题的研究——"肿瘤分子影像学诊断的基础研究"，编号 2006CB705707；一项全军医药卫生 11.5 计划课题，"急性期军事应激反应 PTSD 转化的功能磁共振成像研究，编号 06MA119；主持或参与多项江苏省和南京军区的重点或面上课题。在此，让我们在此共同领略一下分子影像学的真正内涵。

分子影像学概念

分子影像学（molecular imaging）是运用影像学手段显示组织水平、细胞和亚细胞水平的特定分子，反映活体状态下分子水平变化，对其生物学行为在影像方面进行定性和定量研究的科学。因此，分子影像学是将分子生物学技术和现代医学影像学相结合的产物，而经典的影像诊断（X 线、CT、MR、超声等）主要显示的是一些分子改变的终效应，具有解剖学改变的疾病；而分子影像学通过发展新的工具、试剂及方法，探查疾病过程中细胞和分子水平的异常，在尚无解剖改变的疾病前检出异常，为探索疾病的发生、发展和转归，评价药物的疗效，起到连接分子生物学与临床医学之间的桥梁作用。

分子影像学意义

众所周知，人类基因组计划的完成，为不久的将来实现个体化危险因素 / 预防 / 医学干预提供了可能。伴随不断涌现的"组科学"（omics），如（功能）基因组学 / 蛋白组学、药物基因组学等研究进展及系统生物学的推广，个体化医疗（personalized medicine）正从思辩走向临床。分子影像学，能够无创 / 微创、可重复提供在体 / 定量 / 实时 / 可视化分子 / 基因信息，甚至多分子相互作用信息。这些独特、真实的个体信息，正是个体化医疗的前提。分子影像学是诊断组学的重要部分，不仅是基础研究中具有诸多优势的重要技术手段，而且将成为基础研究成果转化到临床应用的重要桥梁，在这场医学革命与未来医学实践中发挥着纽带作用。另外，随着多功能纳米材料的进展，分子影像学必将进一步淡化诊断与治疗的界限。分子影像学的进展与靶向治疗学（targeting therapeutics）相辅相成；分子影像学可以解决靶向治疗面临的诸多关键问题，如在分子水平实时评价治疗效果。分子影像学在药物开发过程中也具有巨大优势。分子影像学必将成为预防疾病与优化临床医学干预决策的又一里程碑，在个体化医学模式中起主导作用。为此，国家科技部、国家卫生部、国家自然科学基金委对分子医学、分子影像学的研究给予了高度的重视。

分子影像学成像原理

分子影像学融合了分子生物化学、数据处理、纳米技术、图像处理等技术，因其具有高特异性、高灵敏度和图像的高分辨力，因此今后能够真正为临床诊断提供定性、定位、定量的资料。由此可见，分子影像学不再是一个单一的技术变革，而是各种技术的一次整合。分子影像技术有三个关键因素，第一是高特异性分子探针，第二是合适的信号放大技术，第三是能灵敏地获得高分辨力图像的探测系统。它将遗传基因信息、生物化学与新的成像探针综合输入到人体内，用它标记所研究的"靶子"（另一分子），通过分子影像技术，把"靶子"放大，由精密的成像技术来检测，再通过一系列的图像后处理技术，达到显示活体组织分子和细胞水平上的生物学过程的目的，从而对疾病进行亚临床期诊断和治疗。

分子影像学的难点

然而，分子影像学技术平台的建立，还有许多亟待解决的问题，如 MR 分子成像的敏感性差；核医学技术的空间分辨力低；光学成像背景噪声大、组织穿透性低；探针免疫原性与体内运输；以及各成像手段数据整合与后处理等。分子影像学起源于分子 / 细胞生物学以及成像技术与化学，其发展的主要基础不是影像设备硬件的研发，而是分子生物学的进展与探针的开发。分子影像学作为一门新兴学科，具有多学科交叉和融合的特征。以生命科学问题为核心，积极汲取"基础动力学科"的发展成果，多学科、多角度交叉合作，注重技术融合与设备革新，是分子影像学发展的要义。从分子影像学研究的核心内容分析，没有一个合理的团队，对于广大临床影像学工作者而言，开展卓有成效的研究工作近乎不可想象。

分子影像学需要跨学科合作

也正因为各种成像技术各有利弊，存在各种难点，因此，常常需要进行跨学科、多角度的交叉与合作，这里面既需要生命科学从分子水平提出亟待解决的问题，也需要物理、化学、生物数字、信息学等学科发展适应分子影像学研究的理论与技术，并应用于该领域。同时，需结合当代前沿的纳米科学技术。然而，缺乏多学科的合作成了阻碍分子影像学发展的瓶颈，尤其缺乏与生物、化学、物理、工程、计算机等相关学科的交流和合作。比如，在分子探针的设计、制备以及表征分析中，就需要生物工程、生物化学等相关专家的密切配合。因此，跨学科的专家们首先要坐在一起，寻找共同感兴趣的目标。据卢光明主任介绍，南京军区南京总医院医学影像科与病理科密切合作，筹备成立分子病理与分子影像研究室，与分子生物学实验室联合申请了分子影像的国家自然科学基金课题，进行多学科、跨学科的联合攻关。

分子影像学的人才培养

把握现代医学影像发展趋势与特征，推动我国医学影像学事业发展，人才培养是关键。设置合理的医学影像学学科体系，按照学科发展的需要，培养新型医学影像学人才，是当务之急。在各个领域大力宣传分子影像学研究计划，它不仅是优势研究平台，更是由基础研究向临床转化的重要途径。尤其是放射学工作者不熟悉此新兴交叉学科，知识结构需要更新。高等学府教育是培养人才的世袭领地，但目前医学影像学教材几乎没有涵盖分子影像学的内容。编写相配套教材，将分子影像学基本原则、研究方法、发展趋势与进展等列入基本训练内容。在放射学工作者中，重视医学影像学发展的"基础动力学科"的教育，如分子生物学、医学工程学、合成化学及信息科学等。关注生命科学进展，积极发挥影像医学在其中的作用。国家级分子影像学学术机构亟须建立；将分子影像学作为继续教育的重要内容之一，开展相关专业的培训与交流；与临床学科的交流合作应该在更加广泛与更深层展开；积极引进相关专业的高素质人才参与分子影像学研究。

分子影像学评价

在分子影像学中，一个关键问题是如何客观地评价传递和表达的效果，特别是在体（动物或人体）进行评价。目前显示基因表达情况的方法分为有创性以及无或小创伤性两大类。如果要对体内特殊分子和（或）基因成像，必须满足 4 项必备前提：高亲和力的探针，且该探针在体内有合理的药代动力学行为；这些探针可穿透生物代谢屏障，如血管、间叶组织、细胞膜等；化学的或生物的信号扩增方法；敏感、快速、高分辨力的影像技术。

分子影像学对影像医学的影响

至此，影像医学发展逐渐形成了 3 个主要的阵营：经典医学影像学，以 X 线、CT、MR、超声成像等为主，显示人体解剖结构和生理功能；以介入放射学为主体的治疗学阵营；分子影像学，以 MR、PET、光学成像及小动物成像设备等为主，可用于分子水平成像。三者是紧密联系的一个整体，相互印证，相互协作，以介入放射学为依托，使目的基因能更准确到达靶位，通过分子成像设备又可直接显示治疗效果和基因表达。因此，分子影像学对影像医学的发展有很大的推动作用，使影像医学从对传统的解剖、生理功能的研究，深入到分子水平的成像，去探索疾病的分子水平的变化，将对新的医疗模式的形成和人类健康有着深远的影响。

小　结

由于本次大会聚集了顶级高手，既有针对性，而又内容丰富，增加了与会者的认识。气氛和谐而又热烈，意义之大更重要的体现在大家都在做分子影像。无论如何，分子影像学尚处于婴儿期，后面还有很长的路要走，目前的工作仅仅是分子医学的开端，随着疾病发病机理研究的进一步深入，分子医学更多研究成果将应用于临床疾病的基因诊断和治疗，分子医学与临床跨学科合作将拓宽和加强，通过多学科的互动推动分子影像学的健康发展。那时的医学影像科将更加开放，趋向生物化学、生物物理学、生物工程学和医学影像等多学科融合发展。

——王骏. 走近分子影像学 [N]. 中华医学会第十四次全国放射学学术会议《每日快讯》，2007 年 10 月 21 日：第 7 版

走进介入病房

——访江苏省介入放射学组组长、
南京军区南京总医院曹建民教授

曹建民：中国人民解放军南京军区南京总医院医学影像科教授，江苏省介入放射学组组长等。

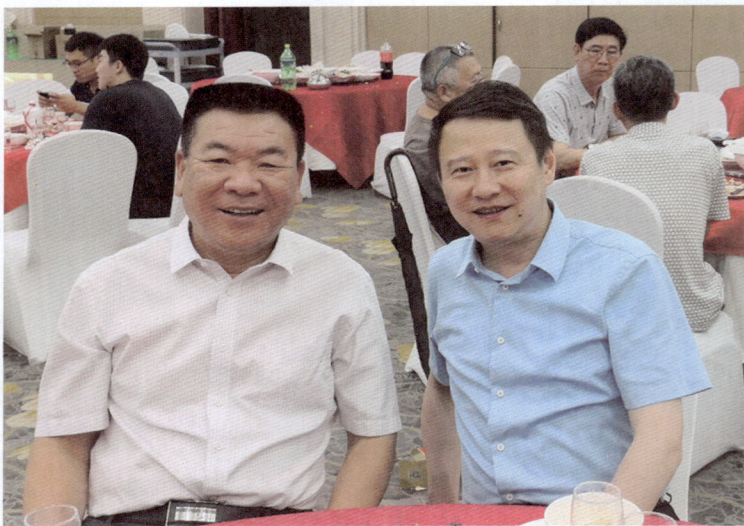

图 2019 年本书作者与曹建民教授双双受邀参加首届京津冀介入诊疗凤凰城（河北省唐山市）论坛并合影

本次学术年会涉及医学影像的方方面面，并在黄浦大酒店设有介入会场，由学术界权威李麟荪教授和曹建民教授共同主持，内容丰满，是一次介入大餐，这里面有：南方医科大学附属南方医院李彦豪教授的"肿瘤介入治疗面面观"、河南省人民医院李天晓教授的"介入放射学科的新模式探讨"、上海交通大学医学院附属新华医院欧阳强教授的"我国儿科介入放射学现状及展望"。会议期间，我抽空采访了江苏省介入放射学组组长、南京军区南京总医院医学影像研究所曹建民教授。

人们都见过医院的病房，大凡有内科病房、外科病房、妇产科病房、儿科病房等等，而对各大医院设立的介入病房却了解甚少。更想不到的是，其中的介入治疗已经同内科、外科并列为医学的三大治疗手段。那么，住进介入病房究竟能为您治疗哪些疾病？为此，笔者走进完成各类介入诊疗逾 20000 例次、年工作量逾 2000 例次、其开展数量在江苏省最多的南京军区南京总医院介入病房，对其学科带头人、江苏省介入放射学组组长、硕士研究生导师曹建民教授进行了专访。

知我来意，曹建民教授打开资料柜，抱出一大堆片子，说：介入治疗是在医学影像设备的引导下，比如数字减影血管造影（DSA）、CT、超声等等，通过一些特种器材，如穿刺针、导管导丝、探头等，进行病人的体外操作来达到治疗的目的。它具有"不开刀、损伤小、恢复快、效果好"的优点，特别适用于那些内科药物治疗无效，而又不能，或者是不宜，以及病人不愿意接受外科手术治疗的疾病。它既不同于内科的"吃药打针"，也不同于外科的"开刀手术"，体现了微创、高效的特点。

"那么，介入治疗主要适用于哪些疾病呢？"我禁不住问。曹教授有条不紊地讲到：介入治疗在恶性肿瘤方面主要适用于肝癌、肺癌、胃癌、肠癌、胰腺癌、骨肿瘤、肾癌等，在良性肿瘤方面适用于肝血管瘤、肝肾囊肿、子宫肌瘤等，以及因肿瘤所致的腔道狭窄，如：良恶性食管、气管狭窄及食管瘘，良恶性胆道梗阻（梗阻性黄疸）支架治疗。在非肿瘤类疾病方面，包括骨与关节疾病，如：股骨头缺血性坏死、椎体血管瘤、骨质疏松症等引起的椎体压缩性骨折及椎体转移性肿瘤、腰椎间盘突出症等；血管性病变，包括各种原因引起的血管狭窄、阻塞、动脉瘤、动静脉瘘及血管瘤、静脉血栓等；非血管性疾病，包括输卵管再通术、外科术后所致的吻合口疤痕狭窄、胃造瘘等；出血性疾病，包括动脉性消化道出血（呕血、便血），肺部疾病引起的咯血，肝脾肾等脏器出血……。

"哇！能治疗这么多疾病？！"我打断了曹教授讲话，"能不能具体点。"这时，曹教授抽出几张照片，说："这就是数字减影血管造影，也就是通常所说的 DSA，这是一张治疗前的肝动脉造影的片子，这么一大块是肝右叶的巨块型肝癌，大约有 10cm×10cm，已失去了手术机会。"曹教授指着另一张片子，说："而这一张是经肝动脉直接将碘油化疗药物注入肿瘤局部并栓塞肿瘤供血动脉，切断肿瘤的营养运输，将肿瘤饿死。"真是神奇！我不禁感叹到。据悉，南京军区南京总医院医学影像中心已治疗各类恶性肿瘤病人 1 万余例，其中，原发性肝癌介入治疗后生存期最长者已达 10 年以上。

介入治疗不仅有利于恶性肿瘤的治疗，而且对良性肿瘤也有疗效。子宫肌瘤的介入治疗就是其中的 1 种，它是将导管超选择插入双侧子宫动脉后再注入栓塞或硬化剂，它具有创伤小、恢复快、费用省、效果好、可保留子宫、不影响生育等优点。曹教授指着 1 位病人术前的 CT 片，说："这是巨大子宫肌瘤，大约 10cm×8cm，介入治疗后 2 个月复查肌瘤明显缩小，1 年后这位病人怀孕顺产。"接着，曹教授又取出另 1 份片子，说，"这是 1 位双侧输卵管完全阻塞的病人，经输卵管再通术的介入治疗后，输卵管全段显影，表明通畅，该病人半年后怀孕。"

"能否再多举一些例子？"我已被曹教授的讲解所吸引。比如，肝硬化这是大家所熟知的，它可造成门脉高压，易并发消化道出血、腹水、胃肠病、脾肿大和脾功能亢进等，介入治疗可有效控制上述并发症。"你瞧，这是门静脉造影。"曹教授指着片子说，"这是食管胃底静脉曲张，门静脉及分支增粗。当支架植入治疗后，静脉曲张消失，消化道出血停止、腹水消退"。

"这是 1 位 15 岁的女体操运动员，因左髋部外伤后疼痛 3 年，加重伴跛行 1 年入院，X 线片显示股骨头负重关节面轻度塌陷，关节间隙狭窄。经介入治疗 1 次后，疼痛消失；3 次治疗后功能康复，现已正常上学。"真是听其声、闻其人。股骨头坏死多称股骨头缺血性或是无菌性坏死，如早期误诊或治疗不及时致使股骨头逐渐塌陷、关节间隙变窄，最后导致病人髋关节功能障碍而致残、致瘫。病人在遭受生理病痛的同时，还要承受心理创伤的煎熬，也给家庭、单位和社会增添沉重的负担。股骨头坏死的病因约 60 多种，其中以滥用激素药物、过量饮酒、局部创伤多见。本病共同的核心问题是各种原因引起的股骨头的血液循环障碍而导致骨细胞缺血、变性和坏死。基此机理，南京军区南京总医院医学影像研究所在曹教授的带领下在国内率先开展股骨头缺血性坏死的介入治疗，现已治愈来自全国各地上千例的病人，对中、早期股骨头坏死患者总有效率达 90%。讲到这里，曹教授特别强调：早期选择介入治疗可尽快恢复股骨头的正常血运，阻断病情进一步恶化，有效避免股骨头塌陷。这时曹教授朝我笑笑，说："年轻人还是少喝点酒为好，当心你的股骨头。"对于曹教授的友情提醒不知在读的朋友们是否记住？！

曹教授和他的战友们李成朗主任等，通过血管介入技术对各类血管狭窄或动脉瘤及动静脉瘘等进行治疗，对血管狭窄进行球囊导管扩张术及血管内支架置放术，对动静脉瘘或动静脉畸形施行畸形血管栓塞术等。"你看，这张动脉造影显示右髂总动脉闭塞，血栓形成。介入治疗后 1 个月，髂动脉通畅，血运恢复正常。这又是 1 例病人，患肾性高血压，动脉造影显示左肾动脉分支狭窄 95%，内支架植入术后，血压和肾功能降至正常。"不仅如此，对于全身各处各种原因所致的大出血，介入治疗也有办法。如：支气管扩张大咯血、鼻出血、产后大出血、骨盆骨折大出血、消化道出血等，可采用血管内介入栓塞止血，达到诊断和治疗兼得的目的。"你再看，"曹教授接着说，"这是支气管扩张大咯血的病人，动脉造影显示右支气管动脉对比剂外溢，说明有出血，经我们支气管动脉栓塞术后咯血立即停止，真叫立竿见影"。

介入治疗不仅仅在血管方面发挥作用，而且对非血管性疾病也有一定的办法。"这张照片显示食管恶性梗阻，可见食管上段对比剂通过困难。"曹教授指着照片说，"我们在食管狭窄处放置支架，食管恢复通畅，可正常进食。同样，对于胆管癌的病人，我们经皮经肝胆道造影发现胆总管下段阻塞，胆道支架植入术后，胆总管恢复通畅，黄疸消退"。

介入治疗在骨关节病变方面也能一展身手。"这是 1 位腰痛患者，CT 片显示肺癌伴第 2 腰椎椎体转移，行椎体成型术，在椎体缺损处用骨水泥填充，提高脊柱的稳定性，预防椎体塌陷的发生或进展，腰痛完全缓解。"真是没想到介入病房里能治疗这么多种疾病，难怪能与内科、外科并驾齐驱。

　　曹建民教授已从事医学影像学工作 30 年，现任南京军区南京总医院医学影像研究所主任医师、第二军医大学和南京大学医学院教授、硕士研究生导师，担任江苏省介入放射学组组长、江苏省抗癌协会肿瘤介入医学会副主任委员等职。在国内较早开展了经颈静脉肝内门体静脉分流术（TIPS）治疗门脉高压症，较早开展了布—加综合征介入治疗，在国内率先开展了股骨头缺血坏死的介入治疗。20 年来共完成介入放射诊疗 6000 余例，开展了恶性肿瘤介入治疗、血管瘤栓塞治疗、食道胃肠支架治疗食道吻合口狭窄、胆道内支架治疗肿瘤引起的胆道梗阻、血管血栓溶栓取栓及血管狭窄介入治疗等各项介入放射学手术。近年来，共发表科研论文 20 余篇，获军队科技进步奖 8 项、医疗成果奖 6 项，主编及参编《肿瘤血管介入治疗》等专著 6 部。

　　就在临走前，曹建民教授还向我们透露治疗肿瘤的最新武器——氩氦刀。它是通过冷冻、加热双重功能促使肿瘤细胞坏死，刺激机体产生抗肿瘤抗体，提高自身免疫力，主要适用于治疗原发性和转移性肝癌、肺癌、前列腺癌、胰腺癌、乳腺癌、脑胶质瘤、腹壁肿瘤等。虽说它具有成功率高、损伤小、治疗彻底、副作用轻、恢复快的优点，但曹建民教授也提醒到：不是什么肿瘤都能用氩氦刀治疗的，如：食管癌、胃癌、小肠和结肠肿瘤，这些肿瘤坏死易造成消化道穿孔。同样，介入治疗也有它的并发症，如：疼痛、发热、恶心、呕吐，甚至会和外科手术一样造成死亡，这就是与死亡共舞的介入放射学，这就是实实在在的介入病房。因此，在你填写介入手术志愿书时一定要权衡利弊，在经济与价值之间作出决断。

　　——王骏．走进介入病房 [N]．中华医学会第十四次全国放射学学术会议《每日快讯》，2007 年 10 月 21 日：第 8 版

感受彭振军

彭振军：华中科技大学同济医学院附属协和医院放射治疗中心副主任，武汉市放射技术分会主任委员等。

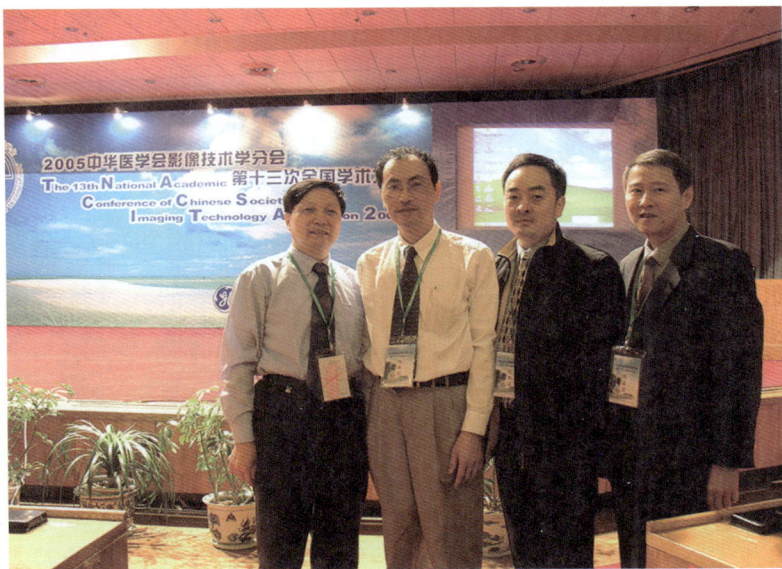

图 2005 年本书作者与彭振军主任在中华医学会影像技术学分会第十三次全国学术大会上（山东省青岛市）合影，从左至右依次为石明国（空军军医大学附属西京医院专家，后成为中华医学会影像技术分会主任委员）、王鸣鹏（上海华东医院专家，后成为中华医学会影像技术分会主任委员）、彭振军（武汉华中科技大学附属协和医院）、王骏（南京军区南京总医院）

已是晚间 6：30，一向跨出科门就关手机的我，愣是违反常规，一曲《美丽神话》的彩铃告诉我：手机未关，有电话了。但是，我怎么也没想到，难道是上帝的赐予？电话那头是我国医学影像技术学界著名专家、华中科技大学协和医院彭振军主任，他已经抵达南京，着实让我喜出望外。待我把当天的既定事宜办完，与其见面时，已近晚间 10：00。

与彭主任相识掐指一算已是 10 年前的事了，当时的他才 32 岁，风华正茂，就已经在全国学术年会上推销他自己的专著——《医用磁共振成像技术》。出于对专业的热爱与神往，而立之年的我得知这一消息后，立马凑过去，打算买上一本，回去后好慢慢品味。当他得知站在面前的、虔诚的买书者是王骏时，他立即反应过来，说：你就别买了，我送你一本。这大有梁山上相见恨晚的感觉，这就是知音！如获至宝的我，就在会议结束回宁的途中，不与同来的任何人言语，独自躺在卧铺上就看开了。更没想到的是，就在全国进行 MR 上岗考试时，这本书供不应求。换句话说，彭主任就是我国医学影像技术学界当然的 MR 鼻祖。也正是因为我拥有彭主任的这部专著，当时参加全国考试的我一点也不紧张。据悉，年轻的他当时在编写这部专著时，常常是凌晨 4：00 睡觉，7：00 起床后又投入到 1 天紧张的工作中去。他就是这样刻苦钻研，注重原创！注重精品！以至于常常是在我国最具权威的《中华放射学杂志》上连载他的科研论文，令同行羡慕不已。现在，他从事放射治疗，居然能将 CR 应用到该领域，这就连全球各大名牌公司均未想到，为他们拓宽了销路。

当彭主任及我的弟子们一行来到都市之巅、与全球对话的——我的"汤姆叔叔的小屋"内，我的这帮 80 后，一个房间一个房间地看新鲜。我知道，他们是在欣赏王老师房间的装饰与布局，而小姑娘们更是欣赏我太太的年轻美。然而，未进门时我就知道，彭主任定会站在我的书架前不愿离开。果不其然，这或许就是心心相印，这或许就是志同道合。他站在我的一面墙的连排书架前，小心翼翼地打开橱柜，相当熟练地将他自己及其同事们所写的一部部专著一一取出介绍给这些 80 后，这里面有：老前辈曾祥阶主任主编的《颅脑影像检查技术》，实力派人物胡军武主任赠送的《医学数字成像技术》及《MRI 应用技术》，刘定西主任的《MR 成像分册》，我国医学影像学著名专家韩萍教授的《CT 扫描分册》，我所参编的中国科学院教材建设专家委员会规划教材、全国高等医药院校教材、全国常委余建明主任（后成为中华医学会影像技术分会主任委员）主编的《医学影像技术学》。然而，让我没想到的是：就连我在哪个期刊上发表过的文章，他居然能从我的书架中取出介绍给我的弟子们并一顿褒奖。实可谓：深处武汉知天下事。

炎热的夏季，我们每人一份冷饮，坐在空调书房内真叫舒服。我打开电脑，告诉我的这帮兴奋的弟子们小声点，开始采访，鼠标一点，咱地球人都知道了。大家都笑了，连同彭主任一起笑得是那样地爽心、笑得是那样地自然，没有顾忌。彭主任对着80后说："趁着年轻，要多学一点，学扎实一点，尤其是解剖、外语和计算机，以及一些工科的数学、物理等基础知识，否则今后再发展就很困难。"在谈到找工作时，彭主任说："找工作不能仅为了一个饭碗，要有发展的眼光与志向才行。你们不是要找工作吗？你们看王老师的这份差事难道不就是一份很好的工作吗？！他一个人没精力搞，你们完全可以参与。"当彭主任谈到当今的科研状况时，态度变了，他对当今的学术腐败深恶痛绝。其中，彭主任举了1个例子，说："有的人自己不钻研，就去找人写，甚至是找一些在校的学生，或是干脆就把研究生的论文改一下就成为自己的文章拿去发表，然后给人家1千、2千。"要知道，如果真是自己的原创科研，就是花再多的钱也舍不得给任何人的。就这一点来讲，我深有感慨，或许我就是属于后者，不管我所写的文章水平有多高，好坏如何，都反映了我这一阶段的真实水准与经历，可以敝帚自珍。

时间不经意地在我的指间流淌，大家一会儿在思考、讨论的紧张氛围中度过，一会儿又在欢声笑语中把时间遗忘，但有一点没有忘记：手握鼠标打天下。尽管是临时决定进行网上采访，但在采访结束时，已近深夜12：00，居然还有7人在线，彭主任高兴地讲："看来我们的人还没有都去搓麻将，还是有希望的。"写到这里，我突然萌生一个念头：有机会我一定召集全国医学影像技术学界的顶级青年英才，利用实名制面对网民的种种提问。

彭主任一再强调：做事先做人。彭主任的谦虚，不仅是业内人士有口皆碑，就是一些圈外朋友也个个都竖大拇指，这点我深有体会。在酒桌上，无论是面对同行、前辈，以及80后的学生们，他均是以同样的满杯回敬各位，真叫豪爽，做到老少无欺。况且，我们彭主任的歌是绝对唱响，就连自许在业内还能拉得出去的我也敬佩三分。

　　尽管席间，我告诫弟子们：如果你想有所成就，那么，你就必须向该领域最杰出的人靠拢。我想彭主任就能算得上是其中之一了，这正如电视连续剧《水浒》片头曲《好汉歌》中的一句歌词所说：天上的星星参北斗啊。然而，我原定的计划是，最后请彭主任与我及弟子们合影留念。或许是今天我学到的太多了，亦或是弟子们一日之内有胜读十年书的感觉，兴奋之余我被人们快乐的氛围所包绕，结果把这一计划忘了，这不是因为未能发挥我的摄影专长而后悔不已，而是为未能留下这一难忘今宵而感到遗憾万分，那就让彭老师的这些经典话语都留在我们的脑海中吧。

　　借此机会告诉大家一个"绝对隐私"，我们彭老师的夫人相当能干，就这一点我们也有相似之处，我们各自都拥有不同的幸福。有句话：要知道一个男子的素质，就要看他周边的女人怎样。最后，就用我国著名高等学府的一位美女博士，在1次公开场合下调侃彭主任的那句话结尾：嫁人就嫁彭振军！

附：

我国医学影像技术学专家彭振军主任接受
《医学影像健康网》采访

　　王　骏：你是我国医学影像技术学界著名专家，MR技术专著的鼻祖，请谈谈你对我国业内人士所需要注意的问题或是不足。

　　彭振军：过奖了，MR技术专家非常多，比我有成就的专家更多，况且，MR技术日新月异。只有不断地学习，才有可能跟上MR技术的发展步伐。有幸来到《医学影像健康网站》，受益匪浅，感慨万分，贵网站及其版主那种执着追求的精神，应该是我们所有专业人员学习的楷模。作为医学影像技术人员中有很大一部分人员缺少一种钻研的精神，这种精神的缺乏使得我们在业内缺乏自信。

　　王　骏：您认为我国医学影像技术人员的优点或是优势在哪？

彭振军： 首先，我们所有的专业人士都有一种拼搏向上的精神，并且大家在不同的领域都做出了自己的成绩。学历问题、地位问题，都在逐步解决之中。其次，为人诚恳、做事认真、宽以待人，已赢得医疗系统同行对本专业人士的评价。

王　骏： 您认为我们医学影像技术人员今后应该努力的目标是什么？

彭振军： 首先，是一个诚实的、受人尊重的、业务上有一技之长的人。其次，专业上要努力突破，争取成为某一个领域的专家。

王　骏： 谢谢！您言简意赅。借此机会，请您谈谈对本网站的建议。

彭振军： 祝贺《医学影像健康网》的成功开通！希望贵网站在业内广泛地宣传，对外要寻求多方支持，包括业内人士、企业界人士及热心的朋友。同时，要寻求合作伙伴，因为，个人的能力和时间是有限的。我衷心祝愿《医学影像健康网》健康成长！

王　骏： 万分感谢彭振军主任做客本站，您为人谦逊、专业知识厚实早在 10 多年前就给我留下深刻的印象。当年我国 CT、MR 上岗考试在全国范围内都在攻读您所编的专著，8 月 26 日一年一度的上岗考试又要进行，您对这些同仁还有什么话要说吗？

彭振军： 祝愿大家考试成功！

王　骏： 谢谢！

——王骏 . 感受彭振军 [J]. 医学影像健康网资讯，2007，（1）：4

"普爱"——中国制造！

——访南京普爱射线影像设备有限公司

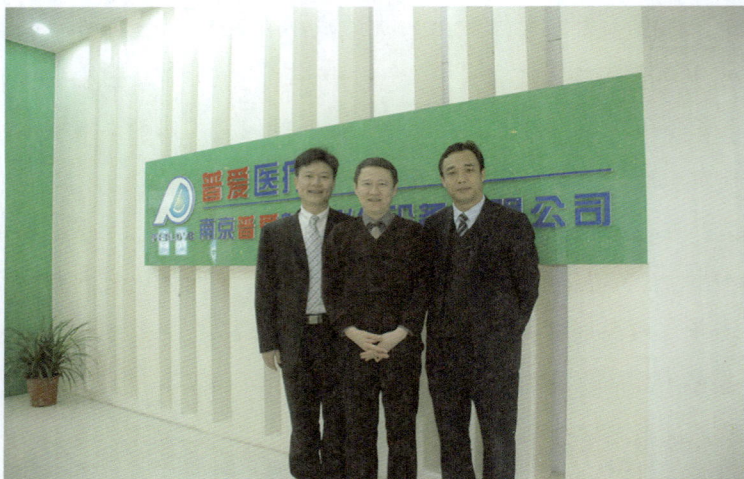

图　本书作者与普爱公司聂新坤副总、淳林副总合影，从左至右依次为：淳林、王骏、聂新坤

　　在一次华东地区医学影像技术学年会的《论文汇编》上看到普爱公司的几台 X 线机，并未引起我足够的重视，倒是事后这家公司的毛经理主动约定来我院看看透视机，由此，我们才开始逐步了解对方。在电话的那一头，从谈吐中，可知毛经理为人实在、真诚。随着时间的流逝，通过毛经理，我从一个侧面开始认识普爱公司。

　　由于我奋战在医学影像的医疗、教学、科研、科普、宣传以及学会工作的第一线，时间较紧。因此，毛琼霞经理多次请我去普爱公司看看，均未能如愿。一次偶然的机会，下决心前往的我约定周末去走一走。说句实话，直到出发的当天，我也没有任何丝毫的想法去写一点东西来，因为就在眼皮底下，究竟有多深的潭谁不知道呢？！

出租车直奔大校场呼啸而去，没几分钟我便来到电话约定的普爱公司。第一个让我没想到的是，普爱公司不是一个名义上的公司，而是一个经济实体。你瞧，光出租车沿着他们的厂房就开了百米，这在市区，能有这么一块地，实可谓庞大之至；再看看厂门口，大理石上赫然写着斗大的：普朗集团、南京普爱射线影像设备有限公司；还有那整装待发的集装箱……。可以预测：这是一个走上坡路的大企业。

毛经理已在公司门口等候了，一阵寒暄之后，我本以为先到毛经理办公室坐一坐、聊一聊，可她却直接带我去总经理办公室，真可谓办实事、高效率、直奔主题。一进门，让我第二个没想到的是淳林副总经理是那样的年轻、意气风发，精明强干从他充满智慧的眼神中便可知晓。难怪毛经理说他们的春节联欢是多么的热闹，可能这就是活力的源头所在。

淳总很客气，一点没有老总的架子，穿戴间透出企业文化的品牌。他从当今 X 线机存在的种种弊端，谈到该公司的研发成果，讲得很是专业，甚至比起我们业内人士还要入木三分，而这恰恰是许多厂家在做产品宣传时所缺乏的。据淳总介绍，该公司拥有的工程师及本科以上研发人员占员工人数的30% 以上，每年投入大量资金用于产品开发及改进上，并于公司成立之初，即组建了国内领先的高频电源实验室，开发出拥有完全自主知识产权的高频高压 X 线发生器和高频逆变电源……。听到这，我不禁大声叫好，"长中国人志气"！

淳总就这样一一说来，如数家珍，不知不觉，2 个小时过去了，他主动提出带我去他们的厂看一看（后来，听毛经理说，淳总因为我的到来还放弃了一个会议）。让我第三个没想到的是，尽管是周末，但加班的人不少，就这一点，便可推知其产品销路是多么的好。而厂内的各种标语更能体现出企业人的那种一丝不苟的敬业素质与奋斗理念，我不禁按下了一个又一个快门："树立一流的品质意识，保证一流的工作质量，提供一流的信息服务，创建一流的普爱品牌！"、"创新突破，稳定品质；落实管理，提高效率！"、"以科技为动力，以质量求生存！"、"细节决定成败！"……。也正是由于有了这种企业文化与实干精神，那一箱箱产品能够行销全国三十多个省市自治区，出口亚洲、美洲、非洲、中东等国和地区，并多次在国内外大型招标活动中中标就不难理解了。

耳闻不如一见，让我第四个没想到的是，当你走到那一台台崭新的设备前，面对如此灵活、轻便、简洁、秀气的就像是"姑娘"一样的机器，却是百分之百的中国制造！大功率组合式高频高压 X 线发生器设计，省去了同类产品的外置高压发生器和外置电源箱，从而使仪器外形更为简洁美观，安装使用更为方便；采用近台图形化程控彩色触摸式液晶屏控制盒，配合远距离微波遥控曝光控制方式，操作形象明了，大大降低对基层操作人员的技术水平要求，方便基层放射人员操作；采用普通 220V 工作电源（内置贮能电路，对网电要求低），省去传统大功率 X 线机必须采用 380V 动力电源，使用更为方便；因不需专用 380V 动力电源和变压器，大大节省基层医院的使用成本；采用新型一体化豪华摄影床，无须安装使用天地轨，方便安装使用，同时可大大节省基层医院安装成本；即便是维修、保养时也无须大卸八块，采用抽屉式移出所有电路……。

有了上述这么多优势，远不谈其在抗击"非典"的战斗中是如何发挥了巨大的作用，也不谈其高频移动式手术 X 线机（C 型臂）在国内的产品销量及品牌知名度位居第一，就单单是在 2007 年度"云南省农村乡镇卫生院基本设备建设项目"200mA 高频 X 线摄影机招标采购中，该公司投标产品 PLX160 型高频 X 线摄影机 A、B 两包全部中标，加上续标，本次采购总金额近 3000 万元，引起业内广泛关注。

看罢，你我应该为我国能拥有自己的企业而感到自豪了，然而，让我第五个没想到的是，所有这些也只是个老厂区，淳总亲自驾车带我来到国庆后即将全部搬入的江宁新厂区。再看看这边的情景，那你不得不感叹骄傲才对。你看，那楼上楼下、窗明几净、宽阔的厂房，真叫气派；一排排机器颇为壮观，这里面还有不少是从国外引进的；"提高效率，确保质量"的宣传栏内，不仅有每月优秀员工的风采，而且还有卫生评比等，真够全面的。

新厂区拥有 16000 平方米的总装车间，拥有独立的机械加工中心和近 20 家配套加工厂，超过 20 间的总调车间，可同时调试各类 X 线整机 20 台，可年生产各类 X 线机 5000 台以上。殊不知，能有今天是从当年 17 个人发展而来，而现在其员工总数已超过 200 人，靠的就是让客户"买得放心，用得舒心"。他们先后通过了 ISO9001 和 ISO13485 国际质量体系认证和 TüV 质量体系认证；并于 2004、2005 年连续获得"重合同守信用企业"称号；2006 年荣获"江苏省医疗器械诚信企业"称号。

据悉，该公司设立在珠海市占地 30 余亩的珠海普利德医疗设备有限公司新厂区业已落成，将于下个月正式投入使用，届时，该公司各类 X 线机的生产能力将达到 10000 台以上。

看到这，汇成一句话——衷心祝愿中国制造的"普爱"就此腾飞！

——王骏. "普爱"——中国制造！[N]. 中华医学会第十四次全国放射学学术会议《每日快讯》，2007 年 10 月 20 日：第 6 版

第三篇

图书是提升专业
水平的快速路

院士谈《医学影像技术》

刘志红：中国人民解放军南京军区南京总医院肾脏科主任，中国工程院院士，浙江大学医学院院长等。

近20年，医学影像技术取得了飞速的发展，并且在数字化、网络化的同时，开始向分子与功能成像渗透，朝着图像质量更高、检查速度更快、功能开发更强的方向不断发展，以最小的代价为循证医学的发展提供技术保障。

《医学影像技术》这部全面介绍医学影像技术的专业教材，不仅仅系统地阐述了学科内各领域的基本概念、基本理论、成像原理和临床应用等内容，而且还站在影像技术的角度结合当今医学发展的最新进展和医疗环境的现实条件，吐故纳新，略减不必要的传统内容，增添新技术新应用，实现了对医学影像技术的教学内容的有效重组，使学习者不仅仅是坐在教室学习，而是更深层次、更贴合临床技术现实与未来发展地学习和理解。

该书的编创并非一些教材常见的由知名学者担当，但其作者都是既富有一线临床技术经验又有在学校从事一线教学经验的资深专家，这恰恰与医学影像技术这门专业技术课程的需求特点紧密吻合。有这样的基础，再加上我国医学影像技术学界的前辈、全军医学会影像技术专业委员会原主任委员吴泽新教授和华中科技大学协和医院彭振军教授负责主审书稿，该书获得华东地区大学出版社第八届优秀教材 / 学术专著一等奖也就在预料之中了。

　　为此，我愿意推荐王骏与甘泉主编的《医学影像技术》及其配套的辅助教材《医学影像技术：学习指南与高频考点》参加评选教育部"十二五"普通高等教育本科国家级规划教材。

全国放射学主委谈《医学影像技术》

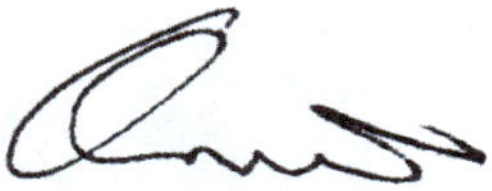

祁吉：天津市第一中心医院副院长，教授，中华医学会放射学分会主任委员，北美放射学会（RSNA）会员，被录入英国剑桥传记中心、美国传记研究院等。

^{31}P-MR spectroscopy. Hepatology, 2002, 36:345-353.
[4] Corbin IR, Buist R, Peeling J, et al. Utility of hepatic phosphorus-31 magnetic resonance spectroscopy in a rat model of acute liver failure. J Investig Med, 2003, 51:42-49.
[5] Hamilton G, Patel N, Forton DM, et al. Prior knowledge for time domain quantification of in vivo brain or liver ^{31}P MR spectra. NMR Biomed, 2003, 16:168-176.
[6] Lim AK, Patel N, Hamilton G, et al. The relationship of in vivo ^{31}P MR spectroscopy to histology in chronic hapititis C. Hepatology, 2003, 37: 788-794.
[7] 王志康，余日胜，徐秀芳，等．二维化学位移成像在人体肝脏^{31}P磁共振波谱检测中的重复能力．中华放射学杂志，2006，40:617-620.
[8] Hammen T, Stadlbauer A, Tomandl B, et al. Short TE single-voxel ^{1}H-MR spectroscopy of hippocampal structures in healthy adults at 1.5 T: how reproducible are the results? NMR Biomed, 2005, 18:195-201.
[9] Tosner Z, Dezortova M, Tintera J, et al. Application of two-dimensional CSI for absolute quantification of phosphorus metabolites in the human liver. MAGMA, 2001, 13:40-46.
[10] Murphy-Boesch J, Jiang H, Stoyanova R, et al. Quantification of phosphorus metabolites from chemical shift imaging spectra with corrections for point spread effects and B1 inhomogeneity. Magn Reson Med, 1998, 39:429-438.
[11] Boesch C, Elsing C, Wegmuller H, et al. Effect of ethanol and fructose on liver metabolism: a dynamic ^{31}P magnetic resonance spectroscopy study in normal volunteers. Magn Reson Imaging, 1997, 9:1067-1077.
[12] 陈军，丁仕义．肝细胞癌^{31}P磁共振波谱诊断价值的研究．中华消化外科杂志，2007，4:283-285.
[13] Iles RA, Stevens AN, Griffiths JR, et al. Phosphorylation status of liver by ^{31}P-NMR spectroscopy, and its implications for metabolic control: a comparison of ^{31}P-NMR spectroscopy (in vivo and in vitro) with chemical and enzymic determinations of ATP, ADP and Pi. Biochem J, 1985, 229:141-151.
[14] 赵喜平．磁共振成像系统的原理及其应用．北京：科学出版社，2000:260.
[15] Boesch C, Elsing C, Wegmuller H, et al. Effect of ethanol and fructose on liver metabolism: a dynamic ^{31}Phosphorus magnetic resonance spectroscopy study in normal volunteers. Magn Reson Imaging, 1997, 9:1067-1077.
[16] 范明霞，田建明，陆建平．肝脏病变活体MR波谱研究进展．中华放射学杂志，2004，38:771-773.

（收稿日期：2008-08-04）
（本文编辑：张晓冬）

· 书评 ·

评《医学影像技术》

祁吉

医学成像领域近30年来爆炸式的发展使之覆盖了超出传统放射学数十倍的知识范畴，但这种发展与传统放射学又保持了密切的联系。这种发展带来了几个方面的问题：一是大量新技术必然也必需由放射技师做一线操作，因此放射技师面临巨大的知识更新压力；二是放射医师不仅要面对这些新技术，还要更新与发展相应的诊断知识；三是在放射医师与技师的知识结构间出现了一个宽的真空地带，使两类工作上密切衔接的专业人员知识上割裂了。这在我国是一个普遍性的问题，却是影响放射专业向纵深发展的关键性问题。

南京军区总医院王骏主任技师、江苏大学的甘泉主任技师主编的《医学影像技术》一书是一本覆盖了从传统到现代的放射技术学基础理论的力作。该书从放射技术专业的角度，系统地阐述了学科内各领域的基本概念、基本理论、成像原理和临床应用的内容。这些内容恰是相当多放射技术专业人员乃至放射学医师应该掌握但却没有很好的渠道掌握的，这是本书的最重要的价值。鉴于现代医学成像的知识是在相对短的时间内分散累积的，又涉及很多交叉专业，本书作者在完成此书过程中付出的劳动是可想而知的。

相信本书会由于需求广泛而再版。再版中建议更名为《医学成像技术》似更贴切。此外，书中的基本概念还可更加定义化，则此书的价值会更高。

我愿意推荐此书给广大放射技术专业人士，同样也应该是放射诊断专业人士的参考书。

（收稿日期：2009-03-20）
（本文编辑：任晓黎）

DOI：10.3760/cma.j.issn.1005-1201.2009.05.022
作者单位：300192 天津医科大学第一中心医院放射科

图1　天津市第一中心医院祁吉教授为大学本科教材《医学影像技术》在《中华放射学杂志》上发表书评

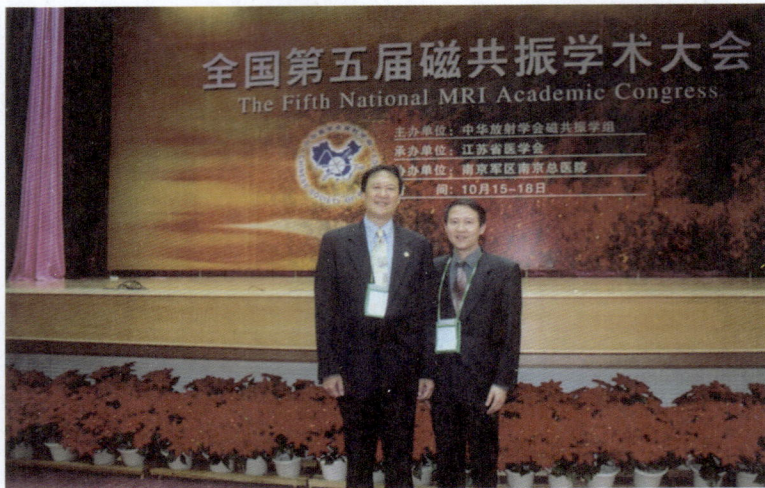

图2　本书作者于 2004 年 10 月在南京"全国第五届磁共振学术大会"上与祁吉教授合影

医学成像领域近三十年来爆炸式的发展使之覆盖了超出传统放射学数十倍的知识范畴，但这种发展与传统放射学又保持了密切的联系。这种发展带来了几个方面的问题：一是大量新技术必然也必须由放射技师作一线操作，因此放射技师面临巨大的知识更新压力；二是放射医师不仅要面对这些新技术，还要更新与发展相应的诊断知识；三是在放射医师与技师的知识结构间出现了一个宽的真空地带，使两类工作上密切衔接的专业人员知识上割裂了。这在我国是一个普遍性的问题，却是影响放射专业向纵深发展的关键性问题。

南京军区南京总医院王骏主任技师、江苏大学的甘泉主任技师主编的《医学影像技术》一书是一本覆盖了从传统到现代的放射技术学基础理论的力作。该书从放射技术专业的角度，系统地阐述了学科内各领域的基本概念、基本理论、成像原理和临床应用的内容。这些内容恰是相当多放射技术专业人员乃至放射医师应该掌握但却没有很好的渠道掌握的。这是本书的最重要的价值。鉴于现代医学成像的知识是在相对短的时间内分散累积的，又涉及很多交叉专业，本书作者在完成此书过程中付出的劳动是可想而知的。

相信本书会由于需求广泛而再版。再版中建议更名为"医学成像技术"

似更贴切。此外，书中的基本概念还可更加定义化，则此书的价值会更高。

我愿意推荐此书给广大放射技术专业人士，同样也应该是放射诊断专业人士的参考书。

——祁吉 . 《医学影像技术》书评 [J]. 中华放射学杂志，2009，43（5）：550

全军影像技术主委谈《医学影像技术》

吴泽新：解放军 153 医院放射科主任，中华医学会影像技术分会副主任委员，全军医学影像技术学会主任委员等。

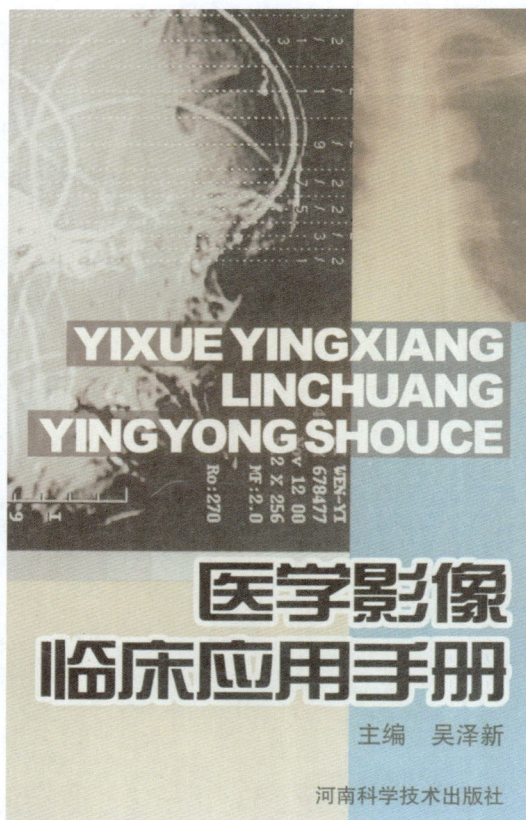

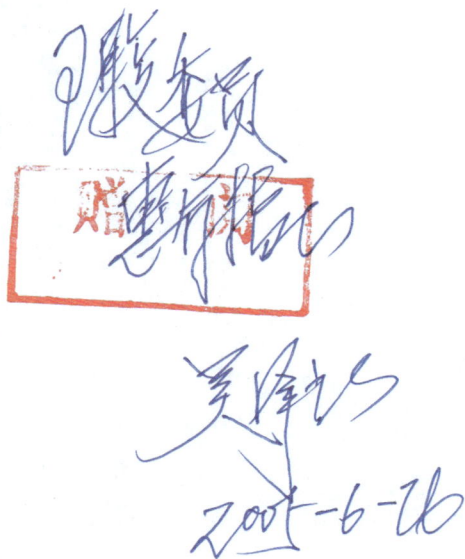

图 1　2005 年 6 月 26 日，吴泽新教授将其专著《医学影像临床应用手册》赠予晚辈王骏，并在扉页签名留念

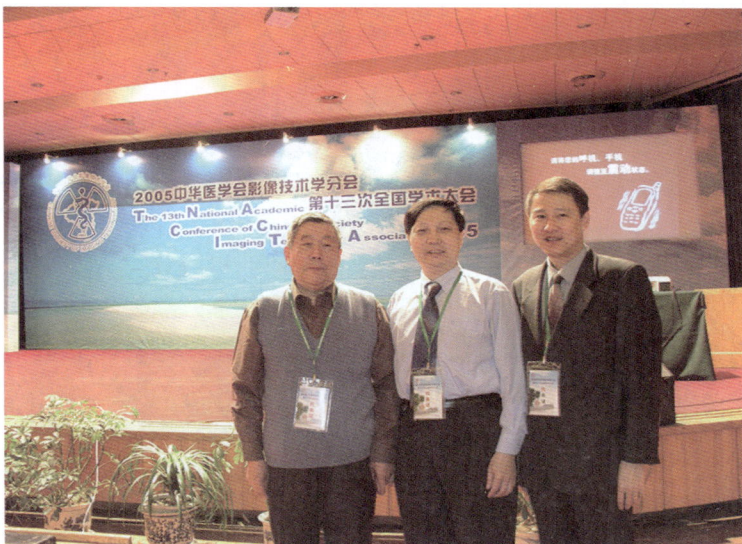

图 2　2005 年 10 月于青岛，在"中华医学会影像技术学分会第十三次全国学术大会"上，本书作者与吴泽新教授（左一，全国影像技术副主委、全军影像技术主委）、石明国教授（右二，空军军医大学西京医院，全国影像技术主委、全军影像技术主委）在会场合影

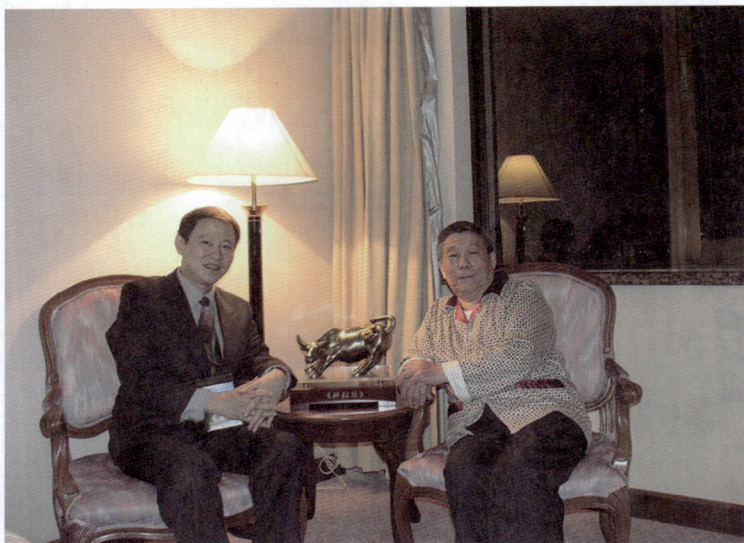

图 3   2005 年 10 月于青岛，在"中华医学会影像技术学分会第十三次全国学术大会"上，本书作者到宾馆住处拜见吴泽新教授（右一，全国影像技术副主委、全军影像技术主委）

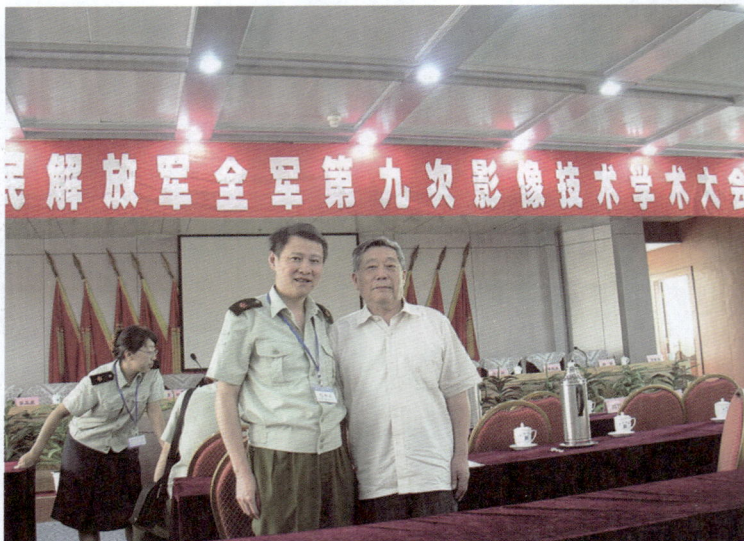

图 4   2005 年 6 月于济南，在"全军第九次影像技术学术大会"上，本书作者与吴泽新教授（右一，全国影像技术副主委、全军影像技术主委）在会场合影

　　南京军区南京总医院的王骏教授将《医学影像技术》交给我，让我给写个序，在翻看这 100 多万字的书稿后，我感到它是一部全面系统地介绍医学

影像技术的书籍，内容几乎包括了医学影像技术的所有领域，是一部优秀的医学影像技术类参考书，便欣然答应了他为本书作序的要求。

20 年，在历史长河中是短暂的瞬间，但刚过去的 20 年却是医学影像技术迅速膨胀的 20 年，是数字化在医学影像范畴大发展的 20 年。这 20 年我们目睹了太多变革，我们见证了医学影像技术的进步和发展。

1895 年伦琴发现 X 线，20 世纪 70 年代中期开发了计算机 X 线摄影技术。此后，直接数字化 X 线成像系统通过平板或数字化探测器，将 X 线影像直接转化为数字化信号输入计算机，并由计算机将该影像还原在显示器上，由医生观察显示器而无须拍片。文字和图像可以存储和交流，并通过网络进行传输。

近年发展起来的图像引导手术导航系统是医学影像技术取得的重大进展。利用图像引导技术可显示出器官的内部构造，便于脑部肿瘤、动脉瘤和其他缺陷的诊疗，增强了诊断和治疗之间的联系。用图像引导可缩小外科计划和实施两者之间的差距，结合先进的示踪技术，可在数字化的图像上测出外科器械的精确位置，使医生能观察到内窥镜或激光纤维之类的器械在体内的部位。另外，图像引导还拓展了介入性外科的应用范围，即可在 X 线的引导下施行阑尾切除和其他外科手术。

由于各种医学成像设备原理不同，反映的信息也各有侧重，并且具有应用上的互补性。如 X 线、CT 等只对人体骨组织成像清晰，而对脂肪、肌肉、血管等的成像清晰度欠佳。PET 能很好地获取功能和代谢信息，但空间分辨力较低，组织对比分辨力更低，将高分辨力 CT 或 MR 影像与之融合有利于定位和诊断。数字减影血管造影较 CT、MR 影像更能清楚显示颅内细小血管的分支，但不能显示周围结构。可见单纯从一种成像方式获得的信息是不全面的，这就导致了融合技术的产生。目前，影像融合技术已经在放射诊断学、神经科学、外科手术等领域得到应用。如将 CT 图像或 MR 图像与 SPECT 图像融合能精确定位病灶，确定肿瘤大小，运用介入手段，进行局部用药或活检，不易伤害正常组织，降低了手术风险。

随着信息放射学的发展，远程放射技术作为传送图像信息的一种新方式越来越显示出其必要性和重要性。远程放射技术分别采用普通电话线、同轴电缆、光纤电缆、激光与通讯卫星相联的微波发射装置和远程通讯系统传送图像。远程放射技术的应用在今后还会有更大的发展，采用远程放射技术进行医学影像的诊断是未来发展的必然趋势。

技术的发展使过去仅能拍摄 X 光片的放射科室，成为了诊断与治疗相结合、动态与功能相结合的大型临床影像科室，承担着为临床医师及影像科诊断医师提供优质影像资料的重任，可以说如果没有影像技术的发展，现代医学的诊断和治疗就寸步难行。因此，高度重视医学影像技术教育，促进我国现代医学的发展，就显得尤为重要。

王骏教授担任南方医科大学（原第一军医大学）及南京卫生学校医学影像技术的主讲教师，始终奋战在医学影像技术的医疗与科研第一线，具有丰富的教学经验和临床经验，他深知师生教学用书和医务工作者更新知识所需参考书的特点，同时适应了医学影像技术日新月异的发展，系统地介绍了现代各种医学影像技术，并将视角投向了学科最前沿，在编写过程中充分地体现了科学性、启发性、先进性和适用性。

与同类书相比，本书具有以下几个方面的特点：

第一，本书编者采用最新的有关医学影像技术的文献和资料，站在医学影像技术的前沿，采用"大影像"的先进观念，打破了传统《医学影像技术》的编写格式。

第二，本书密切联系目前国内大中型医院影像设备的客观实际，强调理论与实际并重，将 X 线、CT、磁共振、DSA 等影像学检查技术按照人体部位为线索，加以介绍，使之有机地融为一体。

第三，本书细致地阐述了每一项检查的操作方法以及注意事项，具有很强的实用性，便于医学院校影像专业学生学习，也方便临床一线医务工作者学习和查阅。

第四，本书特别重视介绍螺旋 CT、电子束 CT、多排探测器 CT 和双源CT 等国内最新影像检查设备的结构、原理、功能及操作要点，具有先进性，可为国内大中型医院的医学影像技术工作者提供专业理论指导，提高他们在实际工作中解决问题的能力。

总的说来，本书布局合理、行文流畅、内容充实、图文并茂、易读易懂。读后可以使读者全面了解各种医学影像技术，掌握当今主流医学影像设备的操作方法。

在此写下我的初浅感受，是为序。

——吴泽新. 《医学影像技术》序（王骏，甘泉主编. 医学影像技术 [M]. 镇江：江苏大学出版社，2008 年 8 月）

谈《医学影像技术》

　　近 20 年来，医学影像技术学发生了深刻的变化，CT、DSA、介入影像学、激光相机、数字成像、网络系统、图像融合、分子影像，直到当今的平板探测器、320 层螺旋 CT、双源 CT、11T 磁共振，让人目不暇接。传统意义上的放射技术，已发展成为集化学、机械、微电子、计算机、信息学于一身的医学影像技术学。这 20 年，是影像人日夜兼程的 20 年；他们以多维的视野和崭新的知识结构、准确快速的信息获取，完善、扩大自己的知识面。如果我们还是以传统模式施教，已经难以面对当今医学的发展。为此，我们必须对医学影像技术的内容进行有效重组。这不仅仅是时代的需要，更是我们影像人的责任！

　　2008 年年初，当我们把编写《医学影像技术》的思路告诉医学影像技术学界的专家时，得到了他们的积极响应。为此，专家们主动放弃周末休息时间，到江苏省镇江市参加编委会，为本书的编写献计献策，提出了许多宝贵的意见和建议。

　　在编写过程中，我国医学影像技术学界的常青树曹厚德教授对我们有着潜移默化的影响，他那敏锐的思维、独特的见地，体现在本书的各章各节中。中华医学会影像技术分会顾问、全军医学影像技术专业委员会名誉主任委员吴泽新教授在百忙之中多次打电话询问该书的进程，亲自为本书作序并审稿，给予了我们莫大的精神支持。江苏大学出版社的各级领导对该书的出版给予了极大支持……一句话，我们是站在巨人的肩膀向上攀登！在此，我们谨代表全体编委对给予本书无私奉献的人们表示由衷的敬意！我们站在时代的高度，以医学影像技术发展为主线，全面、系统地介绍了各种成像技术，力争使本书更科学、更完善，更适应临床医学发展的需要。

　　尽管我们鼓足十二分的勇气对现行教材的篇章布局进行了大胆的改革，但因水平有限，错误在所难免。读者可以采用实名制＋单位发送电子邮件至

yingsong@sina.com 留言，对该书不妥之处给予批评指正。

　　谨以此书献给为我国医学影像技术发展不懈拼搏的人们！

　　——王骏 .《医学影像技术》后记（王骏，甘泉主编 . 医学影像技术 [M].
镇江：江苏大学出版社，2008 年 8 月 ）

省放射学主委谈《医学影像技术学》

丁乙

丁乙：苏州大学第一附属医院医学影像科主任，江苏省医学会放射学分会主任委员等。

1895 年德国物理学家伦琴发现 X 线以来的 110 多年间，医学影像学从无到有，从弱到强。特别是 20 世纪 70 年代以来，由于计算机技术及材料科学等的飞速发展，多种新型影像检查设备和技术不断面世和革新，医学影像学取得了令人惊叹的巨大进步。在我国，随着经济及卫生事业的发展，大型医学影像检查设备如 CT、MRI、DSA、SPECT 及 PET/CT 等，在大中型医院的配置和应用越来越普及。这些影像设备和技术为临床提供了方便、快捷、可靠的检查手段，极大地推动了临床医学的发展。医学影像学已成为临床医学不可或缺的支柱学科。

在临床工作中，如何用好这些先进的影像设备和技术为临床诊疗服务，如何为临床医师提供高质量的符合规范的影像图片，这既是医学工作者时刻面对的挑战，又是必须解决的问题。因此医学影像技术不可轻视，影像技术后备人才培养必须加强。值得高兴的是，南京军区南京总医院的王骏主任领衔、国内 20 多家医院中青年影像技术专家学者合力编写并出版了这本《医学影像技术学》教材，可谓适逢其时。该书特色鲜明，全书共 28 章，涵盖了成像原理、图像信息、影像药物、检查技术、质量控制和安全防护等，内容全面、条理清晰。

同时也注意推陈出新，书中融汇了一些医学影像技术学的最新成果和进展，体现了该教材的先进性和适用性。

总之，我有幸通读了该教材的初稿，在感慨后生可畏之时，觉得这是一本不可多得的高质量的教科书，对于低年资的影像医技专业人员强化基础、更新知识也大有益处。

丁乙.《医学影像技术学》序（王骏，赵海涛，张益兰，黄小华主编. 医学影像技术学 [M]. 北京：人民军医出版社，2011 年 7 月）

省核医学主委谈《医学影像技术学》

常国钧：南京医科大学第一附属医院（江苏省人民医院）核医学科主任，江苏省医学会核医学分会主任委员等。

核医学是核技术与医学相结合的一门学科，是原子能和平利用最为广泛的一个领域，是医学现代化的标志之一。核医学起始于 20 世纪 40 年代，迄今已有 70 余年历史。我国核医学虽起步稍晚，但也经历了 50 多个春秋。半个多世纪以来，尤其是改革开放以来，我国核医学从无到有、从小到大，有了长足的发展。

临床核医学包含有放射性核素显像（简称核素显像）、核素功能测定、核素治疗以及体外放射分析等内容，其中核素显像是临床核医学的主体，是最为重要的组成部分。与其他医学影像检查不同，核素显像需要将符合人体应用的放射性核素或其标记的放射性物质（显像剂）以不同的剂型、不同的方式引入人体，通过细胞选择性摄取、细胞吞噬功能、化学吸附作用、微血管栓塞、通道·灌注·分物区分布、物质代谢状态以及特异性结合等不同机理，借助显像设备而使被检脏器、组织、细胞显像。因此，核素显像是放射性示踪原理与放射性探测成像技术结合而成的一种医学影像。由于所提供的是正常和疾病器官的生理信息和细胞内的分子信息，又被称为分子影像。

每种医学影像设备由于成像原理不同，反映的信息也各有所侧重，各具特点，也各有其局限性与不足。单纯从一种成像方式获得的信息是不全面的。

随着科学技术的发展，医学影像令人瞩目的成就是主要反映解剖学信息的放射学、超声学及主要反映功能、代谢信息的核医学相继发展，分子影像学的诞生。而促进发展的一个重要条件乃是将不同性质的影像设备整合在一起，形成新型复合式成像设备的相继问世。它弥补了单一成像的不足，达到取长补短，从而优势互补、优势协同，提高了对疾病诊断、分期、鉴别、评定疗效的正确性、确定性及可信性。这种多模式显像必将成为医学影像发展的重点方向，逐渐成为临床医学影像的主流。

新的机遇带来新的挑战。复合式成像设备的应用，需要跨学科专业的医技人员操作设备和解读图像，否则将制约设备优势的发挥，更不可能发挥其潜力。南京军区南京总医院王骏教授长期工作在医学影像技术及医学影像技术教学的第一线，具有扎实的专业理论知识和丰富的实践经验。他热爱从事的专业、富有朝气、勇于进取，深感培养跨学科的新型医学影像技术人才的强烈责任感，在他主持组织下，由国内几十位专家、学者精心编撰的《医学影像技术学》即将和读者见面了。这是一件可喜可贺的大好事。本书理论联系实际，内容翔实，图文并茂。编著者站在医学影像技术的前沿，对书中的各种医学影像技术加以有机的整合，适应了医学影像技术发展的趋势，作了很有益的探索。作者还在书中加入了核素显像的有关内容，这在同类书籍中尚属少见。本书不仅可作为高等医学院校医学影像技术专业的教材，而且也是各类医学专业人员的有价值的参考书。相信本书的出版将对医学影像技术事业的发展发挥其应有的作用。

常国钧.《医学影像技术学》序（王骏，赵海涛，张益兰，黄小华主编.
医学影像技术学 [M]. 北京：人民军医出版社，2011 年 7 月）

谈《医学影像技术学》（一）

　　随着医学影像突飞猛进的发展，该技术已从影像解剖向分子与功能成像、图像融合的方向发展，于是我们萌发了将当代最新医学成果纳入高等医学院校教材之中的想法，编写了《医学影像技术学》这本教材，并得到了人民军医出版社的大力支持与帮助，在短时间内保质保量地进行策划、编辑，让本书带着墨香问世了。

　　让我们感动的是，来自全国各地的医学影像技术学界的著名专家为本书的顺利出版出谋划策，尤其是两位全国著名资深专家——江苏省医学会放射学分会原主任委员丁乙教授、江苏省医学会核医学分会原主任委员常国钧教授还欣然为我们作序。全体编者利用工作之余按时保质地完成了编写工作，并对整个书稿进行了认真审订。许多学生还利用课余时间，站在学生的角度通览全书，反馈给我们阅读意见帮助我们修改。在大家的努力下，这本教材终于如同一棵嫩芽破土而出。

　　尽管我们全体编委在编写时下定决心不留遗憾，但毕竟免不了存有瑕疵。敬请广大师生在阅读时一旦发现，采用实名制＋单位通过 E-mail：yingsong@sina.com 发来你的信息，告诉我们，以利再版。

　　最后预祝各位在校学生早日成为祖国的栋梁，立足于世界学术之林！

　　——王骏，赵海涛，张益兰，黄小华主编. 医学影像技术学 [M]. 北京：人民军医出版社，2011 年 7 月.

谈《医学影像技术学》（二）

120 年前，伦琴发现 X 线不久，便引入医学诊疗中来。随着 CT 的发明，医学影像迈入数字化时代，使过去仅能进行 X 线透视和拍片的放射科，发展成为拥有 X 线、CT、磁共振成像、DSA、超声、核医学在内的大型综合性医学影像临床科室。就 CT 而言，从过去的头颅 CT 逐步发展到全身 CT、滑环 CT、螺旋 CT、电子束 CT、多排探测器 CT、双源 CT，甚至出现了医学图像的强强融合，如利用 CT 图像空间分辨力相对较高的特点，与 PET 图像灵敏度高的优势相结合产生了 PET-CT；利用磁共振软组织分辨力高的特点，与 PET 图像灵敏度高的优势相结合产生了 MRI-PET，这种取长补短、优势互补为医学影像进入分子与功能成像创造了条件。

因此，医学图像也随之从过去的极限分辨力，逐步发展为有了密度分辨力、空间分辨力、时间分辨力、能量分辨力，使医学影像具有"更高、更快、更强"，以及"绿色 X 线"特点，即医学图像的质量越来越高、成像速度越来越快、后处理功能越来越强大、单幅图像所需 X 线剂量越来越低，实现了从单纯的放射诊断到医学影像诊断与治疗相结合的转变。逐步实现由过去的二维平面图像进入到三维、四维空间全方位、多层次显示组织、结构与病灶特点。加之 CR、DR 的引入，使医学影像科从模拟图像全面进入数字化图像，使 RIS、PACS 成为现实。综观全局，是医学影像技术的进步丰富、发展、完善了临床诊断，是医学影像技术的进步为疾病的早诊断、早治疗成为可能，是医学影像技术的进步为今天大数据的形成、精准医疗的开展，甚至为循证医学的发展奠定了坚实的基础。

谨以此书献给未来的领军人物们，希望你们尽早攀上学术研究的顶峰！

——王骏，陈峰，潘珩，张益兰主编. 医学影像技术学 [M]. 北京：科学出版社，2017 年 1 月.

谈《医学影像检查技术学》

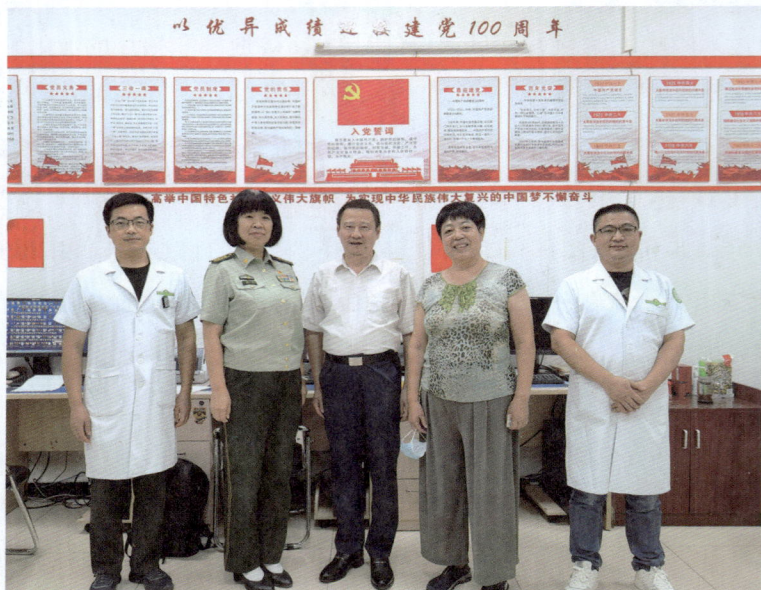

图 本书作者于 2022 年 8 月到武警特色医学中心（原武警医学院附属医院）参观、学习、交流，从左至右分别是张泉、袁飞（医学影像科主任、大校）、王骏、袁滨、曹红举

　　自 1895 年 Rontgen 发现 X 线以来，历经 6 年荣获第 1 个诺贝尔物理学奖，至今已发展了近 120 个年头。特别是 Hounsfield 于 1971 年发明了计算机断层扫描仪（CT）以来，在历经 8 年之后与经过数十年研究的 Cormack 一起荣获诺贝尔奖。当时全球已有千台 CT 在为患者排忧解难。至此，放射学从模拟图像进入到数字图像，从而使放射学一步跨入医学影像学而成为 20 世纪医学领域发展最快的学科之一。

　　这里面至少涵盖了以下几个显著特点：其一，众多医学影像检查手段并存。自 CT 产生之后，Lauterbur 于 1973 年发表有关磁共振成像的学术论文以来，历经 30 年后与 Mansfield 一起问鼎诺贝尔奖。由此，当年仅以 X 线为主要医学影像检查手段的放射学，发展成为今天拥有数字 X 线摄影、CT、磁共振、DSA、超声、核医学、热成像、激光成像等在内的众多医学影像检查手段并存的大型、综合性医学影像学科。其二，诊断与治疗兼备。自 1929 年 Forssman 从上臂静脉将导管插入自己的右心首创心导管造影（后因此而被其所在医院解雇，若干年后他也因此荣获诺贝尔奖），以及 50 年代初期 Seldinger 首创经皮股动脉插管的造影方法，到 1964 年有介入之父之称的 Dotter 成功扩张狭窄血管以来，逐步形成了介入放射学，成为继内科、外科治疗之外的第三种主要治疗手段而成为诊断与治疗并重的临床医学影像学科。不仅如此，介入放射学也从单一的 X 线引导、穿刺、活检、栓塞、溶栓、扩张、化疗等进入到超声、CT，甚至磁共振的介入研究。其三，后处理功能强大，图像融合成为现实。医学影像学的发展随着计算机的进步得到迅猛发展，表现在图像后处理功能越来越强大，加上众多医学影像检查手段并存，优势互补，以至于发展到图像的融合，出现了 PET/CT、MR/PET，并着手研制 MRI 与 DSA 的图像融合。第四，从解剖学诊断渗透到分子与功能影像学。从当年仅能凭单一的 X 线片或 CT 图像进行解剖学方面的诊断，渗透到分子与功能影像学诊断，特别是分子探针、靶标记物的形成等，为各类疾病，尤其是各类占位性病变的早期诊断提供了可贵的探索。第五，医学影像信息学的形成。也正是由于上述诸多医学影像学发展所形成的现实，关于其间的信息提取就显得更为重要。

作为先有技术才有诊断的医学影像技术学，必然随着大的历史背景与环境的发展而发展，它是当代医学影像学与微电子技术 / 计算机系统飞速发展的必然结果，具备了一套完整的理论与知识体系，是建立在理工学 / 医学基础上的一系列复杂的技术过程，为临床提供了更丰富、更精确的诊断信息，并包涵对各种成像设备 / 器材实施全面技术管理与辐射防护的一门相对独立的边缘学科。其技术的复杂性既需要生物学知识，又需要分科众多的医学科学知识作为积淀，还要有相当的技术训练和实践机会。未来的放射师不但是位医学家，同时也是一位理工学家，最好还是位社会学家，必须具备分子生物学、信息学、循证医学和技术评估能力。一句话：知识无界线、知识无极限！

正因如此，医学影像技术学作为一门学科体系必然要向亚学科的方向发展，诸如医学成像原理、医学影像设备与工程、医学影像检查技术学、医学影像质量管理与质量控制、医学影像后处理、医学影像信息学、医学分子与功能成像等，也只有这样，作为一门独立的学科才能逐步深化与完善。本书就是为医学影像技术学的亚学科而作，就是利用 X 线、CT、磁共振、数字减影血管造影（DSA）为受检者采用最优化的操作流程规范作业。为此，在该书中我们忽略了一些繁杂的成像原理与设备工程，对后处理技术、信息学及分子与功能成像进行了弱化，目的就是为了详尽突出检查技术这个核心内涵。为了方便读者学习，本书采用近 900 幅原创图片，从多角度展示检查技术手段。

当然，尽管我们这些编委煞费苦心地做了一些相关的尝试，但最终学习效果如何还有待于广大师生及同行的反馈，敬请通过邮箱 yingsong@sina.com 提出您的意见或建议。最后，感谢各位编委在百忙之中的付出，感谢南京大学出版社老师们的辛勤劳动，借此一并表示崇高的敬意！

——王骏，袁滨，白树勤，范跃星主编. 医学影像检查技术学 [M]. 南京：南京大学出版社，2014 年 10 月.

谈《医学影像技术操作指导（图示版）》

医学影像技术临床操作实习的目的是将书本里的概念、原理等诸多理论知识准确而又有创造性地运用到实践中去更好地为患者服务。同时，实践训练反过来又可以进一步巩固理论知识，是对专业知识消化与吸收的必要途径，是课堂教学的延续与完善。

规范化的临床操作对影像技术专业学生和新上岗的人员来说极其重要，良好的职业素养从这里开始，规范化地实习和带教不仅让人在技术上和事业上受益，甚至影响人生观、价值观的形成。无论是当年参加实习、走上工作岗位，还是现在指导学生实习，严谨规范的临床实习教学在我的记忆中打上了深深的烙印。作为有着二十多年职业经历的专业技术人员，在岗位工作和带教学生中，自身成长的经历时刻在提醒自己的责任。为此，多年前我就在谋划编写一部关于医学影像技术操作实习的图书，其目的就是让专业学习更为规范严格，更为贴近工作实际，更为有成效。正因为这样，我们以图文对应的形式编写本操作指导书，将书按照影像科室的不同分为 X 线检查、CT 检查、磁共振检查、超声检查四章，每章按照人体部位的典型技术检查精心编排内容，供学生和新上岗人员参考使用。针对学生临床实习的管理需要，我们还为此专门设计了实习和操作的工作笔记，用于每日工作记录和每周总结与评价。考虑到实际情况，本书特以口袋书的形式呈现，可与工作笔记分别置于白大褂的左右口袋，方便随时取用。

我们的目的很明确，就是让学习者学得更有针对性、更有成效，让施教单位管理更到位。但需要说明的是，任何指南也好，教程也罢，绝不是一成不变的，应根据被检者的年龄、生理及病理反应，根据当时的就医环境，择优选用合适的检查手段与方法，绝不能死搬教条，要因地制宜。因此，衷心希望读者创造性地利用本书，同时也真切希望对本书的不足给予指正，以鞭策我们做得更好、更完善。

您可以采用实名制 + 单位通过 E-mail：yingsong@sina.com 与我们沟通互动，我们对您的大力支持深表谢意！

在本书出版之际，感谢各位编委们的辛苦付出，感谢江苏大学出版社的幕后英雄们。最后，还要特别感谢南京普爱射线影像设备有限公司为本书提供了相应的仪器与 X 线检查照片。

——王骏，甘泉主编. 医学影像技术操作指导 [M]. 镇江：江苏大学出版社，2012 年 4 月.

谈《医学影像成像原理》

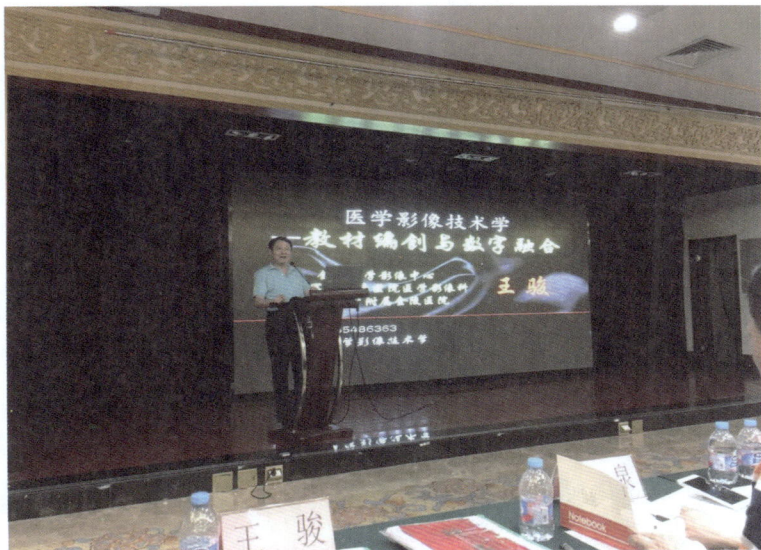

图 本书作者于 2017 年 7 月在北京，应邀在科学出版社编委会上作为医技代表做《医学影像技术学教材编创与数字融合》专题报告

当今的医学影像早已由过去的仅能通过拍片、透视产生二维模拟图像的放射诊断科，发展成为今天拥有数字 X 线摄影、计算机体层摄影、磁共振成像、数字减影血管造影、超声、核医学，包括放射治疗在内的三维数字化集诊断与治疗为一体的大型、综合性临床科室，在为疾病早发现、早诊断、早治疗的同时，为大数据背景下的精准医疗与循证医学的开展奠定了基础。它在进入分子与功能成像的同时，丰富、发展、完善了临床诊断，增加了教学与科研的含金量，从而使医院的一大半设备资金都高度集中在医学影像科，成为医院发展所不可或缺的窗口与门面。

正因如此，医学影像在向"大融合"发展的同时，更得向纵深推进，名副其实地让医学影像技术学成为真正意义上的独立学科、独立系科。因此，必须拥有《放射物理与防护》、《医学影像设备学》、《医学影像成像原理》、《医学影像检查技术》等。为此，2017 年 7 月，来自全国医学界数以百计的专家、学者齐聚北京，共同研讨新时代背景下医学影像技术学如何向亚学科发展。但归根结底，学科的发展离不开"双师型"教师的"前素质教育"，教师在旁征博引的同时更应注重严谨，需要像工兵探雷那样小心、谨慎，也就是通常所述的"严谨治学"。否则，拿什么影响我们的学生？！不仅如此，更为可贵的是，全书所有章节均由我国医学影像学一线专家、学者操刀，这里面不乏博士、硕士级专家，他们将长期在医学影像学临床、教学、科研、管理一线"摸爬滚打"所得的一点体会与结晶写进书中，努力做到教学与临床的无缝接轨。

本书采用"大影像观"概念，详细讲述了 X 线摄影、数字减影血管造影、计算机体层摄影、磁共振成像、超声、核医学、放射治疗、医学图像打印及图像存储与传输系统的相关原理，是来自全国多所高等院校及教学医院的十余位从事医学影像临床、教学、科研、管理的一线专家、学者集体编创的成果。

本书适用于从事医学影像技术及相关领域的学生、同仁使用。

然而，智者千虑、必有一失，更何况我们这些凡夫俗子在极短的时间内高浓度地提炼当代医学影像学的最新成果与精华，如有不足之处，敬请广大老师、同仁和学生在百忙之中多提宝贵的修改意见。

最后，感谢广大编委的巨大支持与鼎力相助，更希望广大学子合理地、创造性地应用该书，早日在国际舞台上出"声"显"影"，让我们一起努力、加油！

——王骏主编. 医学影像成像原理 [M]. 北京：科学出版社，2019 年 6 月.

谈《医学影像后处理技术》

自 Hounsfield 于 1971 年发明计算机断层扫描仪（CT）以来，医学影像逐步进入数字化后处理时代，并伴随着计算机的进步而进步。海量存储、光纤通信等促使医学影像后处理技术朝着"更高、更快、更强"的方向发展，即医学影像后处理的图像质量越来越高，后处理的速度越来越快，后处理功能越来越强大。在我国，特别是进入 21 世纪后，医学影像全面进入数字化，致使医学影像后处理的价值突显，并逐步发展成为衡量医学影像学科水平的标志之一。

在医学影像数字化后处理的早期，大部分只是利用窗口技术，通过窗宽、窗位对已重建好的数字图像进行亮度与对比度的调制，提高图像的密度分辨力，以补偿数字图像空间分辨力的不足，并通过后处理技术在一定程度上弥补因 X 线曝光不足或曝光过度所致图像的欠缺。在此期间，绝大部分放射师是利用窗口技术在满足人体组织结构层次丰富的基础上，根据诊断需要追求适当的对比度。当然，其间还有 CT 值的测量等等，总的来说基本局限在二维的平面图像上。

随着多排探测器 CT 的产生，医学影像后处理技术进入第二个阶段——3D 显示。医学影像可以通过多种三维重组技术的显示相得益彰，它可采用多角度、多层次显示病灶特点，以及与周围正常组织结构之间的关系，为手术定位、放射治疗方案的制订等建立强大的空间概念，避免术中及放射治疗对重要组织结构的损伤。

PET/CT 的出现，宣告医学影像后处理技术进入第三个阶段——图像融合的时代。它是利用 PET 对病灶的敏感性和 CT 的高空间分辨力相结合，为疾病的早期显示与定位起到良好的效果，并开创了功能与分子影像学时代。现已产生磁共振 /PET，而磁共振与数字减影血管造影（DSA）的图像融合也在研发之中。

至此，医学影像诸多后处理技术业已存在，但其强大的后处理功能没能得到放射师很好的应用与体现。作为一个大型、综合性临床医学影像学科来讲，放射师相当于侦察兵，其目的就是通过诸多医学影像技术，包括应用后处理技术来发现病情、特征性地显示病情。

也正因如此，放射师急需提高自己的专业素质，特别是复合型人才的培养，需要计算机与医学影像技术相嫁接的复合型人才，这也是作为一门相对独立的边缘学科——医学影像技术学综合发展的要求，同时也是医学影像技术学向纵深发展亚学科的需求。为此，《医学影像后处理技术》作为一门大学教材应运而生。

该书从简单的医学数字图像谈起，避开了医学影像后处理技术的复杂原理与数学公式，做到删繁就简。详细阐述了医学影像后处理技术的一些方法，如平滑技术、增强技术、测量及 3D 显示等技术，并对 X 线、CT、磁共振图像后处理技术分别进行了解说。为做到与时俱进，适当加入了功能与分子影像学的内容，最后还对不同厂家的机型及不同后处理软件进行了应用性介绍。

总之，该书以明快、简洁、实用性强为其主要特征，适用于医学影像学生及放射师使用。这里需要特别强调的是，后处理技术远不是万能的，必须在规范作业的基础上方能显现其价值所在。况且，作为医学影像技术学亚学科的医学影像后处理技术我们也是首次撰写，纵观全局，这种表现方式还需要广大师生及放射师将你们在教学与临床中的心得体会，通过 E-mail：yingsong@sina.com 尽快反馈给我们，以利再版。

该教材的顺利出版发行得到了东南大学出版社张慧总编及周荣虎老师的大力支持，当我把出版该书的念头向他们提及时，他们当场决定出版。来自全国各地的专家、学者也纷纷响应，在短时间内撰写书稿，牺牲了大量宝贵时间，在此一并感谢。

谨以此书献给为医学影像技术学事业发展不断拼搏的人们！

——王骏，郭滢，杨晓鹏，刘小艳主编. 医学影像后处理技术 [M]. 南京：东南大学出版社，2014 年 12 月.

谈《医学影像技术质量控制与安全保证》

自 1895 年伦琴发现 X 线以来，尤其是 1971 年 Hounsfield 发明了 CT 以来，医学影像得到飞速发展。它由透视、拍片的放射科，发展到拥有数字 X 线摄影、CT、磁共振、DSA、超声、核医学、介入在内的大型、综合性临床科室，在为患者进行诊断的同时达到诊断与治疗兼顾；使医学影像从大体解剖发展到断层解剖，出现了三维立体成像，可以从多角度、深层次、全方位观察组织结构病灶的特点及其之间的关系，出现了图像之间的融合，如 PET-CT、MRI-PET，从而使医学影像跃入分子与功能成像的时代。致使医学影像科所拥有的设备资产占整个医院设备资产的一半以上，在为医院创造经济效益的同时，也创造了学术效益与社会效益；在满足临床需求的同时，丰富了教学，增加了科研的含金量，从而使医学图像的水平成为整个医院发展的标志。

当今医学影像朝着"更高、更快、更强、绿色 X 线"的方向发展，即图像质量越来越高、成像速度越来越快、后处理功能越来越强大、单幅图像所需的 X 线剂量越来越低。然而，对于数字化时代的医学图像来讲，高质量的图像有时是以高辐射为代价的。因此，从某种意义上说，高质量并不意味着安全，而安全也不等于高质量。所以，应当在满足临床诊断的基础，就像当年接受具有一定灰雾的高千伏胸片那样，接受适度噪声的图像，做到 X 线剂量个体化。

那么，讲质量、讲安全，谁先行？当然是医学影像技术先行。是医学影像技术的进步，为疾病的早发现、早诊断、早治疗创造了良机；是医学影像技术的进步，丰富、发展、完善了临床诊断；是医学影像技术的进步，为今天大数据的形成、精准医疗的开展，甚至为循证医学的发展奠定了基础。正因如此，医学影像技术发展到今天的水平，更有必要对其成像链的方方面面进行质量控制与安全保证，为医院之间影像学检查互认奠定基础，这就需要管理。

医院之间的竞争不仅仅是仪器设备的竞争，更是人才的竞争，但归根结底是管理理念、管理方式的竞争。这需要领导者的胸怀、胆识、慧眼与领导艺术，需要有识才之眼、爱才之心、扶才之行、护才之胆。通过管理调动一切积极因素，通过管理求质量、求安全，通过管理要经济效益、学术效益、社会效益。这就是我打算编写这部大学教材的初衷。

荣幸的是，此举得到了来自全国近 30 位医学影像技术学的一线专家、学者的响应，于 2015 年 4 月齐聚长沙，召开两年一次的全国医学影像技术专业图书编委会暨学术研讨高峰论坛。东南大学出版社张慧副总编亲自与会，参会专家对编写的目录、内容，甚至措词进行热烈讨论。通过编写，我们回顾了近 30 年来所涉及的相关法律、法规；通过编写，我们全面、仔细地了解成像的质量控制与安全保证及其意义所在。我们一边编，一边学；一边写，一边想；把质量控制的精神融入到编写过程中，以不断丰富、发展、完善自我。

我们感恩我们所处的这个时代，感恩这个时代所赋予我们这代人的历史使命、责任与义务，我们唯有不断地创造性地编写才能赢得市场，融入国际学术之林。为此，我们在勤勉工作之余，追星逐月与时间赛跑。尽管我们使出浑身解数，但总有意犹未尽之感，可能在许多方面表述得还远不到位，敬请广大读者通过微信：1145486363（骏哥哥），E-mail：yingsong@sina.com，微信公众平台：mih365（医学影像健康网）发来您的批评指正，也正是由于有了全体同仁的支持与关爱，我们才有信心、有能力做得更好。

最后，感谢东南大学出版社张慧副总编为首的团队为我们默默无闻地制作嫁衣，精雕细刻，给予我们巨大的鼓励与支持，凸显对我们医学影像技术学的关爱。衷心感谢各位编委的巨大付出与无私奉献，才使这部大学教材得以早日面市。

谨以此书献给正在医学影像技术学道路上不断奋斗、拼搏的人们！

——王骏，宋宏伟，刘小艳，冯楠主编. 医学影像技术质量控制与安全保证 [M]. 南京：东南大学出版社，2016 年 8 月.

谈《医学影像信息学》

在我于 20 世纪 80 年代末从事放射专业时，当时的放射照片上的信息量取决于 X 线摄影条件是否合适，一旦放射师所给的 X 线摄影条件有所偏差，往往通过减薄技术或采用强光灯阅片，以弥补因摄影条件不到位所致照片信息量的不足，但其效果欠佳。慢慢地，随着仪器设备的进步，以及微焦点 X 线球管的产生，可以对细小组织结构进行放大摄影，以显示其细微信息。后来有了高千伏 X 线机，拓展了 X 线摄影的曝光宽容度，使影像的细节增加。再后来有了感绿片、感绿屏等，所有这些无一不是为了增加放射的信息含量。

随着 CT、磁共振成像、数字减影血管造影（DSA）的进步，特别是当常规 X 线摄影进入数字化时代（CR、DR）时，放射师开始通过窗口技术（窗宽、窗位）根据组织结构病灶的特点，提取临床所需求的、具有良好亮度和对比度的医学图像信息。加之多排探测器 CT 突飞猛进的发展，采用三维重组技术使二维平面图像全方位地重组成三维图像，使临床医师更直观地观察病灶及其与周围组织结构之间的关系，为治疗方案的确定与预后评估提供了丰富的医学影像信息。

也正是因为医学影像全面进入数字化，其网络化发展也就势在必行，以图像存储与传输系统（PACS）为主导的科室的放射科信息系统（RIS）及医院内部的医院信息系统（HIS）的网络化时代全面开启。它使得计算机用户可利用其终端随时、随地调阅患者的相关医学图像（并可对其进行后处理）及其各项相关的临床检查结果，综合该患者的所有相关信息对其做出正确的诊疗，大大缩短了床位周转率。

医学影像信息化时代已经来临，且随着计算机的进步而进步，随着互联网的发展而发展，使医学影像信息突破科室及院内的框架走向世界，进入千家万户。纵观这几十年的发展成果，如何合理地通过医学影像后处理技术最大限度地提取医学影像相关信息，如何在极短的时间内拥有您所需要的医学影像相关信息被提到议事日程上来，这就是我们撰写这部教材的初衷。

该书以数字图像为基础，介绍了利用各种医学影像后处理技术提取医学影像相关信息，阐述了网络技术的存储、传输和查阅，并对如何利用各类搜索引擎在最短的时间内查全、查准所需的医学影像相关信息进行了分析。毫无疑问，该书的撰写离不开生物医学工程技术人员，离不开在医学影像科一线工作的放射师，离不开医学影像信息检索的图书情报人员，甚至还包括 PACS 建设的厂家，以及网站、QQ 群、微信群的版主，这就很自然地形成了该书的编委梯队，是多学科专家学者共同努力的结晶。因此，这也就足以避免了目前市场上过于局限在某一方面而孤立、单调地谈论医学影像信息学的状况。该书适合于医学影像、生物医学工程及相关医学类在校学生及同行使用。

尽管编委们努力想把当今的所有知识点尽可能多地纳入其中，但由于能力有限，加之作为一门新兴的边缘学科，没有完整的可供借鉴的现成资料，各种错误再所难免，敬请广大师生通过电子邮箱 yingsong@sina.com 发来你们的见解，以利再版。

最后，感谢各位编委们的无私奉献，感谢出版社的大力支持，感谢洛克斯医疗提供的相关资料，特别要感谢我的科主任，医学影像学著名专家、博士生导师卢光明教授在百忙之中所提出的建设性意见，以及为该书的顺利出版给予的大力支持！

——王骏，周晓政，陈安民主编. 医学影像信息学 [M]. 北京：北京大学出版社，2014 年 12 月

谈《医学影像成像技术案例对照辨析》

　　早在两年前，江苏大学出版社汪再非主任就提议写一部关于医学影像技术成功得失的原创专著，这使我眼前一亮，并迅即组织实施。2012 年在太原召开的全国编委会上，此提议得到来自全国 10 余所高等医学院校从事医学影像技术临床、教学、科研、管理的多位一线专家的认可。本书最终由全国 20 余所临床教学医院的 30 余位一线专家共同创作而成。

　　众所周知，同样的仪器设备在不同的放射师手里所产生的图像质量迥异；即使是同样的仪器设备，在同一位放射师手里，面对不同的患者，所产生的图像质量也有可能完全不一样；甚至对于相同的仪器设备，同一名放射师对同一位患者的不同时间段所产生的图像质量也有可能存在差异；更何况千差万别的医学影像设备，不同素质的放射师面对各种受检人群所产生的图像更是大相径庭。这就需要对医学影像技术进行质量管理与质量控制；需要对整个成像链的方方面面进行质量保证；需要对仪器设备的性能进行综合评价；需要不断地提高放射师的综合素质，包括技术水平和自身修养。

　　为此，我们本着对同一位患者，利用同样的仪器设备所产生的图像质量进行对比分析的原则，探讨影像质量欠缺的原因，加以改善的措施，优质影像的好处，提高图像质量的技术方法。本书的学术价值不仅在于通过对照提高影像质量，而且可以通过某种技术的实施改善图像的质量。本书旨在通过总结日常工作中常见的一些失误或疏忽，阐述更多的相关知识和技术应用，使读者在学习的同时，通过前车之鉴获得同行的经验启发。

　　然而，医学影像的质量有时需要通过大剂量辐射才能获得，因此，患者被辐射的问题也就引起了全社会的广泛关注。如何在最低的放射剂量下获得能够满足诊断的影像是广大放射师所追求的目标。这不仅要合理使用低剂量，更要做到曝光剂量个体化，甚至要像当年接受具有一定灰雾的高千伏胸片那样，接受能够满足诊断的、具有一定噪声的数字化图像。不能单纯地为了所谓的"优质"影像而加大检查辐射剂量，更不能一味地为了减少伪影而将已存在的胸罩金属扣在不影响诊断质量的情况下，再次残忍地给患者按下曝光手闸，以此片面追求"优质片"，满足医院或是科室的所谓"门面与形象"。

当然，但凡一位成功的放射师都是从废片篓子里爬出来的，这就如同一位摄影艺术家，一旦达到某种境界，他将会视那些业余爱好者所拍摄的、自认为很优秀的照片整卷地视为废片。然而，医学影像不是艺术照，患者不会给放射师二次、三次甚至更多的摄影机会，特别是对于危、急、重症患者不可能为放射师摆好姿势，而是要求放射师在给患者做医学影像学检查时能够在极短的时间内一次性成功，做到万无一失，这也是人们对医务工作者的要求。

在此，需要突出强调的是，本书不能作为任何医疗官司的凭证。这是因为，任何事件的发生和发展均有其独特的事发背景。就医学影像技术而言，不仅存在着操作者的失误，而且还有很大一部分是仪器设备的原因、患者的原因（包括患者疾病的客观因素以及患者本身的主观因素），甚至患者的陪同人员都会对影像质量产生影响，加之不良的医疗环境、超负荷的工作量，以及医学影像科室的管理问题等，更何况就医学影像本身而言，仍存在许多目前无法解释的影像现象，还需要时间的考证与科学研究。因此，不能一出事就一味地把所有责任完全推给放射师，这是不公平的，也是不科学的，要多角度、全方位分析、考虑问题，做出不脱离事发背景的综合评价。

尽管我们努力将影像上出现的诸多问题囊括书中，但终因时间紧、任务重，加之各位专家还承担着繁重的日常工作，书中出现差错在所难免。为此，恳请各位同仁在百忙之中给予批评、指正，并在日常工作中细心积累相关医学影像数据，通过邮箱（yingsong@sina.com）与我们交流，从而为本书的再版奠定基础。

最后，感谢江苏大学出版社的各级领导和老师多年来的合作与交流，他们为我们提供了一个充分展示才华的学术平台；同时，更要感谢全体主创人员，他们放弃大量宝贵的休息时间收集、整理、撰写资料，奉献了精力和智慧，实践了人生价值。

谨以此书献给那些在医学影像技术学第一线日夜辛勤工作的放射师们！

——王骏，甘泉，范跃星，刘昌华著. 医学影像成像技术案例对照辨析 [M].
镇江：江苏大学出版社，2013 年 9 月.

谈《医学影像数据库掌中宝》

随着医学影像的飞速发展，已从过去的模拟胶片的放射学，进入到当今的功能与分子影像相结合的数字化医学影像时代；从单纯 X 线照片的二维图像形态解剖学的定性诊断，进入到三维，甚至四维的定量分析阶段，为全面诊断人体构建提供了科学保证。

数字化时代需要精确的数据得以体现，这就是科学发展的需要。为此，军事医学科学出版社便开始谋化一套全面反映当今医学的数据库系列丛书，我及全体编委欣然接受并在短期内布篇谋局，突显它的重要性与及时性。为了能将医学影像学的所有相关数据一网打尽，我们将人体解剖的相关数据纳入其中，并将 X 线、CT、磁共振成像、数字减影血管造影（DSA）对人体的诊断数据加以归纳、总结，列出正常及变异，以及异常的临界数据，为的是让医学影像科医师在书写报告时有章可循；同时，我们也将医学影像检查（含 X 线、CT、磁共振成像、DSA）数据库进行整理，为的是让医学影像技师在给受检者进行检查时有的放矢。更为重要的是，为了让医务人员对整个医学影像的来龙去脉有个大体上的了解，我们又专门编辑了医学影像技术数据库。不仅如此，为了保证该书的知识性、系统性、完整性以及连续性，我们加入了适当的知识点以贯穿整个医学影像学体系，方便读者从另一个侧面学习和强化医学影像相关知识。删繁就简，重在实用是该书的一个显著特点。

然而，科学其本身不仅仅只是需要数据，更需要对数据进行客观的定量分析，更何况数字也是随环境的变化而变化的，尤其是人体的数据更是如此，存在着正常差异、正常与变异，更何况，任何数据都有着它的 95% 的可信区间，并不是百分之百，数据会因不同的种族、不同的环境、不同的个体之间而存在着不同点，甚至就是同一个人在不同的时期，以及不同的情绪、环境下都会影响着数据采集的结果。最后，需要强调的一点就是，无论什么数据，均需要密切结合临床，甚至还要考虑家族性及遗传性等方面的因素存在。因此，需要对数据辩证地看待，科学地理解。

尽管编委为了使该书能够顺利地出版颇费心机，但还需要广大同仁的批评与指正，您可以发送您的意见到 Email:yingsong@sina.com，以便我们更好地丰富、完善整个医学影像学的相关数据库，做到与时俱进。对于您的热忱，我谨代表全体编委表示由衷的敬意！

——王骏，陈占勋，吴虹桥主编. 医学影像数据库掌中宝 [M]. 北京：军事医学科学出版社，2014 年 1 月.

省放射学主委谈《医学影像技术专业英语阅读与论文写作》

钱铭辉（签名）

钱铭辉：苏州大学附属第二医院医学影像科主任，江苏省放射学分会主任委员等。

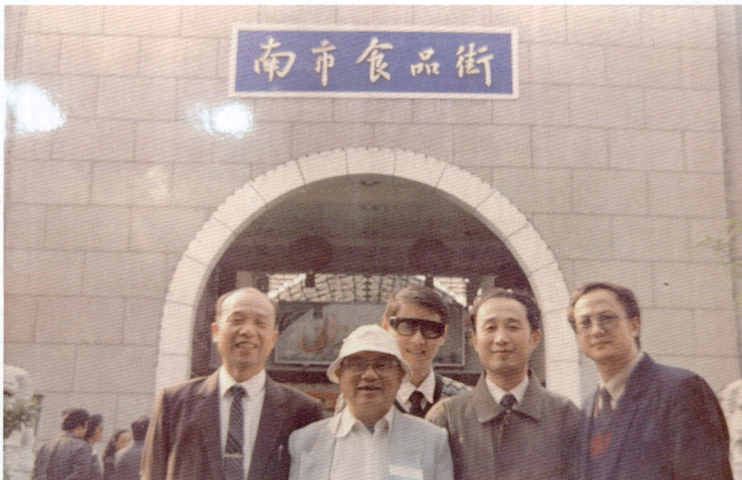

图　1992 年于天津，本书作者（左三，南京军区南京总医院）与钱铭辉教授（左二，苏州大学附属第二医院）、陈自谦教授（右一，南京军区南京总医院）、韩希年教授（右二，海军军医大学附属长征医院）、包桂保主任（左一，湖北省宜昌市中心医院）合影

沃土

斯书斯书，深切时务。

撰写论文，必为要素。

学术交流，更添彩途。

利于就读，编排特殊。

音标注辅，用心良苦。

历程铺路，毫不含糊。

文笔紧凑，字字如珠。

学程可数，深是入谱。

有此建树，值得推露。

浅步诗经格调而书

2010 年岁末 – 姑苏 – 平安夜

北京影像技术主委谈《医学影像技术专业英语阅读与论文写作》

贾绍田

贾绍田：北京煤炭总医院医学影像科，北京影像技术分会主任委员等。

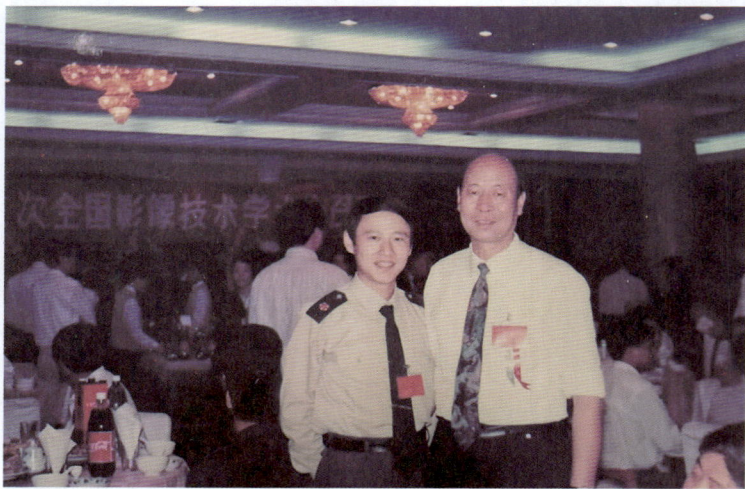

图　本书作者与贾绍田教授在全国医学影像技术学年会上合影

　　随着医学影像技术的飞速发展，大量先进影像设备的引进，以及我国医学影像技术学界对外交流的日益增多，无论是临床应用、新技术功能的开发，还是科研与论文的写作，对广大医学影像技术工作者而言，专业英语的学习显得越来越重要，因此迫切需要一部能够反映当今世界医学影像技术学发展的专业英语书籍。南京军区南京总医院王骏就是本着这个目的，组织医学影像技术学界同仁及相关的语言学家一起编写了我国医学影像技术学界第一部关于专业英语阅读与论文写作的图书。

纵观该书目录，以科研论文写作为线条，包括标题（Title）、摘要（Abstract）、引言（Introduction）、正文（Body）、结论（Conclusion），可让读者在掌握诸多专业英文词汇及用语的同时，全面细致地学习科研论文的英文写作技巧。对于初学者来讲，读者可以从中模仿、学习与套用相应的格式。可贵的是，该书涵盖了 CR、DR、CT、磁共振、乳腺检查、PACS、辐射防护的最新理论与前沿知识，做到与时俱进，这对临床实际工作与科学研究无疑都会起到一定的促进作用。新颖的是，作者以每天学习一段的灵活方式，使读者在不经意间掌握知识。此外，编者还在附录中加入赫尔辛基宣言（the Helsinki Declaration），使读者可以从中领悟科研工作者的道德规范与科研准则。

第一主编王骏自从 1990 年在福州举办的中华医学会第三次全国放射技术专题会议上出道以来，始终奋战在医学影像技术临床工作的第一线，充分利用业余时间进行科学研究与教学工作，撰写了大量的科研论文与相关书籍。早在 20 世纪 90 年代他就在多本期刊上发表了诸多的翻译论文与综述，长期以来一直活跃在我国医学影像技术学界。近年他还利用业余时间创办了医学影像健康网（www.mih365.com）。这些都是与他的发奋进取、顽强拼搏分不开的。

值此，借我国医学影像技术学界第一部专业英语书籍问世之际，衷心希望这部专业英语对提高大家专业英语水平有所裨益，更希望从事医学影像技术学的广大同仁努力工作、刻苦钻研、自强不息，为展示自己的才华而不懈努力！

——贾绍田 .《医学影像技术专业英语阅读与论文写作》序（王骏，周桔，唐坚毅主编. 医学影像技术专业英语阅读与论文写作 [M]. 北京：人民军医出版社，2011 年 1 月）

谈《医学影像技术专业英语阅读与论文写作》（一）

能产生一篇高质量的科研论文已属不易，然而，能用英语进行科研论文的写作则更是难上加难。其主要原因之一是英文语言关，之二是科研写作方法。为此，有必要在英文科研论文写作上花大力气。遗憾的是，到目前为止，整个医学影像技术学界还未见此类的教材或专著问世，这也就是该书最重要的价值所在。

通常，科研论文的写作有其一定的规律可循，包括题名、署名、摘要、关键词、正文、结论、致谢、参考文献等。其中，摘要是对正文核心内容的概括，一般包括目的、方法、结果、结论四部分。

科研论文写作首当其冲就是题名，要做到简洁、明了、全面、客观反映研究的内容，字数不宜太多，一目了然。一个好的题名要做到吸引读者注意，使读者看了题名就想看下文。引言就是简要地介绍大的学术背景，尤其是当今研究所存在的不足，以及作者针对什么问题展开科学研究，或是通过研究解决什么问题。在正文中，介绍作者在一定的时间段对特定病例采用相应的仪器、设备、条件、方法，特别注意少不了统计学分析与伦理规范。以及通过作者采用的研究方法得出相关数据，或是对原始数据进行统计学处理后得出相应的统计量。结论就是通过前面的结果推断出什么理论、观点。

总之，英文科研论文的质量从某种程度上来讲就取决于研究本身的水平、英文写作水平和统计学，研究水平是保证科研论文先进性、科学性的关键，英语写作水平是反映研究水平的手段。最后，我们还在附录中收入赫尔辛基宣言（the Helsinki Declaration），就是为了强调任何科学研究要让受试者有知情权、选择权，要得到伦理委员会的认可。为了方便大家学习，我们尽可能做到将 3 级以上的英语词汇都能够罗列进去，在突出医学影像技术学词汇的同时，还选有一定量的基础医学英语词汇及设备、工程和统计学词汇。同时考虑到让大家轻松学习，全书采用一天一段的学习形式。

在整个编写过程中，我们得到了语言学家的大力支持与帮助，我的优秀弟子们也抱以极大的热情。我国医学影像技术学界的著名资深专家、中华医学会影像技术分会原秘书、北京医学会影像技术分会原主任委员贾绍田教授为本书赐序，在此表示最崇高的敬意！同时，也希望广大读者对书中的不足通过 E-mail:yingsong@sina.com 发给我们，以利再版修订。

衷心希望这本书能够成为广大学术界同仁学习专业英语的良师益友，能够掀起学习专业英语的热潮。

谨以此书献给即将在国际舞台上展示才华的人们！

——王骏，周桔，唐坚毅主编. 医学影像技术专业英语阅读与论文写作 [M]. 北京：人民军医出版社，2011 年 1 月.

谈《医学影像技术专业英语阅读
与论文写作》（二）

英语，是现代人工作、学习、生活、交流所必须掌握的一门应用语言，便于人们之间的沟通与了解、增进友谊、拉近距离，尤其是在当今的互联网⁺、移动通信及云技术应用中则更是如此。

作为医学的一门分支学科，医学影像技术学的主要仪器、设备来自海外，其包含的知识涉及面广，不仅包括电子、电工、暗室化学和计算机与信息学知识，还包含生理、病理、解剖、成像技术与影像诊断知识等。这给我们在阅读参考文献或仪器说明书时带来巨大困难，常常需要借助公用辞典、科技辞典、医学辞典。作为一名放射师，如果没有较强的英文能力，其发展空间往往受限。

记得我在 20 世纪 90 年代初期，为了能了解国际上医学影像技术学发展动态，常到医院图书馆翻阅国际上著名的原版医学影像学期刊 *Radiology*（《放射学杂志》）、*AJR*（《美国放射学杂志》）、*BJR*（《英国放射学杂志》）、*EJR*（《欧洲放射学杂志》）等十余种，基本上是每期必览，并把一些重点文章复印后带回家慢慢咀嚼、消化、吸收，以不断强化自己的医疗、教学、科研能力。

刚开始接触专业英语文献时，常常是费了老鼻子劲儿才翻译了一小段，还驴唇不对马嘴，尤其是面对我们还没有的仪器、设备，翻译无异于"炼狱"。真想放弃！但身边的一位同事讲道："如果你现在不进入专业英语的学习，这辈子也就不用再想了！"外面的世界很精彩，不想落伍的我开始了艰难跋涉：针对一个个词汇、一句句话、一段段文字，发扬蚂蚁啃骨头的精神。

最初，我从翻译短篇开始，我的老前辈们是踏踏实实做学问的人，不收任何报酬地就像对待小学生作文一样帮我逐字逐句地修改，往往一篇译文改下来已面目全非。通过翻译，我了解到国外科研的一些最新动态，学习了不少医学影像技术学的新理论、新知识、新装备、新技术以及诸多的科研方法，从中体会到作者严谨的科研态度，当然也提高了我的专业英文水平，使我科研论文的数量、质量都在不断地提高。

有时前辈们也会碰到个别翻译不准确的词语，他们一点也不敷衍，明确告诉我这里翻得不太好，可以到图书馆再查一查、再问其他专家。于是我就找图书管理员，打开书柜，找最厚的英文辞海。慢慢地，我在国内著名的《国外医学临床放射学分册》、《国外医学放射医学核医学分册》、《国外医学医院管理分册》期刊上发表摘要、综述等，甚至在同一期期刊上刊登我翻译的三篇译稿。1992 年、1993 年我的科研论文入选亚洲放射技师大会、亚太放射技师大会、国际放射技师大会等，时至今日已发展到有多部译著，甚至专业英语翻译已成为我学习、工作、生活中的一部分。

随着时代的发展与要求，作为拥有 14 亿人口的大国，要想站在国际舞台上亮相、出"声"显"影"，展示我国的学术水平与才华，这就更离不开专业英语的学习与提高。为此，该书从如何写论文的角度出发，全英汉对照学习专业英语，并对常见格式进行了归纳、总结。内容涵盖 CR、DR、多排探测器 CT、磁共振成像、DSA、PACS、QA、QC、安全防护等。从现在开始每天学习、每天进步一点点，哪怕就是进步 1%，5 个月下来定会受益匪浅。

当然，因时间和我们的学术水平有限，书中定有不少错误，还望广大同仁与学生通过微信（1145486363）、E-mail（yingsong@sina.com）、微信公众平台（mih365）发来你的批评与指正，以鞭策我们做得更好。最后，借此机会，感谢所有参编人员的无私奉献！

谨以此书献给正在医学影像技术学路上奋斗的人们！

——王骏，周桔，徐娟主编. 医学影像技术专业英语阅读与论文写作 [M]. 南京：东南大学出版社，2016 年 12 月.

谈《影像解剖学——新手入门指南（第3版）》

　　本书采用大影像观的编写理念，涵盖了各类成像的基础知识，头部、颈部、脊椎与脊髓、胸部、腹部、盆腔、乳房、四肢等 X 线、CT、磁共振、DSA、超声、核医学等多模态成像技术，使解剖与检查技术学及其疾病相嫁接。"小贴士"内容丰富，术语解释涉及面广。原著不仅有线条图，还有标本，以及 X 线摄影的黑白反转，这正负片的对照显示恰恰如同照片与透视。此外，还有前面观、背面观、侧面观以及斜面观等，相得益彰，可让我国同行多角度、全方位、详尽观察医学影像解剖。不仅如此，原著还用心良苦地为各类图谱进行了"彩绘"，让人眼前一亮。为了说明男女性骨盆之间的差异，原著分别采用水桶与菜盆加以区别"高窄"与"宽浅"。这就如原著所述，始终站在读者的角度来谋篇布局，图文并茂、赏心悦目。为便于读者更全面地理解各类影像解剖，仅原著编注的图码就达 900 多，而大部分图谱是以 3 ~ 8 幅图片为一组。也就是说，原著总图片量为 4000 幅左右。这就意味着，如果攻克了这部专著，就能成为一名医学影像解剖学专家。

　　然而，原著远不是单纯意义上的为了解剖而解剖，字里行间写的相当详实、细致，密切结合临床检查与疾病发生、发展的实际。例如，作者提出，对于颈椎创伤的患者，应优先检查颈椎侧位片。就这短短的一句，如醍醐灌顶，讲出了我多年来想讲而未讲出的话。又如，为了把胸腔积液与气胸的 X 线摄影中所显示的差别发挥到淋漓尽致，原著采用了大量图谱加以说明。再如，如果临床上考虑肠梗阻或是肠穿孔时，恰恰这类患者不能进行站立位腹部平片检查，大家知道，应采用水平侧位进行 X 线摄影检查。那究竟是左侧卧位，还是右侧卧位呢？为避开胃泡等气体阴影的干扰，建议以左侧卧位为佳；而对于膈下游离气体的摄影，往往采用或加拍立位胸部 X 线摄影比立位腹部 X 线摄影更容易检出，这就是我多年来想改而未能改的内容之一。

再如，结石成分的 X 线吸收值较高，这是人所皆知的。而与水的 X 线吸收相比，草酸钙结石约为 10 倍，磷酸钙结石约为 20 倍；但对于尿酸结石以及胱氨酸结石 X 线是透过性的，所以 X 线摄影无法检出。同理，由于胆结石的主要成分是 X 线透过性的胆固醇和胆红素，与水的 X 线吸收程度相当，因此，有时用 X 线摄影也无法检出。不仅如此，原著还写到，1g 发泡剂可产生约 100ml 的二氧化碳气体；膀胱壁厚 1cm，尿满后可拉伸至 3mm 左右。所有以上这些，奠定了内涵与"专业素养"。

早在几十年前，日本就提出培养复合型人才的计划，以适应经济全球化发展的需要，其中一条就是外语本领。不知是不是这个原因，原著尽管是日语版，却标注了大量英文，我提醒编辑要全部保留，这样更便于我国同行借此多学习一些专业英语。例如 Jacoby 线（两侧髂嵴连线）；艾伦试验（Allen's test）；回盲瓣，又名鲍欣瓣（Bauhin 瓣）；小肠黏膜环状皱襞，又称克尔克林皱襞（Kerckring folds）；假肾征（pseudokidney sign）、多重同心环征（multiple concentric ring sign）、Meissner 神经丛（黏膜下层神经丛）、Auerbach 神经丛（肌间神经丛）、Borrmann 分类等。就一个大肠，就有 Busi、Hirsch、Cannon、Payr-Strauss、Balli、Moultier、Rossi 7 处收缩环。而这 7 处生理上会变窄的部位，以发表者的名字命名，在大肠造影检查中，这些症状常被误认为异常表现，容易混淆，因此有必要对其位置进行充分理解。诸如此类，原著对于可能出现的误判，通过多角度显示，全方位解释，更便于理解，充分突显了基础用于临床、为临床服务的理念；反过来，原著还透过各种疾病"反哺"检查技术，"反哺"基础，这就是这部原著的价值。这应验了日本索尼公司名誉董事长井深大所说："独创，决不模仿他人，是我的人生哲学。"

早在 20 世纪 80 年代末，我的老师就讲过，日本人搞科研所采用的参考文献，只有在"挖地三尺"找不到本国民族的文献后，才会采用他国语言的参考文献。通过这次翻译，让我真正见识到了这一点。原著引用了大量自己本国民族的参考文献，值得我国同仁学习与借鉴。同时，这也是对全球学术界的一种贡献。例如，"杉冈氏位"，我不懂，就向李萌教授求教。得到的回复是：杉冈氏位，实为髋关节外展位，是叫杉冈的医生发明的，咱们的教科书上没有，主要特点是：屈髋屈膝各 90°，然后髋关节外展 40° ……。

不仅如此，原著还体现了人文关怀。例如，在谈到子宫动脉栓塞术（uterine artery embolization，UAE）时，不仅提醒我们，必须避免由于阴道动脉、膀胱动脉一起被栓塞而导致的缺血性并发症；还告知我们，此法与剖腹手术相比，为非创伤性，但伴有辐射，在降低辐射的同时，还需要对辐射的影响进行知情同意……。

所以，我始终倡导，作为一名医学影像科技师，穿上白大褂，首先是一名医务工作者，然后才是一名医学影像科技师，必须密切结合临床病史，要知其然又知其所以然，决不能做"申请单"、"检查单"的奴隶。

众人拾柴火焰高，这 760 多页的译稿是多部门、跨行业、多层次、大融合的结晶，字里行间都满载着翻译委员会的专家、学者的心血和汗水。

尽管我们的团队竭尽全力想做到零差错、零失误，但毕竟水平有限，错误再所难免，更何况涉及两国语言、两国文化背景之间的差异等。因此，书中所述不作为临床与医疗官司的依据，谨供学习、参考。

——王骏，李萌，陈峰，盛会雪.《影像解剖学——新手入门指南》前言. 影像解剖学——新手入门指南 [M]. 沈阳：辽宁科学技术出版社，2022 年 8 月.

谈《放射成像原理》

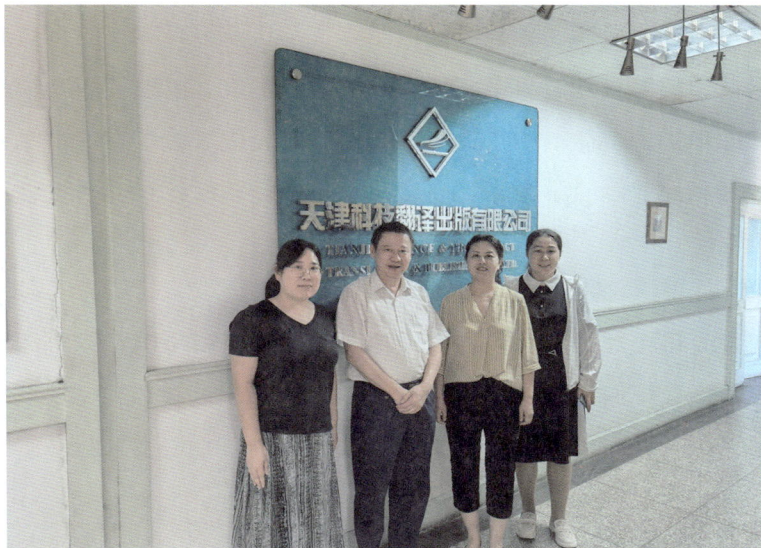

图 本书作者于 2022 年 8 月到天津科技翻译出版社参观、学习、交流，并与出版社各级领导合影。从右至左依次为姜晓婷、刘子媛、王骏、白玖芳

自 1895 年伦琴发现 X 线后不久，X 线便应用到医学领域，并逐步有了 X 线摄影、放射治疗、γ 成像、血管造影、乳腺钼靶成像、计算机断层扫描（CT）、数字减影血管造影（DSA）、计算机 X 线摄影（CR）、数字 X 线摄影（DR），加之超声、磁共振成像、放射科信息系统（RIS）、图像存档与传输系统（PACS）以及介入医学的兴起，标志着作为医技部门的放射学科逐渐发展成为大型、综合性临床学科——医学影像学科，成为 20 世纪发展最快的三大医学之一，并在一定程度上成为代表医院发展水平的标志。然而，在医学影像学向高、精、尖飞速发展的同时，与其相匹配的高素质人才的培养却严重滞后。

很荣幸，天津科技翻译出版有限公司向我推荐《放射成像原理》一书，我欣然接受该书的翻译工作，向国内的同行推荐这部学术专著。该书作者 K.达雅兰拥有 30 多年的临床和教学经验，出版发行 20 余部学术专著，尤其在放射医学物理学、放射肿瘤学和核医学方面颇有建树。

该书从最基础的物理学原理讲起，逐步谈到 X 线摄影、γ 成像、CT、超声成像、磁共振成像以及放射卫生与安全，内容涉及整个医学影像相关成像技术的基本原理、设备安装与质量控制等，是目前不可多得的将物理学融入到医学影像学的综合性教科书。作者采用大量图表，以独特而新颖的方式，将深奥的原理讲解得简洁明了，是培养医学研究生、医学物理学专家、放射技术学专家和放射诊断学专家等高素质人才所必备的教材，同时也是执业医师学习的教科书。

在翻译过程中，我和我的同行以及学生投入相当大的精力，竭尽全力把字字句句翻译得更加精准，以如实反映原著的内容和精髓。然而，由于工作繁忙，加之译者水平有限，书中难免有所纰漏，敬请通过微信（1145486363）或 E-mail（yingsong@sina.com）发来您的高见，以利我们做得更好。

——K.达雅兰主编. 王骏，陈峰，刘小艳主译. 放射成像原理 [M]. 天津：天津科技翻译出版有限公司，2018 年 12 月.

谈《平片 X 线摄影数字成像系统》

对于医学成像来讲，最后一个进入数字成像时代的却是日常应用最多的常规 X 线摄影。

早在 20 世纪 90 年代初，该技术被称为"荧光存储 X 线摄影"，直至近 21 世纪才逐步定型为"计算机 X 线摄影"，也就是人们现在所说的"CR"。它采用 X 线对成像板进行曝光，通过激光对成像板扫描，将其潜影形成数字图像在电脑上显示、后处理及存储，然后对成像板利用强光照射，擦除潜影后成像板循环使用。数字成像技术免除了胶片的使用，并在一定程度上将 X 线摄影过程中过度曝光或曝光不足的图像进行后处理，可适当弥补图像质量欠佳的问题，特别是减少了重复拍片。因此，理论上讲，在满足影像诊断的前提下，CR 可适当地降低一定的 X 线剂量（这里是指非同像质的比较），避免放射师曝光条件选择不当所造成的缺陷，特别是在床边 X 线摄影中其一度发挥了重要的作用，且可以与原先的 X 线机配套使用。但其最大的缺点是图像空间分辨力不高、时间分辨力更是欠佳，不能满足大流通量检查的需求。

随着科学技术的发展，摄影技术进入了数字 X 线摄影时代，即 DR。DR 种类繁多，通常分为直接数字 X 线摄影（非晶硒、多丝正比电离室）、间接数字 X 线摄影（非晶硅、电子偶合器件）。两者之间以是否产生可见光进行划分：如将 X 线转换成可见光，再将可见光转换成电信号，则称为间接数字 X 线摄影；如果将 X 线一步转换成电信号，则称为直接数字 X 线摄影。如今，非晶硅 DR 因其具有针状 CsI 可减少漫射，加之造价相对较低而成为市场主流产品。由于 DR 可使受检者的曝光剂量大幅度降低，且图像空间分辨力有所提高，特别是时间分辨力能在数秒内即刻显示所摄影的 X 线图像，使原先一个上午仅能检查 100 余位患者上升为 400 余位，因此其在全世界范围内得到广泛的使用。

然而，理论与实践还是存在着不小的差距，这尤其体现在 X 线摄影的曝光上。本来因为 DR 的非偶合效应，可做到 X 线剂量与最终图像的分离，其本身可以通过后处理技术弥补因 X 线曝光选择失误而造成的图像质量不足，这本来是一件好事。然后，也正因为如此，造成放射师在选择 X 线摄影条件时随意性加大，加之因时间分辨力的提高，工作量大幅度上升，导致照射野扩大，所以并没有因为 DR 的优势使受检者及公众接受的 X 线剂量大幅度降低。相反，也正是由于其时间分辨力高，临床医师给患者检查的适应证放宽，这些均将进一步加大公众的集体 X 线剂量及累积剂量。

综上所述，我们有必要通过一段时间的临床应用之后，再回顾性地、全面地、系统地研讨平片数字 X 线摄影技术，以达到温故知新的目的。由路易斯兰卡和奥古斯托·席尔瓦主编的《平片 X 线摄影数字成像系统》一书全面反映了当今数字成像系统的实际，从深层次上广泛探讨数字 X 线摄影成像系统的理论，充分体现了当今临床应用的最新成果。为此，翻译工作得到了我们团队成员的积极响应，并为之付出了艰辛的劳动。

当然，由于我们水平有限，定有不少表达欠佳或不容易使读者理解的地方，敬请批评指正，可以通过 E-mail：yingsong@sina.com 发来您的高见，以利我们再版所需。最后，感谢团队成员的积极付出与敬业精神；感谢出版社工作人员的编辑、加工、修改和润色；热诚欢迎广大同行及学生品鉴！

——路易斯·兰卡，奥古斯托·席尔瓦主编 . 王骏，刘小艳，杨晓鹏主译 . 平片 X 线摄影数字成像系统 [M]. 天津：天津科技翻译出版有限公司，2015 年 3 月 .

谈《数字乳腺 X 线摄影：全面解析》

目前，由于不良的生活方式、饮食习惯、工作与生活压力所产生的焦虑，以及基因和环境等多种因素致使乳腺癌的发病率逐年升高，且趋于年轻化。如果能够早期发现、早期诊疗，则乳腺癌患者的存活率、预后及生活质量都将得到极大改善。为此，医学影像学便责无旁贷地起到"侦察兵"的作用。

乳腺影像检查技术主要是近红外、超声、数字乳腺 X 线摄影、磁共振成像、数字乳腺融合体层摄影等。但以上检查方法并不能完全保证乳腺疾病的精准诊断，因为乳腺疾病的诊断还受其他方面因素的影响，如：受检者的生理与病理因素及其配合程度，仪器设备的各项参数指标，特别是影像师的服务态度与技术水准等。因此，有必要对涉及医学成像链的方方面面进行质量控制与安全保证，尤其要在满足诊断要求的前提下合理使用低剂量，做到 X 线剂量个体化。

可喜的是，皮特·霍格等所著的《数字乳腺 X 线摄影：全面解析》一书全面细致地讲解了乳腺的精准诊疗，为我国业内提供了很好的范例。全书包括 5 个部分，共 36 章，不仅论述了乳腺的生长发育和解剖、乳腺癌的发病机制、数字时代的乳腺影像学检查技术，还详细讨论了乳腺 X 线摄影的体位设计、压迫力度的大小、显示的标准及不足之处等，充分体现了作者及其团队所具备的专业素养。更值得称道的是，作者处处为受检者着想，充分考虑和体谅受检者的感受，甚至用整个章节描述受检者的切身体会，体现了一名医务人员应该、也必须具有的人文关怀和人文理念。

从字里行间我们感受到作者的专业素养与敬业精神，书中讲述的是技术，但更是文化的传播、理念的交流和思维的碰撞。为此，我和我的翻译团队尽心尽职，但终究时间有限，难免有翻译不到位的地方，敬请读者在百忙之中通过微信（1145486363）、微信公众平台（mih365）、E-mail（yingsong@

sina.com）发来高见，以利再版。

　　谨以此书献给业界同仁以及广大的女性朋友们!

　　——皮特•霍格，朱迪思•凯利、克莱尔•默瑟主编. 王骏，周桔，李开信主译. 数字乳腺X线摄影: 全面解析[M]. 天津: 天津科技翻译出版有限公司，2018年9月.

谈《CT 成像：基本原理、伪影与误区》

想想自己从医已近 30 年、兼职教学也已 10 余年，有幸见证了整个医学影像学界的发展，特别是近 20 年来所发生的突飞猛进的巨大变化，尤其是在我国更为明显。而所有这些质的变化要归功于：高弗雷·豪斯费尔德（Godfrey Hounsfield），他将当时仅能透视、拍片进行模拟成像的单一放射科模式跨跃式发展为数字成像的大型综合性医学影像模式。当今的 CT 应用又早已今非昔比，在为受检者提供早发现、早诊断、早治疗的过程中，CT 技术朝着更快（检查速度越来越快）、更高（图像质量越来越高）、更强（后处理功能越来越强），以及绿色 X 线（单个层面的 X 线剂量越来越低）的方向发展，而且还在不断地向深层次探索（诸如虚拟平扫、灌注成像、能谱技术等）。

然而，就是在这样一个看似无比优越的、无比强大的外表下，CT 也存在着不少的认识误区，并在无形之中发展成为最大的非自然辐射源，在为人类带来贡献的同时，也相应地增加了不少人为的副作用。为此，这就需要对当今这一特定历史发展阶段的 CT 进行全方位、深层次的梳理与认识，尤其是要在利用最低的 X 线辐射剂量下获得能够满足医学影像诊断及临床医师需求的 CT 图像，并做到受检者 X 线剂量个体化、检查方案最优化，以充分满足不同生理特点、病理特性的受检者的需求。

一个偶然的机会，我接到天津科技翻译出版有限公司姜晓婷编辑的邀请，希望我有时间能够翻译一些专业著作出版发行。这着实让我喜出望外，因为之前姜编辑在杂志社的时候有过多次联系，合作得非常愉快；另外，此前我早就拜读过天津科技翻译出版有限公司出版的医学影像相关译著，感觉确实不错，且我自 1995 年以来分别在《国外医学临床放射学分册》、《国外医学医院管理分册》、《国外医学放射医学核医学分册》期刊上发表过诸多的译文与综述，正好可以展示才华，在译著上一试高低。

经姜编辑推荐，我们决定翻译这本由 Oxford 公司出版、亚历山大·C·马利瑞安（Alexander C.Mamourian）主编的《CT 成像：基本原理、伪影与误区》一书，恰好我在同期也出版过类似的原创学术专著《医学影像成像技术案例对照辨析》一书，大有偶遇知己的感觉，加之 Oxford 公司也是我所熟悉的全球著名出版社，也曾拜读过他们所出版的学术专著，于是欣然答应并得到了我的南方医科大学医学影像本科学生以及英语专业老师的巨大支持与鼎力相助，在短时间内四易其稿后，再由编辑润色、加工，付梓出版。

纵览全书，在当今大的学术历史背景下，亚历山大·C·马利瑞安谈到了 CT 成像历史和物理学基础、辐射安全与风险，心脏、神经系统、体部成像技术，以及伪影与诊断误区等，字里行间中透出作者的博学与严谨，深层次的全面分析更是值得我们很好地学习与借鉴，特别是作者对知识产权以及人类辛勤劳动的尊重与人文理念更是值得效仿，这恰恰验证了我国的一句古训：以人为镜可以明得失。

说到作者的博学，从书中便可窥见一斑。全书涉及物理学知识、放射防护、医学知识，以及放射医师和影像诊断医师等诸多相关知识，所有这些综合知识再一次证明了知识无界限、无极限。这从另一个角度说明人才的培养亟需多元化，亟需多模态地不断学习与完善。八小时之外的功夫铸就人生差异，只有这样才能有资格称得上"敬业"二字。

当然，由于任何语言都是丰富多彩的，在不同的背景下所表达的含义有可能不完全相同，特别是在递进程度上更是如此，即使是同一个词也存在着不同的翻译方法，加之此书是我第一主译的首部学术专著，更有可能存在着翻译与理解上的不足与偏差，恳请同仁在百忙之中通过 E-mail：yingsong@sina.com 发来您的高见，对您的关爱在此先表诚挚的敬意！

最后，感谢出版社编辑们的支持与帮助，感谢所有参与该书翻译和审校的师生与同行所付出的辛勤劳动，同时，更希望该译本的出版发行能使全国同仁受益，这才是我们全体翻译人员莫大的安慰与荣幸。

谢谢大家！

——Alexander C.Mamourian 主编 . 王骏，刘小艳，李秀娟主译. CT 成像：基本原理、伪影与误区 [M]. 天津：天津科技翻译出版有限公司，2015 年 1 月.

谈《PET 和 PET/CT 临床指南（第三版）》

迄今为止，没有任何一种单一的诊断性成像被认为是充分的，因为单一的成像技术可能会导致各种病变的分期不足或过度诊断。分期不足可导致治疗欠缺，而分期过度可能会给正常组织带来不必要的创伤，而后期患者所用的药物与放射治疗也会带来毒性。融合影像判读有助于正确评估疾病的发生、发展、疗效和预后，在降低假阳性率、假阴性率的同时，改善医学影像诊断的敏感性、特异性和准确度，并成为疾病早发现、早诊断、早治疗及鉴别诊断的有效工具，可帮助检测肿瘤大小、分期，以大幅度降低判读者之间的差异，为循证医学、精准医疗的开展奠定坚实的基础，从而产生 1+1 ＞ 2 的效果。

随着计算机硬件、软件的进步，医学影像已进入"强强融合"的阶段，而 PET/CT 便是这其中之一。它是利用正电子发射断层扫描（PET）与计算机断层扫描（CT）所提供的解剖图像相融合，使解剖学、形态与功能学和分子过程相结合，从诊断图像中提取信息，并将其与肿瘤生物学和患者临床特征相关联，从而提高医学成像的预测能力，将在分子水平上的组织特征反映在医学图像的宏观特征中。加之示踪剂与仪器设备的协同发展，使分子成像成为可能，改变了治疗计划。

由于机器的差异，患者的生理、病理性差异及医学影像技师等人为因素所导致的诸多差异，加之不同判读者之间及判读者自身差异的影响，以及各医疗单位之间的差异，也会导致图像质量、影像诊断质量产生差异。唯有在整个成像链的操作过程中形成统一标准、规范化作业，才能实现从一个医疗单位到另一个医疗单位，从一台机器到另一台机器的可比性。

此外，影响 PET/CT 检查的因素还包括病灶部位、大小、形状、浓度、类型、分期、分级、进程、检查技术和检查时机的把握、患者年龄和肿瘤侵袭性。作为一名合格的医学影像技师，要尽最大可能为疾病诊断与鉴别诊断发挥自己的理论水平与技术才能，排除一切干扰及假像、伪影等，在做到双期扫描的同时，尤其是在治疗过程中正确把握成像的间隔时间，特别是 PET/CT 检查的时机显得尤为重要。

利用 PET/CT 不仅可进行术前分期、疗效评估、治疗优化、再分期及预后判断等，还可以针对治疗期所采用的药物、放射治疗等治疗方案进行评估，达到不同程度的治疗优化，以减少手术的创伤、药物的滥用及放射治疗给正常组织结构带来的损伤。

翻译本书是学习、了解、提高对 PET/CT 认识的过程。在这个过程中我们不仅知道了 PET/CT 在脑肿瘤、头颈部癌症、甲状腺肿瘤、胸部肿瘤、乳腺癌、胃食管及胃肠道间质瘤、淋巴瘤、黑色素瘤、肝胆肿瘤、胰腺癌、妇科肿瘤、泌尿系统肿瘤、结直肠癌、肌肉骨骼肿瘤诊断方面的巨大应用价值，甚至在感染和炎症评估等诸多方面都有着不同程度的应用前景。

不仅如此，该书还对 PET/CT 扫描仪的原理、示踪剂的放射化学及生物学基础、PET/CT 检查的判读、患者准备、标准摄取值、全身定量 PET/CT 成像、正常变异和良性病变及疗效反应等进行了全面细致的阐述。我们完全有理由相信，随着大数据与人工智能的开展，PET/CT 乃至整个医学影像均会有划时代的发展。

本书每一章节均参阅了诸多参考文献，以显示支持性证据，这些参考文献涵盖了该领域当今科技发展的最新成就。我想把这本书推荐给广大同仁，以加强大家对新的成像技术和诊断工具的了解，进而更好地为我们的患者服务。

——Eugene C.Lin, Abass Alavi 主编. 王骏，徐明，孙涛，盛会雪主译. PET 和 PET/CT 临床指南（第三版）[M]. 沈阳：辽宁科学技术出版社，2021 年 1 月.

谈《磁共振成像技术手册（第 4 版）》

在医学影像学检查方法中，磁共振成像（MRI）因其软组织分辨力高、无辐射等优点而受到医务人员及患者和家属的青睐。随着对 MRI 技术的研究进一步加深，磁共振（MR）扫描几乎可覆盖全身各个组织、结构和器官，并随着水抑制、脂肪抑制、血管成像等诸多成像技术的开展，为病变的特点、境界提供了丰富信息。加之，高场强 MR 扫描仪及线圈等硬件系统的引入，伴随其软件的开发与应用，使 MR 检查如虎添翼，可利用 3D 全方位、深层次地快速显示病灶，并步入分子与功能成像，出现了 MR-PET，为疾病发生、发展及更加合理地判断预后奠定了基础。

MR 检查费用高，影响图像质量的参数较多（相比于其他成像方式），如 TR、TE、翻转角、脉冲序列的组成等。然而，任何一项检查都得讲个体化，这就如同患者服药，存在个体差异。总的来讲，X 线、CT 检查可以通过增大 X 线剂量提高图像质量（当然，还有诸多其他因素），但有可能对受检者造成不必要的 X 线辐射。为此，需要做到 X 线剂量个体化，在医学影像诊断价值与受检者损伤之间求得平衡。而 MR 检查在目前尚未发现其对人体有太大的损伤（与 X 线、CT 检查相比），正因如此，很少有放射师对其成像质量进行个体化研究，大都采用随机配备的相关软件，不做任何修改便应用于不同体质的受检者，也正是这种"统一性"造成了图像质量大幅度下降。我想，这正是放射师需要学习的地方。

很荣幸，天津科技翻译出版有限公司向我推荐了全球著名放射专家凯瑟琳·韦斯特布鲁克所著的《磁共振成像技术手册（第 4 版）》［*Handbook of MRI Technique（Fourth Edition）*］一书，我所兼职教学的南方医科大学的学生们积极参与该书的翻译工作。

透过原著作者的简历，我们很能体会作者为 MRI 技术的发展所做出的艰辛努力。凯瑟琳·韦斯特布鲁克自1990年便开始从事MRI工作（几乎与我同年，我是1989年从事X线工作，备感亲切），她同时也是世界上第1位获得磁共振专业理学硕士学位的学者。认真阅读作者的团队简历以及前言，就有诸多值得同行效仿之处。该书由来自美国、英国以及欧洲的一些国家的磁共振成像的技术专家所组成的国际研究小组编写而成，他们不仅仅从事临床一线工作，还将其临床实践与科研成果到世界各地进行宣讲与推广。简直不敢想象，每年有800多个团体代表听取了他们的讲座！很显然，他们的授课已经成为世界上最受欢迎的磁共振课程。团队成员撰写了诸多的著作与科研论文，他们的客户甚至涉及全球所有著名的医学影像制造商，拥有诸多行业学会的闪耀光环，有的甚至被誉为"最具影响力的放射技术教育家"。

《磁共振成像技术手册（第4版）》纳入了磁共振成像新技术和新进展，是实现优质工作所必不可少的。本书论述精辟，可以引导初学者直接了解扫描技术，帮助更多有经验的放射技师提高图像质量。该书详细介绍了与扫描相关的主要理论，同时也包括操作技巧、门控技术、设备的使用、患者的防护与安全以及对比剂的应用等。循序渐进地指导操作者如何对每个解剖部位进行检查，包括检查的适应证、患者的定位、脉冲序列、伪影和优化图像质量的技巧等。

然而，再好的专著因语言不同而无法享用与推广，这就需要大批放射技师自己组成的精英团队在其自身经过长期的临床、教学、科研一线的自我培养与造就之后，才能把当今世界上最优秀的文化成果加以汲取、消化、演绎、反馈给我们的同行。其中，刘小艳主任就是我国医学界精英团队里的一分子，她年轻、充满活力，是一位经验丰富的磁共振成像技术专家。她的翻译准确无误，让我几乎没有落笔修改的地方。林海霞作为专业英语老师修改得很具体、到位，连一个标点符号都不放过，被动语态的处理更是淋漓尽致。她们的突出贡献在于将技术的发展和自身的经验展现于世，进行二次创作，正是由于她们的才干与敬业精神为该书尽早面世奠定了坚实的基础。这是同行的万幸，也是患者的福分。然而，我们这个团队成员有的彼此还未谋面，但无论如何，这个团队能拥有你们——真棒！透过字里行间，我们可以感受这是一部不可多得的磁共振成像技术的专著与教材，也必须为这部具有国际水准的专著配上一篇情深意切的翻译感受，是为中文版前言。

这恰恰应验了一句古话：好马配好鞍、英雄相惜！更何况，中国本来就是礼仪之邦，否则对不起原创国际团队的磁共振技术学界的顶级大师们。然而，由于时间紧、任务重，我们在翻译过程中定有不少考虑不周或欠佳的地方，敬请各位同仁通过 E-mail：yingsong@sina.com 把您的高见反馈给我们，以利再版，我们将不甚感激。最后，感谢天津科技翻译出版有限公司编辑们的辛苦工作，感谢广大参译人员的无私奉献！

——凯瑟琳·韦斯特布鲁克主编．王骏，李秀娟，刘小艳主译．磁共振成像技术手册（第 4 版）[M]．天津：天津科技翻译出版有限公司，2016 年 10 月．

谈《临床 MR 成像原理图解（第 3 版）》

本书第一主编沃尔·M.朗格教授是国际顶级专家，他编写了 14 部 MRI 相关的教科书。多年以前，朗格教授曾到我以前的单位参观访问过，由我全程陪同、摄影。在整个接待过程中，我深感朗格教授是一位学术上严谨、生活上平易近人的学者。MRI 原理错综复杂，晦涩难懂，而朗格教授则采用了简易教学法，使得 MRI 原理通俗易懂，尤其适用于当今大数据背景下的学习模式。

本书为第 3 版，在上一版的基础上进行了改编和修订，增加了可以提高图像诊断的关键信息。本书主要介绍了 MRI 的物理基础，强调了获取高质量图像的重要基础知识，具体介绍了 MR 扫描仪组成、MR 扫描磁场（静磁场、梯度磁场和射频磁场）和线圈、运动伪影、图像分辨力、成像序列、时间飞跃法 MRA、对比增强 MRA、脂肪抑制、灌注成像、滤过成像、几何失真、MR 乳腺成像和化学位移等，最后介绍了 MR 系统的新进展。各章都有病例介绍，超过 600 幅高清临床图像有助于加深对文中概念的理解。

最后，感谢参与本书翻译的专家和学者，感谢他们在繁忙工作之余的辛勤努力与付出！感谢天津科技翻译出版有限公司编辑们的辛苦工作！

由于时间和水平有限，书中难免有不当之处，敬请读者通过微信（1145486363）、E-mail（yingsong@sina.com）、微信公众平台（mih365）等尽快反馈给我们，以利再版。

谨以此书献给为我国医学影像技术学事业发展而不断拼搏的同行！

——沃尔·M.朗格，沃尔夫冈·R.尼兹，米格尔·泰勒斯，弗兰克·L.戈纳主编.王骏，张治平，陈峰主译.临床 MR 成像原理图解（第 3 版）[M].天津：天津科技翻译出版有限公司，2020 年 1 月.

谈《肿瘤放射治疗计划手册》

放射治疗是肿瘤的三大治疗手段之一，尤其是对于那些手术效果欠佳或无法耐受手术的患者，放射治疗是不可或缺的治疗方法。然而，放射治疗是一把双刃剑。在对病灶进行放射治疗的同时，需要尽量避免对病灶周围正常组织的损伤。这就需要勾画靶区，精准定位，特别是避开关键组织结构。

该书汲取了当今放射治疗发展的最新理念与成果，首先简要介绍了放射治疗基本物理原理、模拟和治疗工具等，然后按照部位详细论述了各种常见病变的放射治疗要点，图文并茂，通俗易懂。

本书可供放射治疗医师、物理师和技师参考阅读。另外，肿瘤科医师以及从事肿瘤学研究的相关人员也可从中受益。

因时间和水平有限，书中难免有不当之处，恳请广大读者批评指正！可以采用微信（1145486363）进行沟通与交流，以利我们做的更好。

——格里高利•M.M.韦德蒂克、尼尔•M.伍迪主编. 王骏，陈夏玲，杨一宁，姚志峰主译. 肿瘤放射治疗计划手册 [M]. 天津科技翻译出版有限公司，2022年1月

吴恩惠教授谈《轻松做医学影像检查》

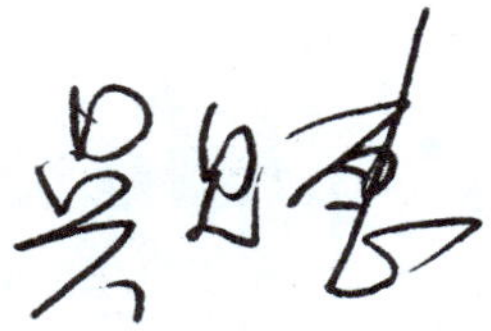

吴恩惠：天津医科大学总医院院长，北美放射学会荣誉会员等。

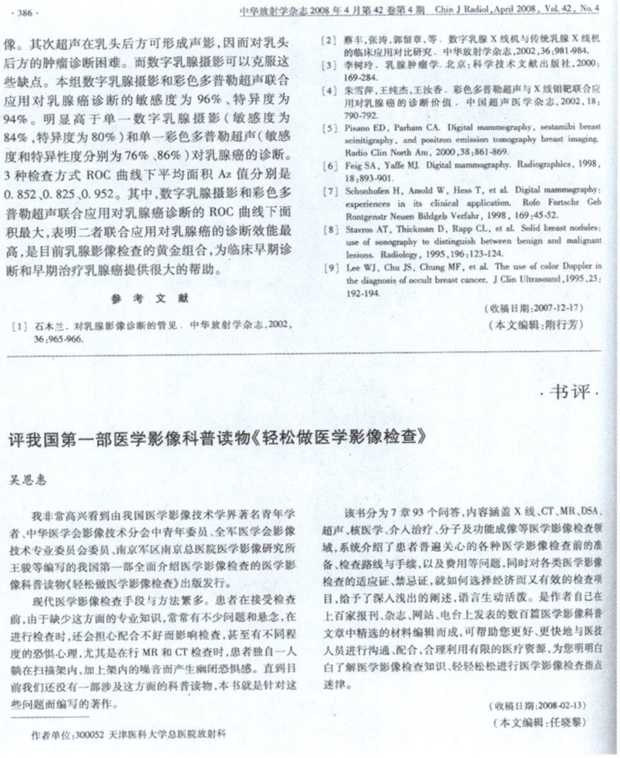

· 386 · 中华放射学杂志2008年4月第42卷第4期 Chin J Radiol, April 2008, Vol. 42, No. 4

像。其次超声在乳头后方可形成声影，因而对乳头后方的肿瘤诊断困难。而数字乳腺摄影可以克服这些缺点。本组数字乳腺摄影和彩色多普勒超声联合应用对乳腺癌诊断的敏感度为96%、特异度为94%。明显高于单一数字乳腺摄影（敏感度为84%，特异度为80%）和单一彩色多普勒超声（敏感度和特异性度分别为76%、86%）对乳腺癌的诊断。3种检查方式ROC曲线下平均面积Az值分别是0.852、0.825、0.952。其中，数字乳腺摄影和彩色多普勒超声联合应用对乳腺癌诊断的ROC曲线下面积最大，表明二者联合应用对乳腺癌的诊断效能最高，是目前乳腺影像检查的黄金组合，为临床早期诊断和早期治疗乳腺癌提供很大的帮助。

参 考 文 献

[1] 石木兰．对乳腺影像诊断的管见．中华放射学杂志，2002，36：965-966.
[2] 蔡丰，张涛，郭留章，等．数字乳腺X线机与传统乳腺X线机的临床应用对比研究．中华放射学杂志，2002，36：981-984.
[3] 李树玲．乳腺肿瘤学．北京：科学技术文献出版社，2000：169-284.
[4] 朱雪萍，王纯杰，王汝香．彩色多普勒超声与X线钼靶联合应用对乳腺癌的诊断价值．中国超声医学杂志，2002，18：790-792.
[5] Pisano ED, Parham CA. Digital mammography, sestamibi breast scinitigraphy, and positron emission tomography breast imaging. Radio Clin North Am, 2000, 38: 861-869.
[6] Feig SA, Yaffe MJ. Digital mammography. Radiographics, 1998, 18: 893-901.
[7] Schonhofen H, Amold W, Hess T, et al. Digital mammography: experiences in its clinical application. Rofo Fortschr Geb Rontgenstr Neuen Bildgeb Verfahr, 1998, 169: 45-52.
[8] Stavros AT, Thickman D, Rapp CL, et al. Solid breast nodules: use of sonography to distinguish between benign and malignant lesions. Radiology, 1995, 196: 123-124.
[9] Lee WJ, Chu JS, Chung MF, et al. The use of color Doppler in the diagnosis of occult breast cancer. J Clin Ultrasound, 1995, 23: 192-194.

（收稿日期：2007-12-17）
（本文编辑：附行芳）

·书评·

评我国第一部医学影像科普读物《轻松做医学影像检查》

吴恩惠

我非常高兴看到由我国医学影像技术学界著名青年学者、中华医学会影像技术分会中青年委员、全军医学会影像技术专业委员会委员、南京军区南京总医院医学影像研究所王骏等编写的我国第一部全面介绍医学影像检查的医学影像科普读物《轻松做医学影像检查》出版发行。

现代医学影像检查手段与方法繁多。患者在接受检查前，由于缺少这方面的专业知识，常常有不少问题和悬念，在进行检查时，还会担心配合不好而影响检查，甚至有不同程度的恐惧心理，尤其是在行MR和CT检查时，患者独自一人躺在扫描架内，加上架内的噪音而产生幽闭恐惧感。直到目前我们还没有一部涉及这方面的科普读物，本书就是针对这些问题而编写的著作。

该书分为7章93个问答，内容涵盖X线、CT、MR、DSA、超声、核医学、介入治疗、分子及功能成像等医学影像检查领域，系统介绍了患者普遍关心的各种医学影像检查前的准备、检查路线与手续，以及费用等问题，同时对各类医学影像检查的适应证、禁忌证，就如何选择经济而又有效的检查项目，给予了深人浅出的阐述，语言生动活泼。是作者自己在上百家报刊、杂志、网站、电台上发表的数百篇医学影像科普文章中精选的材料编辑而成，可帮助您更好、更快地与医技人员进行沟通、配合，合理利用有限的医疗资源，为您明明白白了解医学影像检查知识、轻轻松松进行医学影像检查指点迷津。

（收稿日期：2008-02-13）
（本文编辑：任晓黎）

作者单位：300052 天津医科大学总医院放射科

图1 天津医科大学总医院吴恩惠教授为医学影像科普读物《轻松做医学影像检查》在《中华放射学杂志》上发表书评

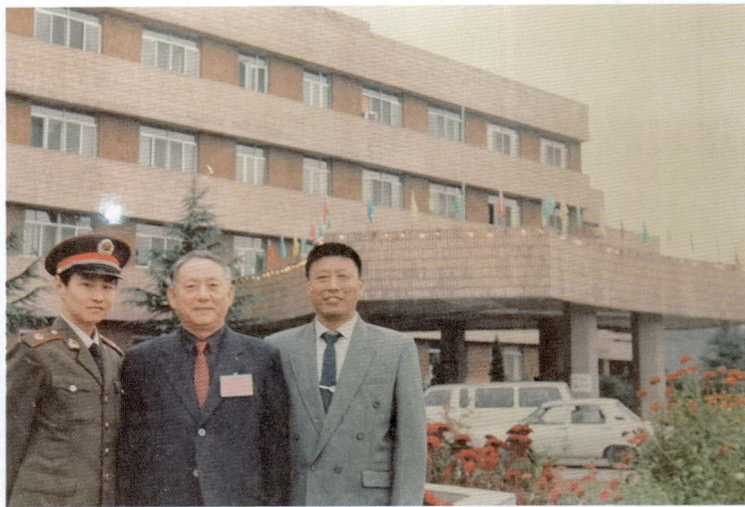

图 2 在实习带教老师、南京军区福州总医院杨永岩主任（右一）的引荐下，本书作者与吴恩惠教授（C 位）合影

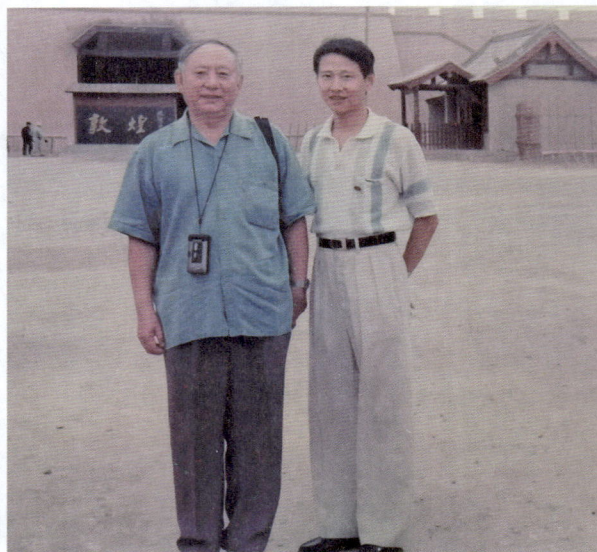

图 3 1997 年夏，在敦煌偶遇吴恩惠教授

我非常高兴看到由我国医学影像技术学界著名青年学者、中华医学会影像技术分会中青年委员、全军医学会影像技术专业委员会委员、南京军区南京总医院医学影像研究所王骏主任等人编写的我国第一部全面介绍医学影像

检查的医学影像学科普读物——《轻松做医学影像检查》出版发行。

现代医学影像学检查手段与方法繁多。患者在接受检查前，由于缺少这方面的专业知识，常常有不少问题和悬念，在进行检查时，还会担心配合不好而影响检查，甚至有不同程度的恐惧心理，尤其是在行磁共振和 CT 检查时，患者独自一人躺在扫描架内，加上架内的噪音而产生幽闭恐惧感。直到目前我们还没有一部涉及这方面的科普读物。本书就是针对这些问题而编写的著作。

该书分为 7 章 93 个问答，内容涵盖 X 线、CT、磁共振、数字减影血管造影（DSA）、超声、核医学、介入治疗、分子及功能成像等医学影像检查领域，系统介绍了患者普遍关心的各种医学影像检查前的准备、检查路线与手续，以及费用等问题，同时对各类医学影像检查的适应证、禁忌证，就如何选择经济而又有效的检查项目，给予了深入浅出的阐述，语言生动活泼。是作者自己在上百家报纸、期刊、网站、电台上发表的数百篇医学影像学科普文章中精选的材料编辑而成，可帮助您更好、更快地与医技人员进行沟通、配合，合理利用有限的医疗资源，为您明明白白了解医学影像检查知识、轻轻松松进行医学影像检查指点迷津。

——吴恩惠. 祝我国第 1 部医学影像学科普读物——《轻松做医学影像检查》一书出版发行 [J]. 中华放射学杂志，2008，42（4）：386

全国影像技术主委谈《轻松做医学影像检查》

秦维昌：山东省医学影像学研究所教授，中华医学会影像技术分会主任委员等。

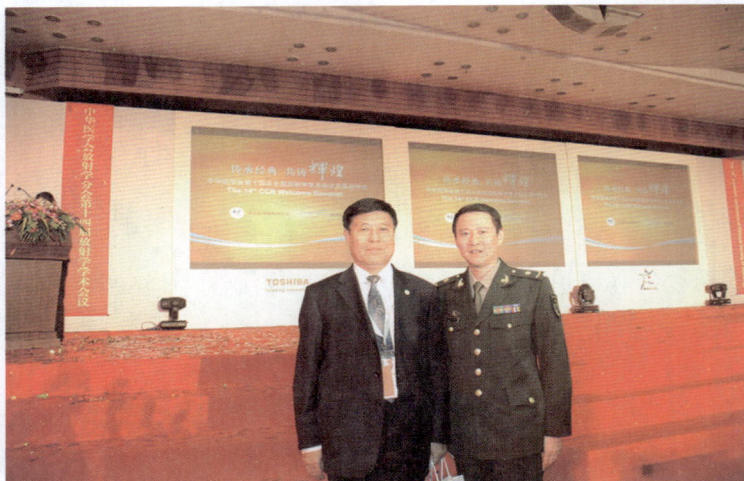

图 1   2007 年 10 月于南京，本书作者与秦维昌教授在"中华医学会第十四次全国放射学学术会议"上合影

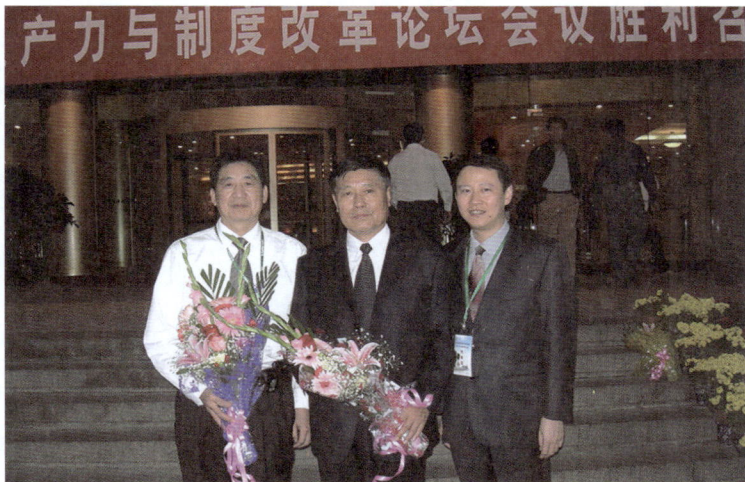

图 2　本书作者与秦维昌教授（C 位，山东省医学影像学研究所）、余建明教授（左一，华中科技大学协和医院，后成为中华医学会影像技术分会主任委员）在全国医学影像技术年会会场外合影

　　科学普及是扩大人们知识面的有效途径，了解各种专业的知识是一种有效方法。医学科普文章，不仅可以增加人们的医学常识，而且有利于疾病的自我防治；本书使读者对疾病的影像学检查、治疗方法有一个基本的了解，让患者对影像学检查有一定发言权和选择权，有利于增加医患沟通。特别在当前，对建立和谐医患关系是一个很好的途径。

　　影像学检查本来就给人有"暗室操作"的印象，近二三十年影像技术发展迅速，一般人难以深入了解。写一些通俗读物，让人们有所了解，就更具有现实意义了。

　　影像学检查中有些解释、说明工作，可以以科普的形式进行。某些检查有一定痛苦或创伤，需要患者暂时忍受；某些检查花费较大、衣着有特殊要求等，都需要患者的理解与配合。科普教育工作做好了，日常的解释工作也就简单易行了。

　　王骏同志作为一位影像技术工作者，在完成日常工作的同时，结合实践经验，整理了大量影像学科普资料，实在难能可贵。这也提醒我们，专业工作者也有科学普及的义务，在做好日常工作和科学研究的同时，科普也是一项很有意义的工作。

希望广大想了解影像医学知识的人不妨从本书开始，逐渐深入。

——秦维昌.《轻松做医学影像检查》序（王骏，吴虹桥，张文杰著. 轻松做医学影像检查 [M]. 北京：人民军医出版社，2008 年 1 月）

谈《轻松做医学影像检查》（一）

对于在三甲医院一线从事医学影像技术工作的我来说，每天都要面对上百位的病人及其家属，他们对整个医学影像专业几乎是一片茫然。早在 20 世纪 80 年代，医学影像科还是人们通常所说的放射科，仅以透视和拍片为主要内容，因此，业内人士常常称之为辅助科室。而今，随着计算机的发展，并将之嫁接到医学影像，便有了 CT、磁共振、DSA、数字成像、彩色多普勒、ECT、PET/CT 等；即便 CT 也形成了一个大家族，有电子束 CT、多层 CT、双源 CT 等。随之，医学影像由单纯的检查、诊断向三维、动态、分子影像及影像的融合技术发展，并进入到介入诊疗的时代，从而成为大型医学影像临床科室。

然而，由于费用、候诊时间以及重复检查等原因，广大患者对医学影像是又爱又怨。因此迫切希望能了解一些影像学检查知识，而这，恰恰是我们从事医学影像工作的人所面临的责任，这就要求我们在认真完成医学影像医疗、教学、科研的同时，还得进行广泛的科普与宣传工作。为此，为辛勤耕耘，在各种医学期刊发表了上百篇医学影像方面的科普文章，经过人民军医出版社编辑秦素利博士的整理和雕琢，终于成为一本贴近患者的科普读物。

这本书分为 7 章 93 个问答，系统介绍了患者普遍关心的医学影像检查前准备、检查路线与手续，各种检查的选择及收费等问题，可指导患者了解医学影像检查知识，轻松愉快进行医学影像检查。

感谢中华医学会影像技术分会主任委员秦维昌教授在百忙之中为该书作序，言简意赅，而又言之有物，并就该书的创作指点迷津。同样，我们还得感谢中华医学会影像技术分会前主任委员燕树林教授在百忙之中在其网站上发帖——《我的感慨》，给予我们巨大的精神支持，从而使我们懂得辛勤工作的价值。

尽管我们是一棵小草，但仍希望无论在哪儿，都能尽力展示一丝绿色之希望。然而，我们从不奢望第一棵小草披着绿色诞生之后，就永远用"绿"去命名它。因为任何事物的存在都具有它的有限性，都存在于一定的时空，一定的范围、条件之下，在迅猛发展的当今医学尤其如此。所以，当您阅读本书发现某些方面存有疑惑时，可通过 E-mail：yingsong@sina.com 发来你的信息。到那时，我们一定会让爱心乘着长风，在天际间飞翔。无论你的天空是晴还是雾，只要有渴望的风，目光定能捕捉到升腾的期待！

是啊，不知疲倦地在键盘上奔波，已是凌晨，拥抱正踏着晨雾走来的生活，只有一个字——"爽"！你瞧，天刚朦朦亮，小鸟们便在树上集合了，七嘴八舌的，像是热烈地讨论着阳光下的飞行。它们的路一定相当地遥远，要不，它们是不会醒得这样早的。

希望这本书能成为您的知音。

——王骏，吴虹桥，张文杰著. 轻松做医学影像检查 [M]. 北京：人民军医出版社，2008 年 1 月.

谈《轻松做医学影像检查》（二）

怎么也想不到，上小学就害怕写作文的我，居然在短短的 3 年里就发表医学科普文章及科技新闻达 150 余篇。想想自己能在业余时间里搞上这名堂还有一段小故事呢。

这还得从我科的一次申报科研成果奖谈起。当时我科开展了一项新技术，无论是成功率还是数质量均列全国前茅，遗憾的是在申报科技成果奖时被同期申报的某家医院所获得，以一票之差失之交臂，理由很简单：人家的影响大，有电台、电视台的各大新闻媒体的渲染。于是领导让我利用业余时间搞新闻报道，还叫我参加了一次全院新闻报道骨干培训班。说是培训班，也就是不到两个下午的时间，请了几位报社记者、编辑谈谈写些哪类稿件容易被录用。

一开始，说实在的，我有所顾虑，认为整天埋头于枯燥的文字，不去享受青年人应该享受的欢乐，去爬起格子来，能否成功我没把握；其次，由于自己从事的放射专业要向综合医学影像发展，面临着许多东西要学；且我科平时工作量大，一个萝卜一个坑，还要撰写学术论文、学外文、拿文凭等。我多少有一种担心，那就是：全面出击，到头来一个也没打好。

就在这忐忑不安的状态下我试写了一篇有关介入放射学治疗肿瘤的新闻，并请我院的"第一笔杆"润色，她说：作为新闻报道首先要把发生的事情交代清楚，然后阐明此项新技术是如何开展的，开展的现实意义是什么，与同类相比所处的地位怎样……。话虽不多，却是点睛之笔。就这样，为了这篇处女作确实花了一番功夫，还请科领导审阅，没几天便在一家有影响力的早报上刊出。当时的情景是，我的父母亲到新华社的一位老朋友家中作客，老朋友告知：你儿子有出息，在报纸上发表文章了……我在学术界发表了成千上万字的学术论文却无人知晓，就这"火柴盒"大小的新闻报道却使我的同学及亲朋好友都知道了。

打那以后，我的稿件一发而不可收，并使我的工作及生活模式发生了一些改变。以往我只知道自己在工作中埋头苦干，而现在不同了，不仅自己要踏实工作，还要留心别人是如何工作和学习的，这种必要的观察非但没有影响我的正常工作与学习，相反，对于一个有较强上进心的我来说是一种动力，使我从不懈怠；以往我基本上没时间看报，可现在在图书馆阅读专业论文疲劳时又增添了一项任务，那就是读报，所不同的是要从写科普的角度来看报，看看人家医院在干些什么，所处的国内、国外地位如何，对自己有何借鉴之处，这非但没消耗过多的时间，反而知识面却拓宽了不少，用以满足编辑、读者的各种提问；以往我就知道干好本职工作，很少顾及患者的需求，现在不同了，做患者的热心听众，把他们想的、问的都记下，灵感一上来便适时撰写。

以上这些具备以后，最终就落实在"辛苦"二字上了。有时为了赶时间、抓新闻，打印机（1994年我买的第1台打印机为24针式打印机，特响）一响就到深夜。父亲说我成了一名印刷工人；母亲说我回到家只认识个电脑（1994年我买的第1台电脑为386台式电脑）。几乎所有的夜班休息全泡在了科室及图书馆。夏天我会忘记了炎热，冬季会不觉得寒冷，有时为一段文字改来改去，连饭都顾不上吃。常常利用节假日、夜间加班加点，分秒必争。为了赢得时间，大冬天的下了夜班连早饭都顾不上吃就骑着自行车送稿，纵贯南京东西南北中，在车水马龙间夺路穿行，与时间赛跑。大家难以想象得到，在 −4℃ 的大冬天，有时汗都浸湿了衬衫。记得在一次夜班后休息的上午，我冒着滂沱大雨骑着自行车去为一家晚报送稿，大大感动了编辑，第二天就见了报……就这样，我的文章终于从"火柴盒"跃迁到"豆腐块"，从而发展到整版的刊登，有了"报眼"、有了"头版头条"、有了"连载小说"。

读者对成功的医学科普及新闻的反应是强烈的，有的患者从千里之外拿着报纸专程赶来求医，广东一家医院根据报纸上我所提供的信息由院长亲自带队参观、学习，新疆一位病人家属寄来特快专递求医问药，甚至我的手机都会被患者有心地运用，更有甚者还请我起草医疗状子……。记得我科在采用了一种新型 X 线胶片时提高了原先的价格，可病人大惑不解，"为什么乱收费？！昨天还没这么高，今天就变了……"。正值我路过登记窗口，忙从口袋里掏出一大早上班时同事给我的一份早报，上面正刊用了我的这篇文章，于是我对她说："我们现在采用了一种新型 X 线胶片，可减少 X 线对患者的辐射，并提高了影像分辨力，这是我今天早上刚发表在早报上的一篇文章，您老先请看一下，然后再发火，好不好？"中年妇女拿起报纸浏览了一下标题，抬起头来用疑惑的眼神问我："是你写的吗？"我指指胸前的工作牌笑着说："这哪能骗您呢，你看看名字。"这位患者还真地核对了一遍，眼里流露出敬佩的神情对我说："你真能干！我现在就去交钱。"一场不必要的麻烦迎刃而解。

　　最终，在各类编辑频频约稿的"诱惑"下，让我将专业写得再通俗点儿、再贴进社会点儿。于是，我的"胃口"越来越大，向各类新闻媒体及健康卫生类期刊发起更为猛烈的进攻，在编辑们的精心雕琢下大块大块的医学科普文章相继问世，以至于逐步有了在同一家期刊上父子同登、夫妻同登，甚至同期多篇的局面；以至于出现了转载的转载的转载，最后被人们挂到了网上，连名字都没了；到后来，从国外回来的人说，就是在加拿大华人区都看到了我写的医学科普文章……这些着实让我兴奋不已。这使得我在工作时更不放过任何蛛丝马迹，了解病人的渴望；业余时间学外语、学专业理论，了解国内外进展……有时我的整个人就像是被水浸透了的纸浆，实在不愿再往前挪上一步，但当我看到病人从遥远的地方寄来的信笺，就像是看到他们那一张张充满渴望的脸、那种求生的眼神，使我顾不上人生旅途的劳顿，哪怕是忙到夜深人静，也得打开电脑、爬起格子，任所有的述说在指间流淌，希望明天能发稿；当我懈怠时，那些亲朋好友就会鞭策我：怎么，最近没看见你的大作啦。就此，我常常是一下班不得不关掉手机，断绝一切与外界的联系，聚精会神地紧握鼠标打天下。

　　这本《轻松做医学影像检查》就是应人民军医出版社编辑秦素利博士之约，将笔者在多家报纸、期刊、网站上发表的有关医学影像检查的医学科普文章整理并补充，由编辑加上各级小标题列为 93 个患者最关心的问题，错误之处在所难免，请读者指正，以便再版时不断提高质量。

　　——王骏，吴虹桥，张文杰著. 轻松做医学影像检查 [M]. 北京：人民军医出版社，2008 年 1 月.

谈《透过影像看健康》

20 世纪发展最快的医学影像的核心内容就是医学影像技术学。没有技术就没有诊断，技术的进步促进了疾病的早发现、早诊断、早治疗。是医学影像技术学的进步丰富、发展了医学影像诊断学，完善、促进了临床诊断。我从医 30 年，教学十余年，经历了屏 / 片时期的放射科到今天，拥有了数字 X 线摄影、CT、磁共振、数字减影血管造影（DSA）及微创介入在内的大型临床综合型医学影像学科，其中 CT 涌现出"家族性"的发展趋势，如多排探测器 CT、双源 CT、PET/CT 等。在当今科技文明高度创新、集中涌现的大好形势下，却被看病难、看病贵蒙上阴影。我们想透过本书，为广大读者详细解答各类医学影像检查的适应证、禁忌证，以及各自的优、劣势，分门别类地介绍各种医学影像检查前、检查中、检查后所需要注意的相关问题，理解综合合理运用各类医学影像检查的必要性。

时代赐给了我们机遇，也同样赋予了我们责任与义务，不遗余力地使它进一步发展、完善，是我们医者的本分。我们尽全力想把本书写好，写得透彻些、更浅显易懂贴近百姓、方便患者。尽量清晰地讲述各类医学影像检查的来龙去脉，使感兴趣的读者对整个医学影像有所了解。智者千虑、必有一失，书中难免会有表达不确切甚至错漏之处，敬请发送电子邮件 yingsong@sina.com 批评指正。

——王骏，白树勤，吴虹桥编著. 透过影像看健康 [M]. 北京：人民卫生出版社，2016 年 5 月.

少将院长谈《医学影像技师考试一本通》

易学明：中国人民解放军南京军区南京总医院少将院长，全军医疗质量管理委员会主任委员等。

近年来，医学影像设备和技术不断进步和发展，各种技术和软件围绕扩大检查适应证、提高图像质量、缩短检查时间、降低辐射剂量展开，并扩大了诊断视野，完善了循证医学的内涵，以至于当代医师从来没有像今天这样依赖于医学影像，被检者从来没有像今天这样相信医学影像，医院从来没有像今天这样高度重视医学影像学科的建设。

我国医学影像技术各级学会和组织也加大了对医学影像技术人员的培养力度，卫生行政管理部门及所属机构为医学影像技术人员设立了全国医用大型设备上岗考试、"三基"考试和各类职称晋升考试等，广大医学影像技师需要一本既能全面反映医学影像技术基础知识与基本操作技能特点，又能反映该领域技术最新发展成果的考试参考书。

鉴于此，该书主编王骏组织我国20余所医院的近40位医学影像技术工作者编写此书，这些作者均奋斗在医学影像技术工作的第一线，具有扎实的理论基础、丰富的临床经验，并活跃在医学影像技术的各级学会中，在业内具有一定的知名度。主编王骏系南京军区南京总医院教学委员会委员，他是从事医学影像技术的骨干，亦是南方医科大学、南京卫生学校医学影像技术学的主讲教师，深受学生欢迎，多次获南方医科大学、第二军医大学优秀兼职教师奖励。王骏还受江苏省医学会的委托，近年来辅导江苏省医学影像技师参加全国 CT 技师上岗考试，每年通过率均居全国前茅。

此书参考了大量文献资料，不仅可为广大医学影像技师考试提供帮助，还可通过考试复习这种形式来促进医学影像技术基础理论的学习，通过学习促进医学影像技术操作规范化，促进医学影像技术质量控制，让医学影像技术人员能够为病人提供高质量的服务，为医学影像诊断和临床提供丰富而具有价值的影像信息。

希望这部考试类参考用书能够成为医学影像技师全面、正确掌握医学影像技术知识的良师益友，为你顺利通过各类医学影像技术考试提供帮助。

——易学明 .《医学影像技师考试一本通》序（王骏，熊雪峰主编. 医学影像技师考试一本通 [M]. 北京：人民军医出版社，2009 年 3 月）

马大庆教授谈《医学影像技师考试一本通》

马大庆： 首都医科大学附属北京友谊医院医学影像科主任等。

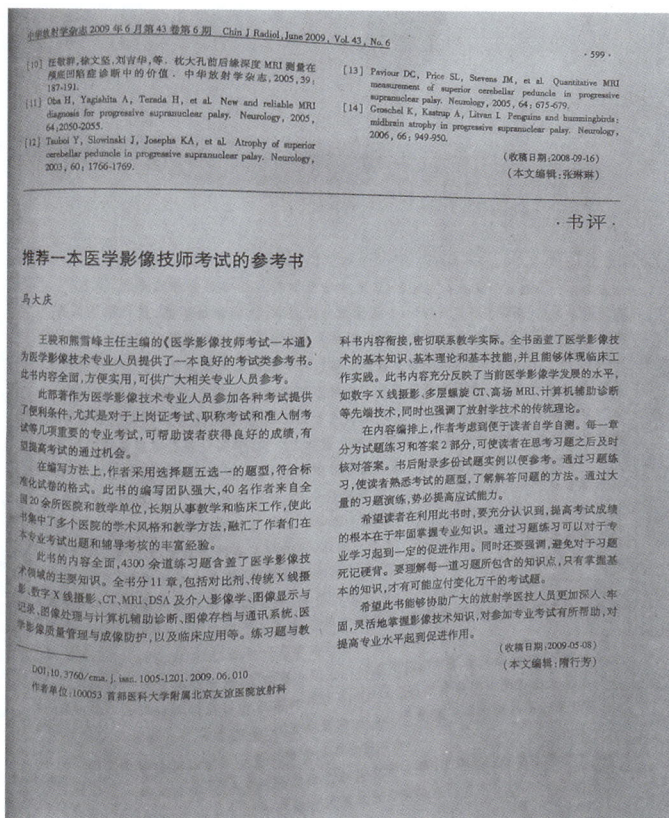

中华放射学杂志 2009 年 6 月第 43 卷第 6 期 Chin J Radiol, June 2009, Vol 43, No. 6 · 599 ·

推荐一本医学影像技师考试的参考书

马大庆

　　王骏和熊雪峰主任主编的《医学影像技师考试一本通》为医学影像技术专业人员提供了一本良好的考试类参考书。此书内容全面，方便实用，可供广大相关专业人员参考。

　　此部著作为医学影像技术专业人员参加各种考试提供了便利条件，尤其是对于上岗证考试、职称考试和准入制考试等几项重要的专业考试，可帮助读者获得良好的成绩，有望提高考试的通过机会。

　　在编写方法上，作者采用选择题五选一的题型，符合标准化试卷的格式。此书的编写团队强大，40 名作者来自全国 20 余所医院和教学单位，长期从事教学和临床工作，使此书集多个医院的学术风格和教学方法，融汇了作者们在本专业考试出题和辅导考试的丰富经验。

　　此书的内容全面，4300 余道练习题含盖了医学影像技术领域的主要知识，全书分 11 章，包括对比剂、传统 X 线摄影、数字 X 线摄影、CT、MRI、DSA 及介入影像学、图像显示与记录、图像处理与计算机辅助诊断、图像存档与通讯系统、医学影像质量管理与成像防护，以及临床应用等。练习题与教

科书内容衔接，密切联系教学实际。全书函盖了医学影像技术的基本知识、基本理论和基本技能，并且能够体现临床工作实践，此书内容充分反映了当前医学影像学发展的水平，如数字 X 线摄影、多层螺旋 CT、高场 MRI、计算机辅助诊断等先端技术，同时出强调了放射学技术的传统理论。

　　在内容编排上，作者考虑到便于读者的自查自测。每一章分为试题练习和答案 2 部分，可使读者在思考习题之后及时核对答案。书后附录多份试题实例以供参考。通过对习题练习，使读者熟悉考试的题型，了解解答问题的方法。通过大量的习题演练，势必提高应试能力。

　　希望读者在利用此书时，要充分认识到，提高考试成绩的根本在于牢固掌握专业知识。通过习题练习可以对于专业学习起到一定的促进作用。同时还要强调，避免对于习题死记硬背。要理解每一道习题所包含的知识点，只有掌握基本的知识，才有可能应付变化万千的考试题。

　　希望此书能够协助广大的放射学医师人员更加深入、牢固、灵活地掌握影像技术知识，对参加专业考试有所帮助，对提高专业水平起到促进作用。

DOI:10.3760/cma.j.issn.1005-1201.2009.06.010
作者单位:100053 首都医科大学附属北京友谊医院放射科
（收稿日期:2009-05-08）
（本文编辑:隋行芳）

图 马大庆教授为《医学影像技师考试一本通》在《中华放射学杂志》上发表书评

王骏主任和熊雪峰主任主编的《医学影像技师考试一本通》为医学影像技术专业人员提供了一本良好的考试类的参考书。此著作内容全面，方便实用，可供广大相关专业人员参考。

此部著作为医学影像技术专业人员参加各种考试提供了便利条件，尤其是对于上岗证考试、职称考试和准入制考试等几项重要的专业考试，可帮助读者获得良好的成绩，有望提高考试的通过机会。在编写方法上，采用选择题五选一的题型，符合标准化试卷的格式。此书的编写团队强大，40位作者来自全国20余所医院和教学单位，长期从事教学和临床工作，使本书集中了多个医院的学术风格和教学方法，融汇了作者们在本专业考试出题和辅导考核的丰富经验。

此书的内容全面，4300余道练习题涵盖了医学影像技术领域的主要知识。全书分11章，包括对比剂、传统X线摄影、数字X线摄影、计算机断层扫描、磁共振成像、数字减影血管造影及介入影像学、图像显示与记录、图像处理与计算机辅助诊断、图像存档与通讯系统、医学影像质量管理与成像防护，以及临床应用等。练习题与教科书内容衔接，密切联系教学实际。全书涵盖了医学影像技术的基本知识、基本理论和基本技能，并且能够体现临床工作实践。此著作充分反映了当前医学影像学发展的水平，如数字X线摄影、多层螺旋CT、高场MRI、计算机辅助诊断等先端技术，同时也强调了放射学技术的传统理论。

在内容编排上，作者考虑到要便于读者自学自测。每一章分为试题练习和答案两部分，可以使读者在思考习题之后及时核对答案。书后附录多份试题实例以便参考。通过习题练习，使读者熟悉考试的题型，了解解答问题的方法。通过大量的习题演练，势必提高应试能力。

希望读者在利用此书时，要充分认识到，提高考试成绩的根本在于牢固掌握专业知识。通过习题练习可以对于专业学习起到一定的促进作用。同时还要强调，避免对于习题死记硬背。要理解每一道习题所包含的知识点，只有掌握基本的知识，才有可能应付变化万千的考试题。

希望此书能够协助广大的放射学医技人员更加深入、牢固，灵活地掌握影像技术知识，对参加专业考试有所帮助，对提高专业水平起到促进作用。

——马大庆.推荐一本医学影像技师考试的参考书[J].中华放射学杂志，2009，43（6）：599

谈《医学影像技师考试一本通》（一）

　　我很幸运，也很荣幸，在业余时间能有机会参与南方医科大学（原第一军医大学）以及南京卫生学校的医学影像技术学的教学工作，并将我所编试卷一一上网，受到广大网友的一致好评。在多年的教学工作中，相当珍惜医院、学校、医学会给予我的每一次机会，认真备课，才会有作为教师所必备的前素质教育，才会有教学相长，才会有今天的这部著作。

　　我在每次考前动员时常讲，一次教学也好，一次考前辅导也罢，这些都是对我个人专业知识的一次全面检阅。如果大家没能考好，责任全在于我。

　　当然，考试的成功与否，除了与平时的积累有关外，还取决于你有没有"亮剑"的意识、"亮剑"的勇气、"亮剑"的毅力、"亮剑"的能力、"亮剑"的措施、"亮剑"的结果以及你对待结果的态度。也许有人会说：来自小医院的同行没有大医院先进的设备，病例也少，接受新生事物慢。我说，医院大有大的优势，但缺点是整天相当地忙碌，太累了，没有足够的时间和精力看书；医院虽小，但有相对富裕的时间看书。因此，医院不在大小，就在于奋斗，只要奋斗，就是穷山沟也能飞出金凤凰！无论从哪个角度来讲，我们都是同一个战壕里的战友，希望用你们的通过率证明这本书的价值所在。

　　考虑到知识结构的完整性，我们在分别阐述完各篇章的理论之后（见附光盘），根据上岗证考试、职称考试，以及准入制考试所采用的标准化试卷，统一采用五选一最佳选择题的格式编写。而反过来，同一试题相对的问题则是多选题的答案，故本书不再将多选题单列。同行们可以通过这些试题评估一下自己的学习效果。考试就是这样：万变不离其宗，基础理论、基本知识、基本技能掌握好了，随便试题怎样出，你都会游刃有余。因此，任何知识点都不能偏废，或是抱有侥幸心理。因为，考试其本身没有什么重点，重点也不意味着要考，非重点并不意味着不考，现在都是计算机抽题，甚至会出现同一类试题在同一份试卷上连续出现 4 ～ 5 个的情况。所以，要想得高分，复习时就应该多多益善。

在此，建议大家不要再去搞题海战术了，因为我们这些编委已到题海里游过泳，使该书容纳 4300 余道试题，这也是全国同类专著中习题量最大的图书之一。因此，广大同仁应该完全有理由相信：通过对这本书的认真学习，一定能够一次性通过相关考试，率先获得出线！

最后，感谢南京军区南京总医院院长、博士生导师易学明教授在百忙之中为该书作序，给予我们巨大的鼓励与支持，凸显对我们医学影像技师的关爱。在此，我谨代表全体编委对他的无私奉献深表谢意！同时，也衷心感谢广大同道通过各样形式多次敦促此书早日面市，热切盼望该书早日出版发行，也希望广大读者通过 E-mail: yingsong@sina.com 对该书不妥之处提出具体意见，让我们做得更好！谢谢！

——王骏，熊雪峰主编. 医学影像技师考试一本通 [M]. 北京：人民军医出版社，2009 年 3 月.

谈《医学影像技师考试一本通》（二）

　　总算编写完毕，唯有一个"累"字算给这部专著及其编委会的各项工作暂时画上了一个句号。然而，我们透过这些考题从中究竟学到了些什么？对今后的工作有什么指导与促进作用？我想，这才是我们所关注的。下面以 CT 为例谈谈我们的设想，或是最终意愿。

机器的维护与保养是病人安全检查的基础

　　首先，CT 检查的安全在于机器本身是否带病作业，它包括 X 线的产生、准直器的校准、检查床的运行、CT 值的准确，以及是否有伪影的产生和环境及仪器的清洁与消毒等，而所有这些均有不同的规定与要求，如需要每天检测 1 次的有：水模平均 CT 值的测试要求水的平均值正常波动范围不超过 ±3HU，空气的平均 CT 值不应超过 ±5HU。需要每月检测 1 次的有：高对比度分辨力的测试、低对比度分辨力的测试；检查床定位精确性测试偏差＞3mm，应由维修人员调整。需要每年检测 1 次的有：CT 值均匀性的测试要求所有部位测得的 CT 值平均差值不应大于 5HU；床移动指数的测试中如果总长度的误差＞1mm，应视为床移动指数有误差；床移动后冲复零的测试不能大于 1mm；定位线指示灯的精确性正常误差范围不应大于 2mm；散射线剂量越小越好，如果辐射剂量＞25mR/ 次扫描，应确认准直器及球管管套有无问题；正常 kVp 的波动范围应＜2kVp；定位线指示灯的精确性正常误差范围不应＞2mm，产生误差的原因：一是定位线指示灯的原因，二是球管的原因。

　　由此可见，对于 CT 检查来讲均有着不同的性能指标，而所有这些我们都检测了没有？我国开展医学影像质量保证与质量控制已有十多年的历史，可是我们究竟已经落实在具体工作中又有多少呢？大部分只是远远地停留在枯萎的文字上，让所谓的规章制度挂在墙上沾满灰层，到头来只不过是劳民伤财毫无意义的文字游戏罢了。目前，在我国大多数的医院都是在 CT 机出现故障停机之后才会考虑上述问题维修的可能性。我想，通过这本书的阅读，应该牢固树立安全意识，将维修与保养制度落到实处，要将预防性的维修与保养作为工作的一部分，防患于未然。

合理用药是病人安全检查的先决条件

大凡在腹部进行 CT 检查前需要口服 1% ～ 1.5% 的阳性对比剂，这样可以区分肠道，并减少因肠腔气体所产生的伪影。然而，这不能千篇一律，对于急腹症的病人，如：肠穿孔、肠梗阻、急性胰腺炎的病人则不能口服；对于怀疑有结石的病人可考虑口服阴性对比剂。对于口服对比剂还需根据检查部位来考虑用量，如：上腹部检查可在检查前 30 分钟口服 300 ～ 500ml，再在检查前口服 300ml；如果是检查肾脏需分次口服对比剂总量达 1000ml，每次为 300ml 左右。

对于不能配合检查的患者，成人一般用静脉注射或肌注 10mg 安定；小儿则以口服水合氯醛较为安全，用量为每公斤体重 50 ～ 75mg，总剂量应小于 2g，或口服 10% 的水合氯醛 3 ～ 5ml。为了抑制胃蠕动，松弛胃壁，有利于胃充盈扩张，检查前 10 分钟需肌注山莨菪碱 20mg，但对于青光眼、前列腺肥大、排尿困难者禁用。

接下来就是最常用的静脉团注对比剂，对于一些高危病人，如：恶病质病人，有严重肝、肾功能及心功能不全的病人，以及急重症病人均禁用；而对于高龄患者、小儿应慎用，并考虑采用非离子型对比剂。无论如何，均应以书面形式告知被检者及其家属在应用对比剂后有可能会出现的不良反应等，并签字。检查时，最好采用非离子型对比剂，用什么药、剂量多大、注射速率多快、在什么时间内进行扫描、需要延迟多长时间等都要做到胸有成竹。

如：肝癌和肝血管瘤的鉴别，有时一般的增强扫描方式不易确定，故常采用注射对比剂后，对病变部位进行同一层的时间间隔扫描，在注射对比剂后 15 秒、30 秒、60 秒和 120 秒，以及必要时的延迟扫描，延迟时间根据病情需要可至 10 ～ 15 分钟，基本可以做出正确诊断。此外，肝内胆管细胞癌也有延迟强化更明显的特点，有时也需要做延迟扫描帮助诊断。肾脏增强扫描通常应扫皮质期、髓质期和分泌期，皮质期延时扫描时间为 25 ～ 30 秒，髓质期延时扫描时间为 1 ～ 2 分钟，分泌期延时扫描时间为 2 ～ 5 分钟。特别是在 CT 增强扫描后，病人应留观 15 分钟，以观察有无迟发过敏反应。最后一点就是要把抢救药物备齐，检查有否过期。

辐射防护是病人安全检查的根本

尽管 CT 检查要充分掌握其检查的适应证，如：空腔脏器的胃肠道 CT 检查就不如常规的 X 线钡餐检查，更不如内镜检查；CT 的血管成像对于中低档 CT 来讲，其检查质量远抵不上常规的血管造影，充其量也不过是一种体检或是筛查的方法而已；在功能和生化、病理方面则更是欠缺；况且不同类型的 CT 机也有其适应证，如在进行头颅 CT 检查时，电子束 CT 就不如常规 CT 机。

检查前要告知病人一些检查相关的注意事项，如：在做鼻窦、颈部、喉部检查时不能做吞咽动作；在做胸腹部检查时屏住呼吸等，以争取病人的配合，减少漏诊及重复检查。检查前要除去一切与检查部位相关的金属，如：发卡、颈链、耳环、胸罩、金属扣、皮带等；还得多问上一句 1 周内有否做过消化道钡餐检查等，以免让患者"吃"了射线后才发现问题，尤其是早、晚期怀孕妇女原则上禁做。

在什么情况下需要进行薄层扫描呢？因为薄层扫描在给诊断带来大量信息的同时，也给患者增加了 X 线的辐射剂量，因此，要严格加以把握。通常，CT 的薄层扫描主要用于小病灶内部结构的细微变化，例如，观察骨的细微结构，内耳耳蜗和中耳听小骨等细微骨结构；观察肺内的细微结构及微小的病灶结构，早期的间质改变和各种小气道病变，肺部的弥漫性间质性、结节性病变及支气管扩张症等。

但更为主要的是，要对病人非检查部位进行防护，对病人家属或是陪伴人员进行防护。而我国目前大多数医院在这方面做得还很不到位，做 1 次 CT 检查如同进行射线的"桑拿浴"。我国医学影像技术学泰斗、前主任委员燕树林主任在讲课时多次突出强调：辐射实践正当化、防护水平最优化、个人剂量限值这三大基本原则的同时，还一再指出 CT 检查必须确实具有适应证，在考虑到被检者诊断与治疗效益的因素下，所有的照射应保持在合理的、尽可能低的水平。

规范化作业是病人安全检查的核心

最后一点就是落实在规范化作业上，大家都知道，常规 CT 检查需要做轴位扫描，但哪些需要做冠状位检查呢？如，在观察蝶鞍有否垂体瘤时需进行冠状位扫描。对于眼眶 CT 检查符合下列条件可首选 CT 冠状位扫描：①观察眼外诸肌肉病变；②确定眼内异物方位；③观察和确定病变与眶顶和眶底关系；④观察眶尖的紧邻结构，辨别眶尖病变的侵袭范围；⑤眼外伤时判断有无眶底或眶顶的骨折及其程度。

扫描体位定下后，紧接着就是定扫描基线。对于头颅扫描有 2 条扫描基线，其中听眉线（EML）的优点：①标志醒目，定位准确；②通过三个颅凹的最低处，扫描范围较理想；③显示组织结构较清楚，幕下显示第四脑室好，幕上显示基底节好。对于眼球的 CT 检查，扫描基线有听眦线或听眶线，由于听眶线更接近于视神经的走向，显示视神经及眼外肌较好，故提倡以听眶线为基线。

当病变和周围组织密度相近，可适当调窄窗宽；如观察的部位需要层次多一些，可适当加大窗宽；如果显示部位的图像密度较低，可适当调低窗位，反之则可调高窗位。当某些组织和器官，既存在密度差异较大的结构，同时又存在密度较小的结构，这就不能采用单一固定的窗宽和窗位，即单窗显示。为了显示不同组织的结构，必须采用双窗或多窗技术，如观察胸部，就必须采用肺窗、纵隔窗；又如观察颅脑，就必须采用脑组织窗和骨窗。只有根据不同组织的检查目的和检查结果，正确调整窗宽和窗位，才能得到有临床价值的图像，为疾病的定性诊断提供更丰富、更可靠的依据。

　　通常在下列情况下，需要加摄骨窗：①涉及颅底、内听道和蝶鞍的扫描，必须摄骨窗；②观察颅脑外伤须同时摄骨窗；③涉及颅骨本身的病变，或颅脑病变侵犯到颅骨，也要同时摄骨窗；④如有皮下软组织病变时应在病变层面加摄增宽窗宽的软组织窗（类似体部图像的软组织窗）。胰腺图像显示用软组织窗，窗宽、窗位分别为 W250 ～ 350，C35 ～ 50；对缺少脂肪衬托的被检者可调小窗宽，如 W150 ～ 200，C35 ～ 50。肾脏、输尿管、肾上腺的图像显示用软组织窗，窗宽、窗位分别为 W250 ～ 350，C35 ～ 50；对延迟扫描目的在于观察肾盂、肾盏内病变的部分应采用类似骨窗的窗宽、窗位：W1300 ～ 1500，C350 ～ 500。对胆囊造影的图像也应采用类似骨窗的窗宽、窗位，以免遗漏细小病灶。

　　对病灶一定要测量 CT 值、病灶的大小和直径，以供诊断参考。在对病灶进行 CT 值的测量时要注意到：①要对病灶的中心层面进行测量；②要对病灶及其邻近组织进行测量；③要对病灶所在组织进行测量；④要在同一层面对病灶增强前后，以及延时后的情况进行测量；⑤要对病灶所在位置进行相关组织的对称性测量。

　　总而言之，通过考试来温故知新，我想这才是我们的真正目的。最后，借此机会，再次感谢南京军区南京总医院院长易学明少将的大力支持、感谢编委们的无私奉献、感谢广大同仁的关爱；同时，希望各位同道多提宝贵意见，以利再版！谢谢！

——王骏，熊雪峰主编. 医学影像技师考试一本通 [M]. 北京：人民军医出版社，2009 年 3 月.

谈《医学影像技术考试一本通》（三）

我很幸运，也很荣幸，利用业余时间参与南方医科大学等医学院校医学影像技术专业的兼职教学工作，才有了教学相长的机会，才有了今天的这部试题库。

在当今大数据背景下的精准医疗环境中，医学影像技术这门既相对独立，又颇具"边缘"特色的学科，所需掌握的内容与日俱增。这里面不仅包含相关的基础知识，如解剖、生理、病理、诊断；还必须懂得专业理论，如各类成像的原理、设备结构的特点；更得知晓各类影像的检查技术，甚至还得对医学影像进行质量控制，对受检者进行安全管理，这是时代的要求。因此，必须在全面、系统地学习和掌握医学影像技术专业的整个知识体系之后，通过一定量的试题检阅自己的整体水平与得失，以更好地为临床服务，在深层次上开展科学研究，为在崭新的平台上开展教学进行知识储备。

由于当今考试大都采用计算机抽题、标准化试卷，这就相对模糊了重点与非重点之说，重点不意味着必考，非重点也不意味着不考。因此，复习时不能抱有侥幸心理，必须掌握基础理论、基本知识、基本技能，希望广大同仁通过对这部试题库的认真学习，融会贯通、举一反三，无论试题如何千变万化，你都会做到游刃有余。

该书容纳近 4200 道试题，是所有编委数十年临床、教学的结晶，同时也是我国医学影像技术试题库量最大、覆盖面最广的考试类用书，涵盖乳腺及数字 X 线成像技术、电子计算机断层扫描技术（computed tomography，CT）、磁共振成像技术、数字减影血管造影（digital subtraction angiography，DSA）及介入技术、超声成像技术、核医学成像技术、放射治疗技术、生物医学工程技术等相关内容，适用于在校学生考试、入院前准入制考试、"三基"考试、大型医用设备使用人员上岗考试、职称晋升考试等。

　　然而，考试也就是一种形式，是诸多评价体系中一种不可或缺的手段，其最终目的是督促人们不断地学习，不断地通过学习来丰富、发展、完善自我。有道是：知识就是力量、知识改变命运。也只有让学习成为一种生活方式，才有可能使成功成为一种习惯，才有可能从成功走向卓越。

　　最后，感谢北京大学医学出版社以赵欣为首的团队给予我们的巨大鼓励与支持。在此，我谨代表全体编委对她们的无私奉献深表谢意！同时，也衷心感谢各位编委的巨大付出与无私奉献。更希望广大读者对该书不妥之处一如继往地提出具体意见和建议，可通过微信公众号（mih365）、E-mail（yingsong@sina.com）、微信（1145486363）发来您的高见。也正是由于有了全体同仁的支持与关爱，我们才完全有信心、有能力做得更好，这也是时代所赋予我们这代人的责任、义务和使命！

　　——王骏，陈新沛，姚志峰，蔡裕兴主编. 医学影像技术考试一本通 [M]. 北京：北京大学出版社，2017 年 2 月.

李麟荪教授谈《医学影像技术学习指南与高频考点》

李麟荪

李麟荪：南京医科大学第一附属医院（江苏省人民医院）医学影像科主任，全国介入放射学会副主任委员，荣获亚太心血管介入放射学会金牌奖等。

王骏又出书了，这次编写的是《医学影像技术学习指南与高频考点》。由江苏大学出版社出版，王骏与甘泉两位主编，张玉星主审并写了序。

全书 580 千字，新华书店公开发行。

本人对影像技术并不擅长，但对年轻人好学又努力者非常赞赏。为此，欣然对此书写个"评语"。也为此不得不花些宝贵的"生命"（我对自己的时间视为生命）认真翻阅了全书，还讨教了有关专业人员。

正如作者自己说的"本书的理论体系依据大学教材《医学影像技术》（江苏大学出版社 2008 年出版），与其一脉相承，是其学习的辅助教材，或者说是姐妹篇"。本书对前一本书作了"学习指南"，指出什么是需要掌握的，什么是需要熟悉的，什么是需要了解的。这对于初学者来说无疑是十分重要的。因为，任何事物都有重点与非重点，突出重点才能带动全面。

同时作者又对课文内容中历次考试中"高频考点"作了例题介绍，如在对课文内容熟悉的基础上，再融合高频考点，则取得高分更有把握。

不过，十全十美的东西是不存在的。本书"学习指南"中分为掌握、熟悉与了解，与附录五、六的大纲上的内容不够紧扣，也无法紧扣。又如本书与原教材相比少了两篇，而这两篇中的内容如 PACS 与增感屏等在考试大纲上是有的，好在并不多。

我认为熟读一本书是很有意义的，如能读熟、读透，管用一辈子。

全军影像技术主委谈《医学影像技术学习指南与高频考点》

張玉星

张玉星：解放军广州军区武汉总医院医学影像科教授，全军医学影像技术学会主任委员等。

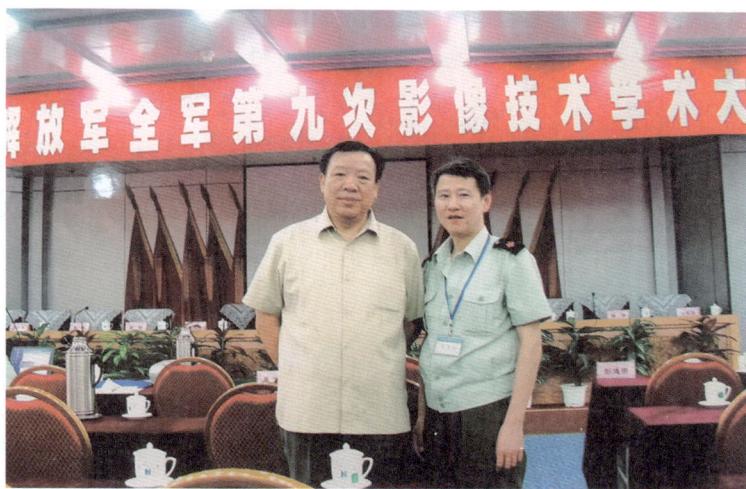

图1 2005年6月于济南，在"全军第九次影像技术学术大会"上，本书作者与张玉星教授在会场合影

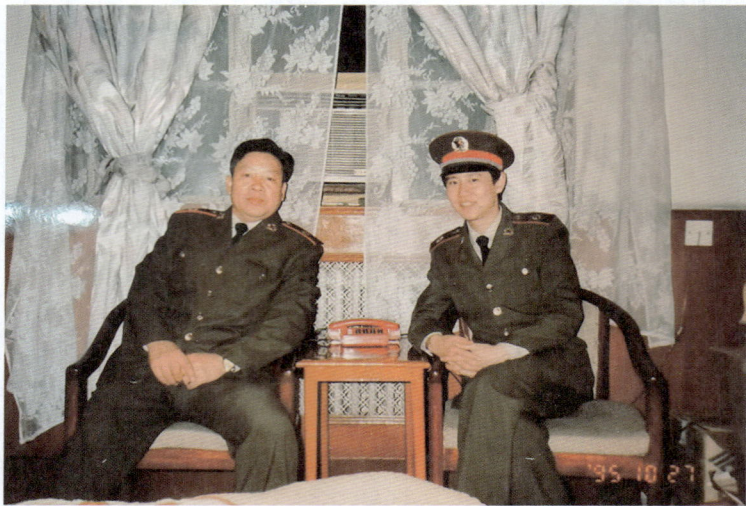

图 2 本书作者 1995 年 10 月 27 日于西安"全军第四次医学影像技术学大会",到宾馆住处拜访张玉星教授

在这知识爆炸的时代里,医学影像技术取得了突飞猛进的发展,就拿暗室技术为例,已从过去的感蓝片、感绿片的暗室化学手工操作,经历了显、定影液套药的自动洗片机冲洗,而后又经历了激光打印湿式冲洗,最终发展到当今的干式激光打印胶片,使广大医学影像技术人员从暗室操作走向明室作业,并向数字化、网络化发展,做到异地读取照片、通过网络打印胶片,使显示器观察的软阅读成为现实,以至于可通过网络进行网上会诊。

也正是因为医学影像在短时间内的高速发展,我国各大高等医学院校加大了对在校学生的培养力度;卫生行政管理部门设立了在职人员的"三基"考核、上岗考试、职称考试,以及准入制考试;各地学术机构每年也相应举办各类继续教育培训班和学术年会、专题研讨会等,目的就是为了适应时代的高速发展、满足知识更新的需求,最终目标就是:缩短工作流程,提高工作效率;改善服务态度,提高工作质量,提供最佳的影像医疗服务。

然而,面对巨大的知识更新的压力,在短时间内,消化、吸收现代医学影像知识,并将其应用到工作实践中去并非易事。南京军区南京总医院医学影像研究所王骏和江苏大学附属医院甘泉主任组织近 20 所高等医学院校和医疗机构的专家针对上述问题编写了本书。

我收到书稿后即利用一切可以利用的时间审读，总体印象很好。本书在每一个章节均分为"学习指南"与"高频考点"两大部分。在"学习指南"中首先突出学习重点，将内容分为掌握、熟悉、了解三个层次，同时突出讲解重点、难点、疑点，在强调工作原理、机械结构的同时加大技术应用的介绍，使传统与现代医学影像技术得到很好的衔接，让业内人员及在校学生学习时有所侧重，使他们做到心中有数、有的放矢。而在"高频考点"中，列有名词、问答题、选择题等各类试题，以适应各类医学影像技术人员及在校学生的考试需求，通过这些练习可以检阅自己的学习效果与掌握情况。

本书作为大学教材《医学影像技术》的辅助教材，内容涉及广泛，深入浅出地做到了理论学习与应试导向相结合。本书作为高校相关专业学生的辅导教材，同样适用于各级医院影像技术人员，是他们参加各类考试的非常有价值的参考书。

本书主编之一王骏是我 1990 年在福州举办的中华医学会放射技术第三次专题会议上相识的，之后便在诸多全国、全军的学术年会上多次见到他的身影。他始终奋战在医学影像技术工作的第一线，在圆满完成大量繁重的日常工作之余，积极参与教学、科研、科普、宣传工作，发表数百篇各类文章，被报纸、期刊、网络媒体广泛转载，并已有数本著作问世。他还利用业余时间创建医学影像健康网，成为我国业内不可多得的品牌网站。不仅如此，他每年还利用业余时间主动承担省、市级学术年会和国家级继续教育学习班的培训工作，在各级学术团体中起到了骨干作用。

我相信：这本学习指导满足了医学影像技术人员的高效学习与应试的多层次需求，将会受到我国医学影像技术学界同仁的广泛欢迎。

——张玉星.《医学影像技术学习指南与高频考点》序（王骏，甘泉主编. 医学影像技师学习指南与高频考点 [M]. 镇江：江苏大学出版社，2009 年 8 月）

谈《医学影像技术学习指南与高频考点》

近20年,医学影像技术取得了飞速的发展,各类医学影像新设备层出不穷。干式激光打印机、数字合成 X 线连续体层摄影装置、平板 DSA、双源 CT、320 层螺旋 CT、PET/CT、9T MR 等,使整个医学影像技术进入数字化、网络化时代的同时,医学影像技术开始向分子与功能成像渗透,并继续朝着图像质量更高、检查速度更快、功能开发更强的方向不断发展,以最小的代价为循证医学的发展提供技术保障。

也正是由于短时间内医学影像技术的高速发展,让业内人员目不暇接。为了在短时间内让广大从事医学影像技术的在职人员和医学影像专业的在校学生全面、系统、深层次、高效率地了解和掌握医学影像技术学的相关知识,我们精心组织编写了此书。并考虑到上岗考试、职称考试、准入制考试、"三基"考试等多层人员的需求而编写整理了千余道各类高频考题,目的就是为了满足医学影像技术在职人员和医学影像专业在校学生不同层次的需求,同时也为医学影像专业教师编写试卷提供参考。

本书的理论体系依据大学教材《医学影像技术》(江苏大学出版社 2008年出版),与其一脉相承,是其学习的辅助教材,或是说是姊妹篇。在这次编写中,我们在突出介绍设备结构、成像原理的同时,强调各类检查技术的规范化作业,精简了医学影像技术历史及发展、评价等比较琐碎的知识点,一些仅需了解的内容在此并未列入。这样,本书在指明各章节的侧重点之后,又使基础理论与知识考点并重,摒弃了当今市面上只是单纯以考题或是以理论为主的同类图书的缺陷,使其独具特色,方便学习、掌握与记忆。

在编写过程中,我们得到了我国医学影像技术学界的前辈、全军医学会影像技术专业委员会前主任委员、广州军区武汉总医院张玉星教授的首肯。他冒着盛夏高温,利用一切可以利用的时间为全书逐字逐句地修改、审定,效率之高令晚辈们敬佩。张教授作为我国医学影像技术学界的资深专家，还在百忙之中为本书作序，热情洋溢，字里行间凸显对晚辈的呵护与关爱。

此外，江苏大学出版社的有关领导、编辑人员非常重视并大力支持本书的出版与发行，他们提出的诸多富有建设性的意见，为本书独具的特色奠定了基础。在此，我们谨代表全体编委，对他们的热忱帮助表示由衷的感谢与敬意！

尽管我们力求站在时代所能给予的高度，尽全力将本书的内容更加完善，但毕竟水平有限，不足之处再所难免，在此恳请广大读者将意见通过 E-mail（yingsong@sina.com）告知我们，把信息反馈给我们。对您的真诚帮助我们深表谢意！

愿本书的出版发行能够搭建你我沟通的桥梁，为我国医学影像技术可持续发展做出一点微薄的贡献，真诚感谢大家！

——王骏，甘泉主编. 医学影像技术学习指南与高频考点 [M]. 镇江：江苏大学出版社，2009 年 8 月.

全军放射学主委谈《医学影像技术模拟试卷及答案详解》

孙钢： 中国人民解放军济南军区总医院少将副院长兼医学影像科主任，全军放射医学专业委员会主任委员，获联合国和平勋章等。

由南京军区南京总医院王骏等主编的《医学影像技术模拟试卷及答案详解》一书的出版发行，是医学影像技术专业的又一本好书。王骏同志长期从事影像技术工作，经常利用业余时间不辞劳苦地钻研业务，勇于探索和勤于思考并不断创新，近几年撰写了数本具有一定影响力的专业丛书。

《医学影像技术模拟试卷及答案详解》在具有科学性、系统性和实用性的同时具有一定的创新性。在每1份试卷之后附有详解答案，同时加入考题的相关知识要点，涵盖了 CR、DR、CT、MR、DSA、PACS、QA、QC 等全部医学影像技术。2000 多道试题分为翻译题、名词解释、填空题、最佳选择题、多选题、英文考题、问答题，为三基训练、上岗考试、在校学生的考试提供了方便，也满足了医学影像技师职称考试的需要，是一本很好的应试指南和学习医学影像专业的参考用书。我愿意将该书推荐给全军放射技术专业人员，同样也推荐给全国广大的放射技师和诊断医师。

全国影像技术首任系主任谈
《医学影像技术模拟试卷及答案详解》

陈鹤声

陈鹤声：泰山医学院首任放射系主任，山东省放射学会技术组组长等。

在 20 世纪末，由美国工程院牵头曾评出对人类社会生活最具影响的 20 世纪最伟大工程成就共 20 项，其中第 14 项是"成像技术"。从 1985 年德国物理学家威廉·康拉得·伦琴（Wilhelm Comrade Röentgen）发现 X 线，极大地促进了诊断学的发展，产生了 X 线诊断学。而后 1971 年英国科学家 Hounsfield 发明 CT、1973 年美国科学家 Lauterbur 开发 MR 成像，以及放射性核素、超声波的开发和应用等，促使 X 线诊断学逐步发展为放射诊断学直至形成当代的数字医学影像学，从而极大地推动了医学的进步，为人类健康做出了重大贡献，医学影像学也成为医学影像成像技术创新的集中体现。

医学影像学的进步推动了医学教育的新发展，据不完全统计，自 1985 年我国医学院经国家批准在泰山医学院开办医学影像技术专业以来，目前全国 90 多所高等医学院已开设了医学影像专业（含技术和诊断），培养出数以万计的医学影像专业工作者，在全国各级医院辛勤工作，发挥着积极的作用。

南京军区南京总医院王骏主任技师，不辞劳苦，紧跟医学影像学的新发展，勇于探索，勤于思考，精心钻研，以开拓的视野，将他本人 20 余年来在南方医科大学影像本科和南京卫生学校医学影像技术专科的教学过程中积累的实践经验进行总结；在第四军医大学赵海涛教授的帮助下，得到国防工业出版社江苏分社各位编辑的大力支持，编写出版《医学影像技术模拟试卷及答案详解》一书，旨在通过试卷学习这种形式为读者提供增长知识、广开思路、扩大眼界，进一步了解医学影像近年来所出现的新设备、新技术、新方法及其临床应用。

本书内容符合当前医学影像技术专业的教学大纲及卫生部医学影像专业的考试大纲的要求，做到选题、解析和试题难易程度科学安排。本书也符合学生的水平考试和相关人员晋级考试的复习规律。本书具有很好的创新性、科学性、系统性和实用性，是一本很好的应试指南和学习医学影像专业的好书。

我愿将此书推荐给广大医学影像专业学生和医学影像技术工作者为参考书。愿我们医学影像技术工作者努力工作，刻苦钻研新技术、新知识，为人类健康事业做出更大的贡献。

——陈鹤声.《医学影像技术模拟试卷及答案详解》序（王骏，史跃，陈大龙，庾君毅主编. 医学影像技术模拟试卷及答案详解 [M]. 北京：国防工业出版社，2011 年 4 月）

谈《医学影像技术模拟试卷及答案详解》

在笔者利用业余时间从事南方医科大学医学影像本科，以及南京卫生学校医学影像技术大专的教学过程中，落实到最后一点，就是通过 1 份试卷来综合评价教与学的情况，努力通过 1 份试卷来反映学生掌握的程度，通过 1 份试卷来评估教学的得失。为此，笔者总是绞尽脑汁地认真对待每 1 份试卷，力争从考试结果中找出自己教学的薄弱环节，以期为下一学年的教学模式与教学内容的强化程度积累更多、更宝贵的经验与教训。不仅如此，每当学生考完之后，我都会将自己辛辛苦苦编写的各类试卷放入网站，敬请全国同仁斧正。没想到的是：其点击率成千上万，饱受好评，以至于网络上出现了转载，下载率更是不计其数。于是，在国防工业出版社江苏分社编辑的策划下，笔者萌发了编写试卷库的打算，得到了第四军医大学赵海涛教授的积极响应，诸多同学也广泛参与，给予了大力支持与帮助。

作为 1 份优秀的试卷，具有以下特点：第一，试题涵盖范围广。例如：X 线、CT、磁共振、DSA、网络与质量控制等，做到面广、量大，在极短的时间里高浓度地提炼其最为核心的、有代表性的学习内容，覆盖医学影像技术学的所有理论与临床应用的知识点，甚至还可以涉及相关的基础知识，如影像学解剖等。

第二，试题避免重复。在 1 份试卷上要尽可能地避免同一类试题的重复出现，例如，同样是关于颅脑 CT 扫描的试题，或许它是不同的考点与选项支，但最好不宜出现 2 次，只有这样方可在更大范围内择其精华进行考试。试题重复常常是机器随机抽样的弊端，因此，在随机抽题后，有可能再进行人工干预与筛选。

第三，各个侧重点要有一定的比例。对于 1 份试卷来讲，应根据教学内容的不同侧重点在试卷上反映出不同的比例，尤其要在试卷给分上突出教学重点、临床应用重点。当然，重点内容不一定个个都要考，非重点内容也不意味着不考，一句话，要详略得当。

第四，试卷要面向考生。试卷要依据考生不同类别各侧重点也不一样，例如，面对医学影像诊断专业的学生，影像技术考试需要偏向为达到显示组织结构或疾病的目的，常采取什么样的检查方法，各种检查方法的适应证、禁忌证，以及一旦在临床检查中被检者出现问题时该如何应急、救治。对于一些较为具体的操作只能一带而过，一句话，是为了这些学生今后会开检查申请单，特别是建议加做何种检查，以及为抢救做准备。而面对即将从事医学影像技术工作的学生来说，他们考试的侧重点应放在临床操作与应用的技能上，特别是影响图像质量的一些相关因素上，而一些成像原理只能适当附带一点即可。对于工程方面的学生，则应该侧重于仪器设备的原理，常见故障的现象、分析，如何加以克服，特别是注重仪器设备的安装、调制及其质量控制方面的内容。

第五，应试要有目的性。试卷通常有两种，一种是水平考试，仅仅是为了了解全体学生知识掌握的情况而已。对于这类试卷要难易得当，要通过这1份试卷合理拉开同学们的档次，使成绩呈正态分布。现在的在校学生的考试往往就属于这一类，此外，还有上岗考试、三基考试等。而另一种试卷是为了进行选拔优秀人才，使其处于一种竞争状态，如当下现行的一些职称考试、入院前的准入制考试等就属于这类。这类考试的结果是为了突出强调个别人才冒尖，而不管大多数考生的考试结果。因此，无论是本科生还是大专生在应试时用同一份试卷，这样一来就模糊了本科与大专的界限，没有大纲之说。

当然，尽管力求通过这20份试卷把医学影像技术学的相关知识点全部有机地组合在一起，但毕竟笔者水平有限，一定存在着不少错误与不足，还望广大同仁大力斧正，可以通过 E-mail：yingsong@sina.com 告知我们，对您的真诚我谨代表全体编委表示感谢！

最后，借此机会衷心感谢我国医学影像技术学界著名资深专家、泰山医学院陈鹤声教授在百忙中为我们这些晚辈作序，感谢国防工业出版社各位编辑的辛勤劳动，同时敬祝各位同道在各类考试中取得优异的成绩。谢谢！

　　——王骏，史跃，陈大龙，庾君毅主编. 医学影像技术模拟试卷及答案详解 [M]. 北京：国防工业出版社，2011 年 4 月.

谈《大型医用设备 CT/MR/DSA/ 乳腺技师上岗考试全真模拟试卷及解析》

全国大型医用设备使用人员上岗考试已历经了 10 多个年头，本人有幸参与了全国首批考试，且顺利通过。近几年来，开始辅导江苏省同仁参加全国大型医用设备使用人员上岗考试，通过率平均高出全国通过率近 20 个百分点。自豪之余，更多的是针对考试的得失进行不断的总结与提高。于是，开始计划出版有关全国上岗考试的专用书，此得到了军事医学科学出版社各级领导和部门的重视，同时也在极短的时间内得到了来自全国 10 余所高等医学院校、20 多所教学医院的 30 余位奋战在医学影像技术临床、教学、科研、管理等方面的专家和学者的积极响应。

来自全国各地的 30 多位编委，针对卫生部、中华医学会的指定用书《全国医用设备使用人员（CT/MR/DSA/ 乳腺技师）上岗考试指南》，专门编写了近 3000 道试题，根据全国规范化考试的特点，采用五选一最佳选择题的类型，按照 CT、MR、DSA、乳腺及数字成像编排成现在的全真模拟试卷。为了给使用人员提供更多的知识点，在每一套试卷之后均备有答案及解析。

全国大型医用设备使用人员上岗考试有 CT 技师、MR 技师、DSA 技师、乳腺技师。通常，CT 技师上岗考试，不仅仅要考 CT 内容，还有 X 线及数字成像等内容，因此，在利用本书时，除了要掌握 CT 成像技术外，还要掌握乳腺及数字成像技术。对于 MR 技师上岗考试来讲，除了考 MR 内容，还要考 CT、X 线及数字成像等内容；因此，在学习本书时，要把 CT 成像技术、磁共振成像技术，以及乳腺及数字成像技术都得好好复习。同样，对于 DSA 技师上岗考试，不仅要考 DSA 内容，还要考 X 线及数字成像内容；因此，需复习 DSA 成像技术和乳腺及数字成像技术。对于乳腺技师上岗考试，只需学习乳腺及数字成像技术即可。

学习其实就是这样：万变不离其宗，通过做题这种学习方式，旨在衡量自己的水平，从中找出薄弱环节，以促使自己对知识点掌握得更多、更扎实，以便日后更好地为受检者服务，为更深层次地开展医学影像技术学的科学研究而不断地进行知识积累，而不是为了考试而考试。

在这里我们更要强调的是，试题可以千变万化，但知识点是相对不变的，因此，期望广大同仁在充分利用本书时，要做到触类旁通、举一反三，千万不能就题论题，甚至是死背答案。尽管该书是立足于大型医用设备（CT/MR/DSA/乳腺技师）上岗考试的专用书，但从广义上讲，也是职称考试、入院前准入制考试、"三基"考试以及在校学生考试的必备考试类用书。衷心期望广大同仁合理地、创造性地加以利用。在此，预祝广大同仁能够顺利通过医学影像技术学的各项考试。

尽管来自全国 30 余位编委一心想通过自己的努力把该书写好，把差错降至最低，不留下丝毫的遗憾，但智者千虑，必有一失，更何况我们这些凡夫俗子。因此，敬请广大同仁在阅读该书时，一旦发现问题，可以通过 E-mail（ yingsong@sina.com ）发来您的见解，以此促使我们做得更好，以利再版，在此对您的关爱深表谢意！

最后，感谢编委们的辛勤劳动，感谢军事医学科学出版社各级领导的关心与支持，特别感谢幕后英雄们默默无闻的奉献。

谨以此书献给在医学影像技术事业上不断攀登的人们！

——王骏，王宗成，黄小华，赵海涛主编. 大型医用设备 CT/MR/DSA/乳腺技师上岗考试全真模拟试卷及解析 [M]. 北京：军事医学科学出版社，2012 年 6 月.

谈《CT/MR/DSA/ 乳腺技师业务能力考评全真模拟与精解》

谈到考试，无不恨之入骨，尤其是医学界，学一辈、考一辈，没完没了。光在学校里就考了三四十门还不算，还有入院前的准入制考试、每年的"三基"考试、全国医用设备使用人员业务能力考评、医院等级考评、各级别的职称考试等。尤其是全国医用设备使用人员业务能力考评简直就是骂声一片，甚至还质疑其合法性。

记得当年，我在参加全国第 1 批 MRI 技师上岗考试时，本没有我考试的名额（因为当时我只搞 X 线）。为了能够参加考试，我直接找了科主任。"你行不行？"科主任脱口而出，"你又没搞过磁共振"。"正是因为我没搞过磁共振就更需要参加考试，否则抱着书看容易睡着，只有通过考试才能看进去书，再说大影像学科的发展更需这些。"

当年我选择 MRI 技师上岗考试的另一个目的就是，根据当时业内一致的声音：只要通过 MRI 技师考试，CT 技师、DSA 技师就可以免试（乳腺技师上岗考试是后来才有的）。当时，可能是因为在 MRI 技师的试卷中涵盖了 CT 技师、DSA 技师以及 X 线的内容。这一次性通过，"懵懂顽童"的我，想必再也不用考试了，实可谓：一劳永逸。

没想到的是，时隔 10 多年之后，在一次"三级甲等医院"的复评中方知：全国医用设备使用人员（CT/MR/DSA/ 乳腺技师）业务能力考评（也就是前面所说的上岗证考试）不能因为拥有 MRI 技师证书而免试其他。也就是说，如果您要操作 CT 也好，DSA 也罢，以及乳腺机等，都必须持相应的证书上岗，否则，将视为非法。于是，我参加了业内所有上岗证书的考试，相继获得 CT 技师、DSA 技师、乳腺技师的上岗证书，并在 401 位江苏省同仁参加全国 CT

技师上岗考试中夺得第 1 名。

然而,我参考上述这些考试的出发点却发生了变革,再也不是为了看不进去书而参加考试了,而是通过考试检查自己著书立说是否紧贴实战、是否与时俱进。甚至发展成为:利用上岗考试、换证考试检阅自己专业素养的不足,让自己通过不断地考试使自己在一个崭新的起点上更好地进行医疗、教学和科研工作。以至于我在辅导江苏省同仁参加全国 CT 技师上岗考试中,通过率高出全国平均通过率 20% 左右;在辅导 MRI 技师上岗考试中,通过率高出全国平均通过率 10% 左右。也正因如此,我才更有勇气、更有信心地强势力荐这部由全国 10 余所高等医学院校、20 多所教学医院的 40 余位奋战在医学影像技术学临床、教学、科研、管理的一线专家和学者编写的这部针对上岗考试的全真模拟试卷库。

来自全国各地的 40 余位编委本着与时俱进的原则,针对全国上岗考试的特点,采用最佳选择题和多选题,专门编写了近 3000 道试题的全真模拟试卷。这也是关于全国医用设备使用人员(CT/MR/DSA/乳腺技师)业务能力考评(也就是前面所说的上岗证考试)最具权威和影响力的畅销书(前面已出过 2 版,并在半年之内多次加印),同时也是医学影像技术学界题库量最大的考试类用书。

通常,全国医用设备使用人员(CT/MR/DSA/乳腺技师)业务能力考评(也就是前面所说的上岗证考试)在每年的年底进行(大概在 11 月份左右)。如果您参加 CT 技师上岗考试,不仅要考 CT 的内容,还有 X 线及数字成像的内容;因此,在利用本书时,除了要掌握 CT 成像技术外,还要掌握乳腺及数字成像技术。对于 MRI 技师上岗考试来讲,除了考 MRI 技师的内容,还要考 X 线及数字成像、CT 成像技术等内容;因此,在学习本书时,CT 成像技术、磁共振成像技术、乳腺及数字成像技术都得好好复习。同样,对于 DSA 技师上岗考试,不仅要考 DSA 内容,还得要考 X 线及数字成像内容;因此,需复习 DSA 成像技术和乳腺及数字成像技术。对于乳腺技师上岗考试来讲,不仅要考乳腺的内容,还要考 X 线及数字成像的内容;因此,在学习本书时,要把乳腺及数字成像技术好好复习。考试题型一般为 90 题最佳选择题 +10 题多选题，满分为 100 分，60 分以上为合格。

倘若没有准入、没有门槛，也就意味着什么人都可以从事医学影像技术学工作。所以，全国医用设备使用人员（CT/MR/DSA/乳腺技师）业务能力考评（也就是前面所说的上岗证考试）是对业内人员"饭碗"的一种保护措施之一。当然，我们在这更要突出强调的是：试题可以千变万化，但知识点是相对不变的，因此，期望广大同仁在充分利用本书时，要做到触类旁通、举一反三，千万不能就题论题，甚至是死记硬背答案。这也是我们为什么在每套试卷之后备有答案的同时给予精解，以增加更多的知识点。尽管本书是立足于全国医用设备使用人员（CT/MR/DSA/乳腺技师）业务能力考评（也就是前面所说的上岗证考试）的专用书，但从广义上讲，也是职称考试、入院前准入制考试、"三基"考试以及在校学生考试的必备考试类用书。衷心期望广大同仁合理地、创造性地利用好该书。

尽管来自全国 40 余位编委充分利用考试的精神先考自己，把差错降至最低，不留下丝毫的遗憾。但智者千虑，必有一失，更何况我们这些凡夫俗子。因此，敬请广大同仁在阅读本书时一旦发现问题，可以通过 E-mail:yingsong@sina.com，或微信：1145486363（骏哥哥），以及微信公众平台号：mih365（医学影像健康网）告诉我们，发来您的高见，以此促使我们做得更好，以利再版，在此对您的关爱深表谢意！

最后，感谢 40 余位编委们的无私奉献和辛勤劳动，感谢出版社各级领导的关心与支持，特别感谢幕后编辑们默默无闻的奉献，使之能在极短的时间内与广大读者分享。

谨以此书献给正在医学影像技术学事业上不断攀登的人们！并预祝广大同仁能够顺利通过医学影像技术学的各类考试。

——王骏，王宗成，赵海涛，袁滨主编. CT/MR/DSA/乳腺技师业务能力考评全真模拟与精解 [M]. 沈阳：辽宁科学技术出版社，2016 年 10 月.

谈《CT/MR/DSA/乳腺技师业务能力考评应试指南》

当今的医学影像已从过去单纯依据 X 线诊断的放射科，发展成为包括 X 线、CT、磁共振、DSA、超声、核医学在内的，诊断与治疗兼备的大型综合性临床医学影像学科，由二维图像发展成三维、四维图像，研发出的设备高度融合（如 PET-CT，MRI-PET），并进入分子与功能医学影像领域。很多医院一大半以上的设备都集中在医学影像科，成为医院发展的门面，在创造经济效益、社会效益、学术效益的同时，丰富了教学、增加了科研的含金量。归根结底，是因为医学影像技术的进步，丰富、发展、完善了临床诊断，为疾病的早发现、早诊断、早治疗奠定了基础；也为今天大数据的形成、循证医学的开展做出了不可磨灭的贡献。

正是由于医学影像技术日新月异地进步与发展，在另一方面也凸显医学影像技术高、精、尖的人才的奇缺。这就需要加大医学影像技术人才的培养力度，而医用设备使用人员业务能力考评就是培养医学影像技术人才不可或缺的手段之一。承蒙李俊卿总编的信任与赏识，在相继出版《CT/MR/DSA/乳腺技师业务能力考评全真模拟与精解》、《CT/MR/DSA/乳腺技师业务能力考评核心考点与精选习题》之后，再次受邀撰写《CT/MR/DSA/乳腺技师业务能力考评应试指南》。因此，这三部考试类用书互为姊妹版。

时下，业内人士都在说：写书难，写好书更难，能卖好书是难上加难。其实，写书如同做菜，就拿豆腐来讲，有小葱拌豆腐、皮蛋豆腐、豆腐青菜汤、砂锅鱼头豆腐汤、酸菜鱼豆腐、麻辣豆腐等。料就是这么多，就看您如何搭配，如何选择，并创造性地加以应用。写书也不例外，内容就是这么多，看您如何编创，如何提炼，以什么方式展示。其本质就是一种创新，它需要琢磨，需要思考，这离不开一线大数据和临床实践，更离不开扎实的教学功底和严谨的科研思维，以其独特的学术素养形成属于自身的学术风范，从而铸就其学术思想与人文理念。

为使读者对整书内容有概括性了解，我们在每个章节前根据临床及考试的侧重点，注以：掌握、熟悉、了解。但这并不意味着了解的内容不考，只不过了解的内容相对会考得浅一点，或是考的会相对少一点而已；而需要掌握的内容需要学习得更多一些、考试的难度与概率会更多一些。

通常，如果您参加 CT 技师上岗考试，不仅要考 CT 的内容，还有 X 线及数字成像的内容；因此，在利用本书时，除了要掌握 CT 成像技术外，还要掌握乳腺及数字 X 线摄影技术。对于 MRI 技师上岗考试来讲，除了考 MRI 技师的内容，还要考 X 线及数字成像、CT 成像技术等内容；因此，在学习本书时，要把 CT 成像技术、磁共振成像技术、乳腺及数字 X 线摄影技术都得好好复习。同样，对于 DSA 技师上岗考试，不仅要考 DSA 成像技术的内容，还得要考 X 线及数字成像内容；因此，需复习 DSA 成像技术和乳腺及数字 X 线摄影技术。对于乳腺技师上岗考试来讲，不仅要考乳腺的内容，还要考 X 线及数字成像的内容；因此，在学习本书时，要把乳腺及数字 X 线摄影技术好好复习。考试题型一般为 90 道最佳选择题 +10 道多选题，满分为 100 分，60 分以上为合格。

总之，尽管这三部考试类学术专著是立足于全国医用设备使用人员（CT/MR/DSA/乳腺技师）业务能力考评的专用书，但从广义上讲，也是职称考试、入院前准入制考试、"三基"考试以及在校学生考试的必备考试类用书，也是各位同仁与时俱进，不断丰富、发展、完善自我学习的工具书。恳请广大同仁把您在百忙之中创造性利用这套书的成果与想法、学术思维通过 E-mail：yingsong@sina.com，或微信：1145486363（骏哥哥），以及微信公众平台：mih365（医学影像健康网）告诉我们，以此促进我们做得更好，在此对您的关爱深表敬意！

最后，感谢来自 10 余位院校的 10 多名编委的无私奉献和辛勤劳动，更感谢以李俊卿总编为首的团队的关心、支持与高效，使此书能在极短的时间内与广大同仁分享。

谨以此书献给正在为医学影像技术学事业不断攀登的人们！并预祝广大同仁顺利通过医学影像技术学的各类考试。

——王骏，刘小艳，陈凝主编. CT/MR/DSA/ 乳腺技师业务能力考评应试指南 [M]. 沈阳：辽宁科学技术出版社，2017 年 7 月.

谈《CT/MR/DSA/ 乳腺技师业务能力考评核心考点与精选习题》

　　无论是在校考试、入院前的准入制考试、每年的"三基"考试、全国医用设备使用人员业务能力考评，还是医院等级考评、各级别的职称考试等，都有其核心考点。也就是说，通过这些高频考点的复习，能在极短的时间内顺利通过各种级别的考试。为此，我将自己多年来学习和辅导江苏省同仁参加全国医用设备使用人员业务能力考评的考点进行了归纳、整理，去除一切芜杂的细枝末节，突出主干核心内容汇编成册。最后，经实践检验：我在辅导江苏省同仁参加全国 CT 技师上岗考试中，通过率高出全国平均通过率 20% 左右；在 MRI 技师上岗考试中，通过率高出全国平均通过率 10% 左右；我本人也在 401 位江苏省同仁参加的全国 CT 技师上岗考试中夺得第 1 名。

　　也正因如此，在出版社的精心策划下，我欣然接受邀请，并在极短的时间内，以足够的信心和勇气强势力荐这部核心考点，将多年来自己的"教"与"学"的经验与能力毫无保留地倾注在这部专著中。期望全国同仁通过这部核心考点的复习，能在极短的时间内顺利通过全国医用设备使用人员业务能力考评，以你们的实践来再次验证这部专著的权威性和影响力。

　　通常，全国医用设备使用人员（CT/MR/DSA/ 乳腺技师）业务能力考评（也就是以前所说的上岗证考试）在每年的年底进行（大概在 11 月份前后）。如果您参加 CT 技师上岗考试，不仅要考 CT 的内容，还有 X 线及数字成像的内容；因此，在利用本书时，除了要掌握 CT 成像技术外，还要掌握乳腺及数字 X 线摄影技术。对于 MRI 技师上岗考试来讲，除了考 MRI 技师的内容，还要考 X 线及数字成像、CT 成像技术等内容；因此，在学习本书时，CT 成像技术、磁共振成像技术、乳腺及数字 X 线摄影技术都需要好好复习。同样，对于 DSA 技师上岗考试，不仅要考 DSA 成像技术的内容，还要考 X 线及数字成像内容；因此，需复习 DSA 成像技术和乳腺及数字 X 线摄影技术。对于乳腺技师上岗考试来讲，不仅要考乳腺的内容，还要考 X 线及数字成像的内容；因此，在学习本书时，要把乳腺及数字 X 线摄影技术好好复习。考试题型一般为 90 题最佳选择题 +10 题多选题，满分为 100 分，60 分以上为合格。

尽管赘述了本书如此多的优点，我们还是要突出强调：核心考点不是包罗万象，要做到全面衡量，务必在学习、理解、记忆之后，配备一定量的试题，以检测复习的水准。因此，此书与《CT/MR/DSA/ 乳腺技师业务能力考评全真模拟与精解》为姊妹版，相得益彰。本书虽为立足于全国医用设备使用人员（CT/MR/DSA/ 乳腺技师）业务能力考评的专用书，但从广义上讲，也是职称考试、入院前准入制考试、"三基"考试以及在校学生考试的必备考试类用书。衷心期望广大同仁合理地、创造性地利用好这套书。

虽说本书是我多年来参加全国医用设备业务能力考评的结晶，但能否做到与时俱进，适合大众的口味，还需要实践检验。敬请广大同仁在阅读该书时把您的想法通过 E-mail：yingsong@sina.com，或采用实名制 + 单位加我的微信：1145486363，微信公众平台：mih365 告诉我们，以此促使我们做得更好，在此对您的关爱深表敬意！

最后，感谢来自 10 余位院校的 20 多名编委的无私奉献和辛勤劳动，更感谢出版社编辑团队的关心、支持与高效，使本书能在极短的时间内与广大同仁分享。

谨以此书献给正在为医学影像技术学事业不断攀登的人们！并预祝广大同仁顺利通过医学影像技术学的各类考试。

——王骏，刘小艳主编. CT/MR/DSA/ 乳腺技师业务能力考评核心考点与精选习题 [M]. 沈阳：辽宁科学技术出版社，2016 年 10 月.

谈《医学影像技术职称考试模拟试题及解析》

　　一年一度的职称考试即将开始，如何能在短时间内高效应对，则成为业内永恒的话题。

　　考试说难不难，说易不易，就看您是否能得要领。通常是在认真复习了相关的理论知识之后，再做一些习题，以此来自我考查复习的质量，看看还存在哪些不足，哪里还需要加固，我想这就是最为合理的学习方法。单纯地复习理论知识，或是单纯地做习题都是同样不可取的。

　　在编辑此书时，得到了来自全国 10 余所医学高等院校的 40 余位从事医学影像技术临床、教学、科研、管理的一线专家、学者的大力支持。编委们紧扣全国卫生专业技术资格考试指导丛书放射医学技术而作，他们在规定的时间内创造性地编写了各类试题 4000 余道，最后由我本人根据考试指导丛书的章节编排近 3000 道，这也是我国同类考试用书中最大的试题库。

　　职称考试涵盖基础知识、相关专业知识、专业知识、专业实践能力四门，基础知识包括人体解剖学与生理学、医用物理与 X 线摄影基础、X 线物理与防护、数学 X 线成像基础；相关专业知识包括人体影像解剖、CT/MR 影像诊断基础、医学影像设备、PACS 技术、图像质量控制；专业知识包括各种影像设备的成像理论、医学图像打印技术、对比剂与心电门控技术；专业实践能力包括常规 X 线检查技术、CT 检查技术、MRI 检查技术、DSA 检查技术。

　　就题型来看，有最佳选择题、多选题、配伍题、共用题干题，其中甚至还含有看图说话，如影像的解剖结构等。题型可以千变万化，但知识点是相对静止不变的。只要知识点掌握全面了、牢固了，管它"东西南北风"。所以，在编辑此书时，我们在为试题给出答案的同时，也加入了大量的解析就是这个道理。

　　为了使您的知识掌握得更全面些，没有再去分技士、技师、主管技师、副主任技师、主任技师的考试。这是因为，考试各阶层都有难易之分，所不同的是各自所占有的比例不一样而已。也就是说，参加技士考试也有较难的试题，参加主任技师的考试也有较容易的试题。所以，无论是考试的四门功课也好，还是考试的题型也罢，就连各职称级别的考试也很难划清其界线在哪。因此，考的就是综合素质，就看谁掌握得更系统全面，在较深的层次上掌握得更扎实些。

当然，考试也只是个形式，是督促您去不断地学习，不断地完善自我的一种手段。其实质是让你我把知识掌握得更扎实、更全面，为您能更好地为临床服务奠定坚实的基础，为您更好地进行传、帮、带提供保证，为您能在更高层次、高水平上开展科学研究汲取能量。通过考试这种形式，做到温故而知新，使理性得到螺旋式的上升。

严格地讲，该书的编创并非是一些教材常见的由知名学者担当，这些编委不是个个都具有一定的权威性，但其作者都是既富有一线临床技术经验又有在学校从事一线教学经验的资深专家或学者，这恰恰与医学影像技术这门专业技术课程突飞猛进的发展紧密吻合。该书是全体编委们披星戴月不断求索的历史见证，是编委们对本专业的热爱、无私奉献的具体表现，凝聚着编委们数十年累积的心血才得以铸就，而非一日之功。

当然，该书除了应对职称考试之外，也是在校学生考试、入院前准入制考试、"三基"考试、上岗考试等必备的考试类用书。尽管所有编委均很努力，力争零失误，但毕竟我们的水平有限，差错在所难免，敬请各位读者一旦发现问题，可以向 yingsong@sina.com 发来您的高见，阐述您的见解，以利我们再版时做得更好。在此，我谨代表全体编委先表谢意！

最后，希望广大读者创造性地、合理地利用该书，并能够在短时间内取得优异成绩！

——王骏，王宗成，徐中华，黄福气主编. 医学影像技术职称考试模拟试题及解析 [M]. 南京：东南大学出版社，2013 年 1 月.

谈《2016 放射医学技术（士、师、中级） 精选模拟试卷及详解》

　　从事医务工作简直就是活到老、学到老、考到老，而我们这些从事医学影像技术学工作的人更不例外，非但如此，还得随着仪器设备的进步而进步，随着大数据背景下的介入放射学、分子与功能影像学科的发展而发展。正因如此，通过一段时间的临床工作之后，有必要自我评估联合社会评价我们工作中的得失与否，而考试就是这些体制中不可或缺的手段之一。为此，有必要通过集中一阶段时间的理论复习之后，以试卷的形式检查自己的不足，促进自己在一个崭新的平台上更好地为临床服务，在深层次上开展科学研究，使教学做到与时俱进，这是影像医学大数据背景下学科发展的需要。

　　为此，本书根据全国卫生专业技术资格考试放射医学技术大纲精选模拟试卷 26 套，涵盖了医学影像技士、技师、主管技师、副主任技师、主任技师考试的相关内容，包括 CT、磁共振、DSA、乳腺的基础知识、相关专业知识、专业知识、专业实践能力等方面。然而，在各级别的考试中很难清晰地划分各自轻重缓急的界线，特别是知识彼此之间互为因果、相互衔接，加之所谓的"难"与"易"均因人而定，难者不会、会者不难。在高级别的考试中，难点、疑点可能所占有的比例会更多些，但这不意味着所谓的"容易"的基础部分就不考；同样，对于低级别的考试中，也不意味着难点、疑点不考，只是所占有的比例相对少一点而已。正因如此，建议大家在复习迎考前把这 26 套试卷融会贯通，千万不能抱有侥幸心理，只有防患于未然，才会稳操胜券。

　　当然，围绕医学影像技术学的知识点、概念、原理，考题可以千变万化，但万变不离其宗，只有举一反三才会有更好的收获。这就注定本书必将成为在校学生考试、入院前准入制考试、医院"三基"考试、大型医用设备上岗考试的良师益友。

我们的编委在极短的时间内，尽可能在有限的试题中更多地覆盖知识，更好地贴近实战。但智者千虑，必有一失，更何况我们这些凡夫俗子，书中定会存有诸多的不足。敬请广大同仁通过发送邮件至 yingsong@sina.com 发来您的高见，以利勘误再版。最后，感谢各位编委们的无私奉献！

谨以此书献给正在路上的同行们！

——王骏，丁莹莹，缪建良主编. 2016 放射医学技术（士、师、中级）精选模拟试卷及详解 [M]. 北京：人民卫生出版社，2015 年 12 月.

谈《2022 放射医学技术（士、师、中级）仿真试题及详解》

从 Wilhelm Conrad Röntgen 发现 X 射线，到 Sir Godfrey Newbold Hounsfield、Allan MacLeod Cormack 发明了 CT，再到 Paul C.Lauterbur、Peter Mansfield 因将磁共振成像技术引入医学诊断和研究领域而荣获诺贝尔奖，一百多年来影像技术的发展与进步，丰富、发展、完善了临床诊断学；为疾病的早发现、早诊断、早治疗奠定了基础，为精准医疗的开展、循证医学的发展、医学大数据的形成做出了不可磨灭的贡献。

一百二十多年来，医学影像历经了从解剖、代谢、功能、分子、能量、化学成像等领域的发展过程，数字影像替代模拟影像，2D 图像发展到 3D 全景显示，不断提高图像的空间分辨力、密度分辨力、纵向分辨力、时间分辨力、能量分辨力、化学分辨力等。未来，医学影像技术学还将随着人工智能的发展而在医学领域发挥越来越重要的作用。

反过来讲，没有医学影像诊断学的发展，就没有医学影像技术学的进步。医学影像诊断的需求促进了医学影像技术学的发展与完善，让医学影像技术学的成果越来越贴近临床，不断取得长足的进步。

笔者从事临床工作近四十年，教学工作近二十年，具有丰富的应考和考试辅导经验。在笔者看来，考生要在思想上正确看待，绝不能单纯地为了考试而考试，更不能抱有"60分万岁"的侥幸心理去蒙混过关。通过备考，考生对基础临床的知识点进行一次综合性回顾、反思与总结，查漏补缺，是一次全面的知识巩固和胜任力提高的过程。

为保持知识的系统性，编写团队尽可能在试题中体现全部的知识点和考点，更好地贴近实战，但难免出现欠妥之处，欢迎广大考生和专业人士来信交流（E-mail：yingsong@sina.com，微信号：1145486363）。

——王骏，刘小艳主编. 2022 放射医学技术（士、师、中级）仿真试题及详解 [M]. 北京：人民卫生出版社，2020 年 11 月.

谈《2022放射医学技术（士、师、中级）资格考试强化训练5000题》

首先，鸣谢拂石医典考试书出版团队对我的耐心、信任与支持。

书稿本已早就完工，可总觉得"火候"不到。其最主要的原因在于，就职称考试我已出过几部，尽管都很畅销，但我不想一本接一本的"雷同"。因为，无论干啥，把时间花费在"固步自封"上无异于慢性自杀。为此，总想着"催我自新"。这很可能就是，同样是鸟儿，有的却注定生活在悬崖峭壁、苍茫雪山之间，因为它是苍鹰；而有些鸟却注定只能在矮枝、蓬草间跳跃，因为它们都是麻雀。

可就这么一"放"，就放了几年。编辑不停地"催"，我就不停地想，不停地思考着如何"推陈出新"。正值我近几年来专职医学高等教育，不知不觉中便想到了学习方法，也就是如何能在有限的时间里提高学习效率，从而进一步提升职称考试的一次通过率。于是乎，待再次拾起它时，已有"厚积薄发"之感。

纵观整个医学界，不同于其他行当，似乎总有点折磨人的味道，那真是活到老、学到老、考到老，相当痛苦，无异于"炼狱"。也正是这股坚韧的奋斗精神与慈悲的大爱情怀作为信念支撑，苦与累升华为坚毅、韧性与纯粹，而不是滑向怨（牢骚）、混（资历）、熬（年头）、捞（实惠）。

对于职称考试，大家都在为此努力，似乎成了医学人生的重中之重，总希望能够超越自我，登上成功之巅。为此，便有人为了考试而突击复习、一知半解，或单纯地"刷题"，搞题海战术、疲劳轰炸，可试题所涵盖的各个知识点是零散的，没有系统性，加之国家级试题库数以万计，稍加变化，或许只能"抓瞎"。因此，单纯地"刷题"、背题式复习最浪费时间。

　　那么，复习迎考究竟有没有"捷径"可走呢？答案是肯定的，唯有以本为本、以纲为纲式的复习迎考，特别注重厘清原理、概念、知识点，才是最系统、最省时间的学习方法。科学是"老老实实"的学问，来不得半点投机取巧。这正如吴阶平院士所说："很多死记硬背的东西是做医生必须打好的知识基础。"然而，单纯地复习、记忆还远远不够，唯有把理论与实践相结合、理论与试题相结合，才会达到最佳的学习效果。也就是说，通过理论复习后，把书本内容理解透彻，随即再通过试题检查、督促自己掌握的程度，以此来弥补、巩固、加深自己全面掌握知识结构的能力。

　　当然，这或许比较"苦"、比较"累"，但这恰恰是最系统，也是最省时间的复习迎考方式。加之初级、中级、高级职称考试没有原则上的界线，对于初级职称来讲，难的试题不一定不考，只是考的相对少一点而已；对于中级职称而言，容易的也同样不意味着不考，也只是相对考的少一些而已。唯有系统掌握理论知识，管它是最佳选择题还是多选题，万变不离其宗。

　　复习迎考不能只是单纯地死记硬背，要讲究"艺术效果"。复习时唯有态度积极主动执着，才会高分通过；而获得高分通过后，你的态度更加强化了你的积极主动复习。如此循环，方能将"马太效应"的正效应发挥到极致。这与"二八定律"类似，也就是复习最关键的战略，就是复习好最基本、最核心的内容。由此，就自然而然地想到了作为学生时代的我，有教材、复习笔记、考试用书；而作为教师的我，有教学大纲、教案、讲稿、备课笔记、PPT、试题库等，把这些核心内容很好地提炼、融为一体，学会在整体把握的基础上，更要学会抓住重点，还得密切联系工作实际，最终形成：临床最常用的就是教学重点，而教学重点就是考试重点，也就是所谓的"高频考点"，其本质就是"全面撒网，重点捞鱼"。

　　然而，学习方法千万条，适合自己才是第一条。这正如华罗庚院士所说，路总是自己走出来的，任何方法都要结合各自的具体情况；别人的学习经验只能作为参考，不能生搬硬套。郭沫若提出："人是活的，书是死的。活的人读死书，可以把书读活。死书读活人，可以把人读死。"死记硬背只能成为知识的传声筒，要有自己的思维、体会与感悟才是"万物之灵"。一句话，千万不能只做会读书而不会用书的"书呆子"。

学习方法需要不断地创新,而不是跟着别人的脚印走路,总是落后于别人;知识也需要创造性地利用,融会贯通、灵活应用才更具现实意义。这就如同,人人手中都有一部字典,可是用这部字典中的字来做出诗文,则全凭各人的情趣、感悟与才学。

敬请全国同行创造性地利用该书,并及时反馈您宝贵的意见和建议,以利我们做得更好。在此,热忱欢迎广大读者采用实名制+单位加我的微信1145486363,以便彼此沟通、交流,相互学习。

最后,衷心感谢我的学生及医学影像技术学界同仁的积极参与;更要鸣谢广大读者的关爱。在此也敬祝您逢考必过!

——王骏,姚志峰,殷露宴,王玉珏.2022放射医学技术(士、师、中级)资格考试强化训练5000题[M].辽宁科学技术出版社,2022年1月

第四篇

从学术会议和论文把握医学影像学的脉搏

放射学进展

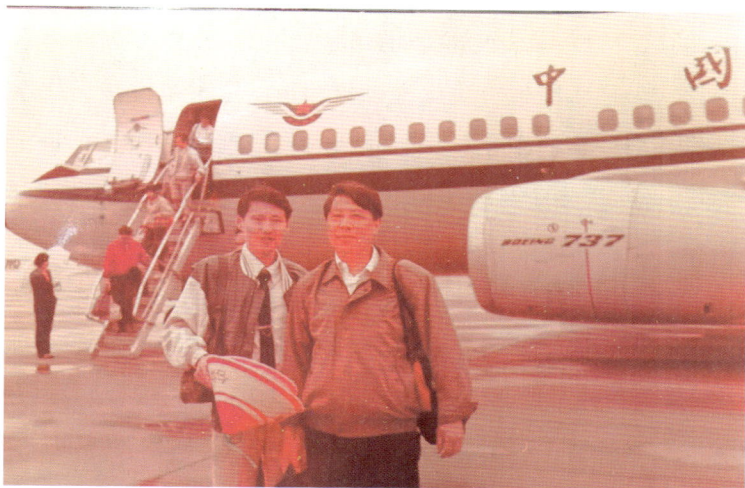

图　本书作者与袁允邦主任（南京军区南京总医院）在南京机场

第二届全国临床医学影像学术会议于 1992 年 5 月 21 日—23 日在四川成都召开，出席会议的有来自全国各地代表 800 余名，共收到学术论文 2100 多篇，其中 1607 篇论文被选入论文汇编，参加会议交流的有 600 篇，另评选出 74 篇优秀论文为大会发言，并邀请 20 位专家、教授撰写专题讲座。现就放射技术学及放射诊断学的进展综述如下：

边缘学科放射技术学的进展

自 1979 年 Autzy 和 Liu 首次描述利用 CT 资料作图像三维重建技术以来，国外已把此技术扩展到超声、磁共振、病理切片和生物工程等方面，用 CT 图像的重建已涉及人体各器官、关节、肌肉。解放军总医院用此术对 8 例颞颌关节紊乱综合征患者进行了术前术后的 CT 片三维重建，取得一定成绩。并在"三维成像技术在 CT 图像处理中的应用"一文中指出：要获得良好成像效果，做到尽量采用薄层厚、多层面扫描；层面厚度与层间距相等；各层面的观察野大小、机架角度、电子放大倍数等参数应一致。中日友好医院对 4 例上颌区 CT 图像进行了三维重建尝试，并采用表面成形和体元显示法对资料进行分析研究。结果表明：上颌区 CT 图像三维重建可以让我们更直观地了解该区域复杂的空间关系，可以从各个角度观察感兴趣区、自由移去重叠遮盖部分达到直观目的。这为临床医生对疾病进行分期，制定手术方法、放疗计划和评价疗效提供了一个全新的途径。它所显示的三维解剖结构具有明显的立体感和良好的空间定位，为临床及医学研究增加了新的诊断信息，开辟了新的视野。由于人类视觉对黑白灰阶的分辨能力只有 16 级左右，这就限制了对 CT 图像的分析，而如果用彩色显示则可分辨 1000 余种颜色，当然就大为改观了对 CT 图像的分析。湖北医学院附一院在"头部 CT 伪彩色图像处理"上作了研究，就原始 CT 图像进行数学增强，然后进行彩色编码。处理后的 CT 图像层次更丰富，解剖结构更清晰。沈阳总医院对 MRI 的各种成像技术中"特殊成像技术和影响成像质量的因素及成像技术中技巧"作了探讨，以便能够最大限度发挥 MR 成像设备的技术性能，为定性、定量诊断，提供高质量的 MR 图像。湖北医学院附院在"胸部 X 线片数字图像处理的探讨"一文中采用直方图对比度线性扩展，空间变量对比度增强及在空间变量对比增强基础上的直方图对比度线性扩展（简称联合处理）等方法，对 42 例胸片进行了处理，结果表明：图像质量明显改善。此外，与放射技术学有关的 62 篇论文从各个角度反映出近年我国在先进技术的应用与研究、基础理论研究和创新设计上的水平，表明日趋成熟的放射技术队伍由"经验型"向"科学型"过渡，为临床推广应用新技术提供理论和实践依据。

对实验放射学研究的重视

携药微球是一种新型化学栓塞剂，它具有栓塞末梢动脉血管阻断其血流并药物缓慢释放的双重特性。解放军总医院"MMC 微球犬支气管动脉栓塞的实验研究"表明：选用 200 ～ 300μm 的 MMC-Dextran 微球行犬支气管动脉栓塞是比较安全的。第三军医大学附三院的"改良泛影葡胺支气管对比剂的试验研究和临床应用"经动物试验和 215 例临床应用观察，认为改良后的对比剂，具有刺激性小、肺内无对比剂残留、应用范围广、细小支气管病变易于显示等优点。解放军 304 医院的"数字减影支气管造影的实验研究和临床应用"结果表明：低浓度水溶性碘剂即可获得质量优良的数字减影支气管造影影像。白求恩医科大学第一临床医学院的"多糖溶液做为丝裂霉素 C 载体的初步实验研究"提高和改善了单一药物灌注的疗效并已进入临床应用阶段。"甲氨蝶呤明胶微球肝动脉灌注后的全身分布"为我们积累了丰富的经验。"顺铂—碘油经肝动脉化疗栓塞肝细胞癌：药物动力学研究及临床疗效"等多篇实验研究论文达到了先进水平。

介入性放射学的深入发展

介入性放射学（interventional radiology）是放射学的一个新兴领域，它是美国放射学家 Margulis 首先提出的，它的出现及迅速发展从根本上改变了放射科单纯作为辅助诊断科室的传统观念，使放射科医生能直接参与有关疾病的诊断与治疗操作。国内灌注药物（BAI）及栓塞术（BAE）得到广泛的应用。关于肝的介入性诊疗在我国各地近年来开展得甚为踊跃，积累了一定的经验，如：浙江省人民医院的"顺铂苯乙烯微囊—碘油混悬剂肝动脉化疗栓塞治疗中晚期肝癌的初步临床应用"、辽宁省肿瘤医院的"选择性肝动脉插管治疗原发性肝癌 100 例的疗效分析"、武汉总医院的"肝癌动门脉短路的诊断与介入治疗"。广州总医院在"肝癌的肝动脉、门静脉全置入式导管系统置管术中 DSA 控制与栓塞化疗疗效评价"一文中指出：经肝动脉、门静脉全置入式导管栓塞灌注化疗治疗肝癌有较好的疗效。置管术中以 DSA 技术监控可明显提高置管的准确性及疗效。尤其是对经股动脉插管肝动脉栓塞困难的病例，如动脉内膜损伤、血管变异等情况，这一方法更具有其独到之处。在呼吸系统疾患中，白求恩医科大学的"选择性支气管动脉造影的临床应用"、第三军医大学的"支气管动脉灌注抗癌剂治疗中晚期肺癌的评价"等取得一定疗效。解放军总医院报告了"冠状动脉 DSA 心肌血流灌注成像的研究"，通过窗技术实现了冠状动脉 DSA 心肌血流灌注成像，认为用此法可评价冠心病冠状动脉梗阻或狭窄时心肌缺血的状况。"经皮穿刺球囊导管二尖瓣分离术"、"动脉数字减影在颅内病变应用的评价"、"球囊导管成形术治疗布加氏综合征的临床观察"等 113 篇介入性论文进行了交流。

本次会议交流的一个最大特点是用两种以上影像技术在疾病诊断中对比研究的论文显著增加。在医学迅速发展的今天，影像工作者应加速知识更新、丰富知识储备、完善知识结构、扩大专业视野。20 世纪 50 年代临床医生除借助 X 线诊断、心电图、血液和骨髓检查外，主要靠病理学检查和临床思维诊断疾病，医疗水平高低要靠医生的经验，可以说是"经验医学"。70 年代后期和 80 年代以 X 线诊断（包括血管造影、DSA 和介入性放射学等）、CT、超声诊断、核素成像和 MRI 这五大影像技术为代表的医学影像学迅速发展，使影像诊断在临床医学中的地位越来越重要，可以说已进入"影像医学"的时代。而这五大影像技术其基本原理、检查适应证、图像特点和临床意义各不相同，各有优缺点。今后如何加强联系，互相合作，取长补短，才能更好地发挥影像技术作用是今后值得认真探讨的课题。

——王骏，袁允邦. 第二届全国临床医学影像学术会议 [J]. 信息与思考，第 1 期：49-51

亚洲放射学进展

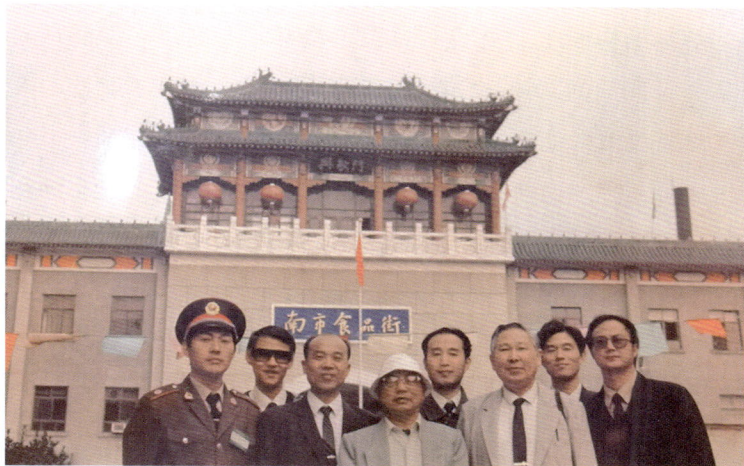

图 1992 年于天津，本书作者与陈自谦教授（右一，南京军区南京总医院）、许新复教授（右三，第三军医大学）、韩希年教授（右四，第二军医大学附属长征医院）、钱铭辉教授（右五，苏州大学附属第二医院）、包桂保主任（右六，湖北宜昌市中心医院）、朱兴树主任（右八，南京军区第 82 医院）合影

　　第九届亚洲放射学技师学术会议于 1992 年 10 月 7 日至 10 日在中国天津召开。各国与会代表 700 余名。设有 4 个分会场、2 个板示中心及一个医疗器械展览中心。大会共收论文近 600 篇，其中会场宣读 166 篇，展示 100 篇。开幕式上由组委会主席，我国著名神经放射学专家、北美放射学会名誉会员吴恩惠教授和本届大会名誉主席、世界放射线技师会副会长、日本放射线技师会会长中村实博士等致词。邀请了刘玉清教授（中国工程院院士）、中村实博士（日本）、克劳斯·马蒂亚斯教授（德国）分别作了题为"中国的放射学和放射技师的使命"、"时代的变化与放射线技师教育"、"介入性放射学综述"的招待演讲。下面就放射技术学的 6 个方面进行综述。

教育与培训

学者 Jackson CT.Lin 作了题为"放射技术员在现代放射领域中的作用"的报告，认为：作为放射技术工作者必须深入学习放射技术领域知识，诸如在（1）传统放射学：A.平片：技术员提供满意的摄影和图像，必须显示出临床医生所需的解剖结构。B.特殊检查：技术员必须了解疾病的病理生理变化，并且必须掌握对比剂的新概念。C.现代化的诊断设备：放射技术人员必须掌握新的放射诊断仪器的使用，特别是多普勒。（2）影像管理：近年来，放射学的诊断图像可很好地通过计算机操纵——PACS（图像传输与储存系统）。（3）现代化的血管造影：DSA 是诊断疾病的一项新技术，骨组织被减掉，可在没有任何骨组织的干扰下清楚地发现正常和异常血管类型。（4）CT：随着软件的发展，放射技术工作者应懂得三维和功能 CT 成像。（5）MRI 等。陈富都会长在"放射技术教育系统——过去现在及将来"一文中介绍，自 1965年台北初级医技学院建立了正式的放射技术教育系统，一年后创办了春泰初级医技学院，建立了放射技术系，4 年理论课，1 年临床实习，并有学位证书。泰山医学院陈鹤声教授在"中国放射技术教育的现状及展望"一文中指出：目前放射设备投资约占各医院设备总投资的 1/3 ～ 2/3，但放射技术专业人才的培训不论是从数量上还是质量上尚远不能满足现代化医学影像（如：CT、DSA、MRI 等）的要求。中国医科大学附设卫校吴广平等在"略谈放射技士专业的发展趋势与对策"一文中呼吁：应加速放射技士的培养，并向高层次发展，加强实验室建设，稳定专业队伍。此外，日本学者报告了"放射技术人员适当配备的调查"。

质量控制

上海医科大学华山医院陶可等通过对 Diasonic 公司 0.35T MRI 机应用4 年来的体会和 24000 余例检查的成败经验，总结出"MRI 的影像质量管理"：（1）检查前准备；（2）成像参数；（3）周围环境；（4）照片质量；（5）MRI造影。北京市神经外科研究所以7个方面谈了"头部DSA影像的质量控制与质量保证"。（1）X线技术；（2）体位；（3）图像后处理；（4）相机；（5）对比剂；（6）术前准备；（7）机械设备。马来西亚学者报告了"马来西亚放射质量保证与质量控制计划的执行"情况，还有15篇论文报告了当今亚洲各国进行质量控制的具体内容及实施办法。

检查技术

日本学者Seiji Mutoh在"心肌病单光子发射计算机体层摄影术（SPECT）"半卧位扫描方法的原理与实践中使用一种新式的、更窄的床，其有一孔洞用于放置患者的右臂置病人于约50° 右侧半卧位，180° 环形轨道旋转数据采集。结果：短轨道半径被缩短，通过成像床无光子衰减在后下壁无衰减和散射，图像的锐度、对比度得到改善（尤其是心脏的后下壁区）。认为：此法在常规SPECT系统上有广泛的适用性，且简单、容易、花费不多。William Y.Lee学者在"获取Fallot氏四联症优质心血管造影片的重要因素"一文中强调：（1）根据心脏轮廓及血液动力学，选择边缘清晰的影像；（2）为了获得最佳对比度，应使用适宜的kV、慢速胶片；（3）根据心脏的大小与体重，调节对比剂的注射速度与剂量，根据心率选择帧频；（4）调准焦距、镜头反射角及光圈。韩国学者Kyung Mo Chung等通过"评价高千伏摄影时的胸部体表模拟结节的ROC曲线"提出：高千伏（120～140kVp）40%优于低千伏（70～90kVp）。解放军总医院通过"三维成像技术在CT图像处理中的应用"强调要获得三维成像的良好效果应做到：（1）尽量采用薄层层厚、多层面扫描；（2）层面的厚度与层间距离相等；（3）各层面的观察野大小、机架角度、电子放大倍数等参数应一致；（4）图像有良好的清晰度和对比度；（5）各层面要按解剖顺序排列，窗宽、窗位要固定一致。此外，"磁共振快速扫描技术的最新发展——快速自旋回波序列"等27篇论文不同程度地反映了当今技术的先进水平。

仪器与设备

　　日本学者 Akinori Hisashige 在"对日本 MRI 技术的估价——效能的介绍和评价"一文中指出：1990 年全日本共有 MRI 746 台，CT 6433 台，按人口比例 CT 机在世界上最多，MRI 位居第二，仅次于美国。在日本 MRI 的普及速度比 CT 慢，不同类型的 MRI 的普及速度有很大变化。自 1986 年以来超导型 MRI 的普及速度明显加快，这种类型的装置已占 60% 以上。区域分布率最高的与最低的之间的比值超过 3∶1。这种分布类型主要由下述因素造成：MRI 的技术特性；健康保险偿还系统；医学工程工业市场状况和文化背景。Jonswen Wei 学者在"台北退伍军人总医院 X 线机的安全检查"一文中对 1991 年他们科室的 61 台（分 4 组）X 线设备安全检查结果进行分析，说明每年一度的安全检查的必要性。4 组 X 线机包括：（1）诊断用 X 线机；（2）手提式 X 线机；（3）牙科用 X 线机；（4）治疗用 X 线机。结果发现：故障率（1）X 线管 8.2%；（2）X 线机器 6.6%；（3）安全屏蔽 19.7%。其中 16.3% 技术员可以解决，14.7% 需工程师维修，3.3% 不可逆。

计算机

　　韩国学者 Hwan Cheung 报告了"放射诊断科使用 LAN 进行计算机影像管理"。LAN 全称 local area network（局部地区联网），如果在病房或诊断室，使用 LAN 可直接得到所需的放射方面的资料如影像、报告；亦可作为基本的医学信息系统，对于那些放射影像室落后的单位，可分享大医院的诊断水平，同时 LAN 使健康服务的整体水平显著提高。日本学者 Tetsuo Kawamura 等在"radiology information system（放射学信息系统）and hospital information system（医院信息系统）"一文中介绍 HIS 和 RIS 的概念及讨论二者与 PACS 的关系，认为：新的数字影像技术已引进 X 线放射系统，X 线检查和数据处理的方法将有所改变，并影响 RIS 的规格。我国"数字图像处理系统在临床放射学中的应用"在 IBM-PC 类型的微机上,配上合适的图像卡、显示器和软件,就可成功地进行数字图像处理,提高了图像的质量和病变部位的细节显示。"图像存贮装置"、"放射学 X 线征中英译释微机检索系统"共 13 篇论文探讨了相关课题。

放射防护

马来西亚学者 Ho-Peng Lee 等"在 X 线造影中照射剂量的测定"中选择最常见的静脉肾盂造影(IVP)作为研究对象,使用机器为 Philips 超级 80cp 多脉冲发生器和一个记录系统。结果显示,该研究促使放射工作者使用最少曝光量得到最好图像。

在闭幕式上宣布了中华医学影像技术学会成立,它属于一门新兴独立的边缘学科,与放射诊断学相并列、相平行。下一步面临人员培训、素质提高等课题,以适应高科技飞速发展的需要。

——王骏. 第九届亚洲放射学技师学术会议简介 [J]. 中外医用放射技术,1993 年增刊之二:4-6

中华医学会影像技术协会成立概况

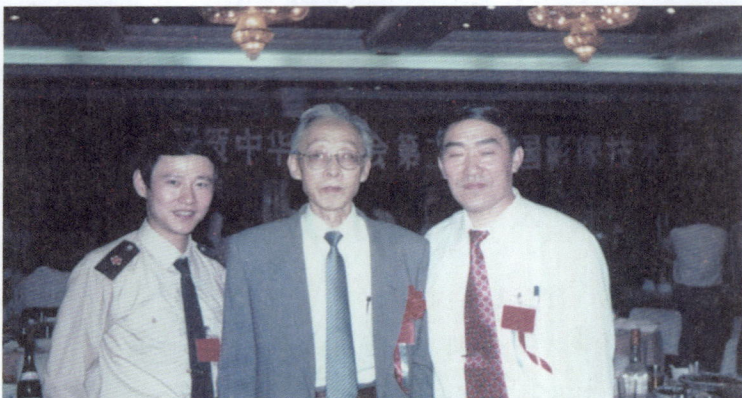

图 本书作者与范焱教授（C 位，北京大学第一医院）、吴琮琏主任（右一，南京军区南京总医院）在中华医学会影像技术协会第二次学术会议上合影

中华医学会影像技术协会第一次学术会议于 1993 年 7 月 14 日—18 日在北京召开。大会共收论文 635 篇，其中大会宣读 217 篇，内容涉及 CT、MRI、DSA 新技术，X 线理论及实践、影像质量控制、医学工程、核医学及超声七个方面，其中一些文章很有见解，达国际先进水平，特别令人欣慰的是出现了一批中青年代表，这是我们影像技术专业发展的重要保证，下面就专题及分组报告进行综述：

专题报告

本届年会选出的三篇专题报告很具特点，它们以三个不同的侧面展示了当前我国影像技术发展的水平。"模糊数学在医学影像技术中的应用"一文，在我国影像专业中第一次应用"模糊数学"的概念，它继以往 X 线信息影像的形成、传递以及影像客观评价论文发表之后，又一次使我国摄影理论的研究水平与国际同步。模糊数学的概念是 1965 年美国加州大学的 Zadeh 教授提出的，后经发展成为体系较完整的一门独立学科，并逐渐应用于事物分类、聚类分析、自动控制、自动管理等不同学科，特别是电脑广泛开发后，促进了这一学科的发展。90 年代初国际放射界（如日本）开始将模糊数学应用于放射领域。此文介绍了模糊集合论、模糊逻辑和模糊推论（Fuzzy Logic and Fuzzy Reasoning），模糊评判及其在医学影像中的应用，引起学者们的关注。目前，我国 CT 机已有 1300 余台，CT 技术的应用已趋于常规化。然而，CT 技术仍在持续发展，螺旋式扫描方式（Spiral mode）——容积扫描（Volume Scan）的应用，使 CT 进入了一个新阶段，专题报告"国外 CT 和 MRI 设备的进展"介绍了国际 CT、MRI 设备的发展动向以及我国的应用状况。此外，在"放射性核素显像的特点及其主要内容"专题报告中概括了我国核医学发展的现状。大会还邀请了日本与香港地区放射技术学界的四位学者参加，并听取了他们所做的专题报告，精辟而生动地向我们展示了日本、香港地区放射技术专业现时的水平与发展，为我们与国际放射技术学界的合作提供了一个极好的机会。

新技术

本届大会 CT、MRI、DSA 等新技术的论文水平，已经从扫描操作的经验介绍进入到课题研究阶段。1. 从理论与实践两方面论证扫描技术与图像质量的关系，如"CT 窗口技术与图像质量分析"、"椎间盘病变 MRI 检查技术的探讨"、"正常脑 MRI 图像质量的评价"、"垂体 MRI 成像质量与相关参数探讨"等；2. 开发一些新的扫描部位，如"乳腺 CT 扫描技术"、"CT 腹部冠状扫描方法及应用价值和适应证"、"跟骨的 CT 检查"等；3. 进入三维图像的研究，如三篇很有特色的颌面部 CT 三维图像的研究论文；4. 在 DSA 与介入放射技术上有新的突破，如"DSA 在经皮二尖瓣成形术中的应用"等。总之，短短的几年，在 CT、MRI、DSA 等新技术领域中，不仅培养出了一支成熟的专业队伍，而且取得了很多科研成果。

摄影

在新设备、新技术大量引进下，放射技术学界同仁并没有忽视传统 X 线摄影技术的提高与探讨。本届年会所收集的论文中摄影技术仍居首位，其特点是：1. 基础试验研究加强。"SMN-Ⅰ型辐射用仿真人体模研制"一文介绍了其组成的模拟材料、评估方法，强调（1）在筛选模拟组织材料的过程中必须保持各种客观条件一致；（2）采用先进的 CT 扫描方法作比较科学性强；（3）体模中实质性脏器必须与真人相仿才能起到仿真人的作用。"胸部体模试验研究"为 X 线摄影中人体辐射剂量分析、质量保证提供了必备的科研模具。2. 乳腺摄影检查开始为人们研究的课题。如"乳腺充气造影对乳腺肿瘤的诊断研究"、"乳腺 X 线摄影技术"等文，提示出随着我国人民生活水平的提高，乳腺检查将会得到重视和推广。为此，其检查技术的提高已势在必行。

医学工程

"中华医学会影像技术协会"的成立，为我国医学工程队伍的发展及专业技术的提高提供了天地和机遇，大会收集与宣读的 116 篇论文反映了以下特点：1. 在 CT 机维修能力普遍提高的基础上，已进入总结分析、性能评估与开发阶段。如"SOMATOM DRH CT 机 15 例图像伪影的分析与处理"、"CT 机的性能评估"、"CT MAX-Ⅱ扫描预置参数修正依据及其效果评价"、"GE 9800 CT 的 SLAVE AP 与 MASTER AP 平行功能的开发"等。2. 为改善设备的可靠性，提高其自动化程度，自行研制的成果增加。如"国产摄像管取代进口管的研究，实验、鉴定及推广应用"等。3. 重视设备性能的质量保证。如"实用 X 线管焦点位置精度的测定方法"、"影像增强器 QA 检测及评价"、"医用诊断 X 线连续能谱的测试"等。以上反映出我国影像工程专业水平的提高，不仅能够正确使用管理及引进的大型设备，而且具备了提高设备可靠性，改造其技术水平的能力。

胶片打印及 QC

激光照相机技术第一次以论文形式提出，我院在"数字激光照相机"一文中指出：数字激光照相机是现代医学影像系统中最先进的硬拷贝技术，它的最大特点是图像分辨力高，全数字化处理，一机多用联网系统，有足够能力扩展到整个影像部门，为图像质控、提高医学影像诊断创造了有利条件，可以断定在不太长的时期会全部取代视频照相机。

超声与核医学

本届年会的学术交流有别于以往会议之处是，第一次增加了核医学与超声技术的内容，它标志着中华影像技术协会将向综合图像诊断技术方面发展，全国 650 所医院已建立了核医学科，拥有 75 台 γ 照相机和 110 台 SPE CT（单光子发射计算机断层扫描）设备，其应用水平与美国、日本相差无几，它充分展现了图像技术队伍的实力。本届年会收集了 74 篇核医学和超声文章，大会宣读了 43 篇占有相当的比例，纵观这些文章的内容，有两大特点：1.密切结合诊断。95% 的文章全部是从诊断某一种疾病总结出影像技术的特点要求。2.论文很有份量。许多论文都是几百例病例的总结，有深度有创意。

本次会议宣告"中华医学会影像技术协会"成立，产生了中华影像技术协会的第一届委员会、常委会以及主委、副主委、秘书长，我省南京总医院 MR/CT 室吴琼琏副主任技师被推选为首届委员会委员。下一步工作规划诸如各省、市、自治区成立相应的分会，并积极发展会员等。总之，本次年会标志着医学影像技术在我国已正式确定了自己的学术地位，是技师学界的一个崭新的里程碑。

——王骏.中华医学会影像技术协会成立暨第一次学术会议 [J]. 影像科学与实践，1993，（4）：57-58、52

迅猛发展的医学影像技术

——中华医学会影像技术学分会第三次全国学术会议概述

自 1895 年伦琴发现 X 线以来，随着医学生物工程、计算机、微电子技术及信息科学的进步，单纯放射诊断科室发展成为当今集诊断与治疗于一体的大型临床医学影像科室。我国从 1993 年成立中华医学会影像技术学分会至今已有 8 年，值此召开全国第三次年会之际，概括介绍我国医学影像技术的发展现状。

计算机体层成像

自从 1972 年英国工程师 Hounsfield 发明了计算机体层成像（CT）并正式应用于临床以来，在近 30 年的时间里，CT 从最初每单层数分钟扫描、5 ～ 8 分钟重建以及较少的像素、有限的图像分辩力发展到今天的大容积多层螺旋扫描、每 0.5 秒旋转 360°、实时图像重建技术及在轴位、冠状位、矢状位上获得各向同性分辨力的图像，并从单纯的形态学图像发展到功能性检查。

三维重建技术是一个热点。广州中山医科大学一院谢红波对 40 例腹部肿瘤病人进行 CT 三维重建的临床应用。结果表明，三维立体形态显示良好，腹部肿瘤的整体轮廓、形态、与腹主动脉及下腔静脉之间的关系一目了然，且能对病灶从矢状位、冠状位和曲面多方向观察，保留定性诊断的 CT 征象。暨南大学医学院一院吴何嘉、林志超认为，CT 三维重建法是经口 – 鼻 – 蝶窦进路手术切除肿瘤的可靠的影像定位依据，比传统的垂体扫描方法更客观。中山医科大学黄埔医院麦远锋认为，CT 三维重建能非常直观地了解椎管病变压迫的程度和病变范围，并为诊治提供可靠的依据。

但三维技术重建的图像空间分辨力差，扫描、重建技术要求较高，处理不当易造成假象。烟台毓璜顶医院李学华在讨论重建图像时指出，重建图像的质量主要取决于原始扫描数据，受约于扫描层厚、螺距、间隔及重建间隔，若参数选择不当易产生假象。为此，就要在床速一定的情况下选择薄层。层厚及扫描间隔越小，重建图像越细腻，伪影越少。

CT 仿真内镜成像（CTVE）是螺旋 CT 一种新的三维重建技术。辽宁省肿瘤医院刘凡以及海南省人民医院通过临床研究发现，CTVE 可以充分显示喉腔病变和周围浸润情况，且不用插管，无创伤性，副作用少，同时可多次观察，达到类似纤维内镜的检查效果。武汉大学人民医院万家华也认为，CTVE 能清晰显示上、中、下鼻甲及鼻道。天津医科大学总医院吴桠楠探讨了高分辨力 CT（HRCT）、CT 三维重建等在中、内耳检查上的应用，他认为，薄层 HRCT 可较好地观察中、内耳的细微结构，三维重建图像较二维图像更加立体直观。

多层面 CT（MSCT）或称多排探测器 CT（MDCT）是 CT 技术的最新进展，比单层双螺旋 CT 具有更快的扫描速度和更高的图像质量，因此更适合三维立体重建。武汉市第四医院田德鹏对 65 名冠状动脉疾病患者进行 MSCT 检查，结果表明，MSCT 图像令人满意，诊断可信度高。此外，还有一些单位利用 MSCT 对肝脏、腹部血管、胆系、四肢血管进行了多层双螺旋扫描，取得满意效果。

磁共振成像

磁共振胰胆管成像（MRCP）检查是近年发展起来的一种非创伤性胰胆管成像技术，由于它不需插管、不需对比剂、无放射性损害就可获得类似于内镜逆行胰胆管造影（ERCP）或经皮肝胆管造影术（PTC）的胰胆管图像，病人易于接受。北京医院张晨对 25 例 ERCP 不成功或不适宜而临床怀疑为恶性梗阻性黄疸的老年病人进行 MRCP 检查，诊断的准确率为 96%，因此是目前老年人胆道梗阻的最理想的非创伤性检查方法，能够有效地帮助临床做出合适的手术方案。荆州市中心医院周进认为，对临床疑有胰胆管疾病，或超声检查异常的病人，一般可先作 MRCP 检查，若诊断不明确，可选择性作 ERCP 或 PTC 检查。复旦大学华山医院蒋胜洪利用口服胃肠道阴性对比剂（葡萄糖酸亚铁糖浆溶液）后行 MRCP 或磁共振尿路造影（MRU）检查，能够抑制胃肠道内液体信号，使胰胆管或尿路显影更加清晰，对诊断帮助极大。

数字减影血管造影

数字电影减影（DCM）是以电子计算机辅助的快速 X 线脉冲曝光成像，它以数字化方式采集、存储、传输和处理信息，然后转换成图像，对运动器官及不易配合的患者的腹部、胸部、头颅的血管成像具有独到之处。煤炭总医院孙璐对 80 例患者应用数字化电影冠状动脉造影，其图像质量优良者占98%，可以全面直观显示冠状动脉的异常解剖和血流动力学的改变。

旋转数字减影血管造影（DSA）是新型 C 形臂所具有的一种三维图像采集方法，可清楚显示某血管的多方位解剖学结构和形态，对病变的观察更全面、直观。天津医科大学一院边铁城对 18 例病人进行旋转 DSA 造影检查，血管狭窄位置显示清晰。上海同济医院徐卫国应用旋转 DSA 进行了 43 例患者子宫肌瘤血管栓塞术。他认为，通过放置 DSA 可十分清楚地区分子宫动脉与邻近血管，在子宫肌瘤栓塞中发挥重要作用，为介入治疗提供可靠造影图像依据。

图像存储与传输系统

图像存储与传输系统（PACS）是随着计算机技术、网络技术的提高而迅速发展起来的，以高速计算机设备为基础，用高速网络连接各种影像设备和相关科室，利用海量磁、光存储技术，以数字化方式存储、管理、传送和显示医学及相关信息，具有影像质量高，无失真存储、传输和复制，传输迅速的特点，是医院实现影像信息管理的重要条件。最新的计算机技术不但可以提供形态影像，还可以提供功能影像，使医学影像技术向更深层次发展。随着医务界对无胶片化诊断需求的不断实现和具体化，PACS 进入了一个高度发展的实用阶段。

——王骏. 迅猛发展的医学影像技术 [N]. 中国医学论坛报，2001 年 11 月 29 日：第 14 版

磁共振成像进展

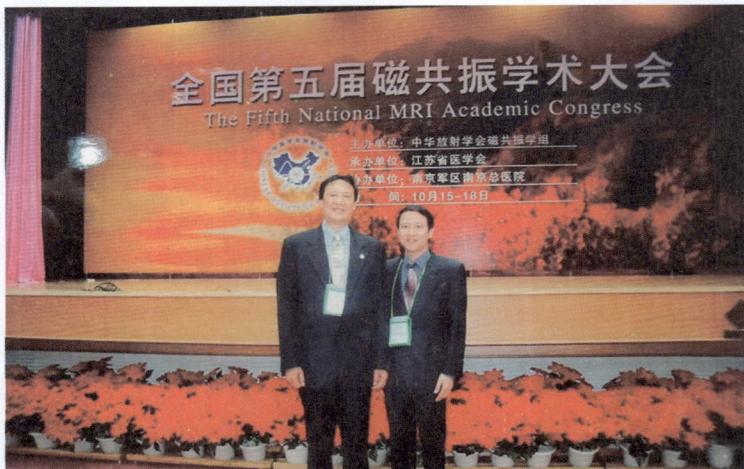

图　2004 年 10 月于南京，本书作者与天津市第一中心医院祁吉教授（中华医学会放射学分会主任委员）合影

　　2004 年 10 月 15 日至 18 日，中华医学会全国第五届磁共振（MR）学术大会在南京召开，60 余位海内外著名专家从颅脑神经系统、腹部、呼吸及循环系统和骨骼等方面全面阐述了现代医学磁共振成像（MRI）的魅力，现综述如下。

磁共振弥散成像技术

　　MR 弥散成像是目前在活体上测量水分子弥散运动与成像的唯一方法，最常用的包括弥散加权成橡（DWI）和弥散张量成像（DTI）。

　　DTI 可了解正常人白质纤维束随年龄变化的特点以及病变造成的白质纤维束受压、移位、变形、浸润与破坏，其局限与不足表现在：弥散梯度引起涡流，使纤维束方向确定不可靠,磁场不均匀性使图像扭曲变形,影响 DTI 定量分析;较小纤维束显示不佳或不能显示;受水肿等因素影响受压与破坏判断不确切。因此,天津医科大学总医院张云亭教授指出:DTI 只能作为病变诊断与鉴别诊断补充信息。

缺血性脑卒中治疗学的进展对影像诊断提出了更高的要求。对可疑超急性和急性卒中的患者,已经从以往仅要求确定是否为脑梗死发展到现在要求了解缺血的程度、是否适合溶栓治疗以及缺血区域在溶栓治疗后是否还能存活和恢复。

一般认为溶栓治疗的时间窗为起病后的 3～6 小时,故被上海华山医院陈星荣教授认为:"时间就是脑子"。DWI 诊断急性期脑梗死的敏感性和特异性分别为 88%～100% 和 86%～100%,对超急性脑梗死的诊断价值远优于 CT 和常规 T2 加权像（T2 MRI,包括 FLAIR 成像）。目前超急性和急性脑梗死的诊断和鉴别诊断中,DWI MRI 已属不可缺少的手段。陈教授主张用特定的 MRI 检查方案对全部可疑卒中者进行检查:先行 CT 平扫,如证实为出血,则马上进行救治,不作 MRI 检查;对 6 小时以上的急性卒中患者,似可省略 CT,MRI 检查只作横断面的 T1 加权像（T1WI）（也可省去）、T2WI 或 FLAIR,DWI MRI、灌注加权成像（PWI）MRI 和时间飞跃磁共振血管成像（TOF MRA）。

大连医科大学附一院伍建林教授通过 MR 弥散成像对脑肿瘤瘤周水肿的临床应用研究得出结论:近侧瘤周水肿区 ADC（EDC）值可用于高级别胶质瘤与转移瘤、脑膜瘤及炎性病变之间的鉴别诊断,但用于鉴别胶质瘤和瘤周水肿不可靠。高级别胶质瘤近侧瘤周水肿区 ADC（EDC）值低于（高于）远侧,而在低级别胶质瘤、转移瘤、脑膜瘤和炎性病变却相反,故近侧瘤周水肿区 ADC（EDC）值有助于高、低级别胶质瘤之间的分级诊断。

功能磁共振成像（fMRI）

fMRI 是近年来关注的开发课题之一。从理论上讲,以反映器官功能状态为成像目标的 MRI 技术都应称为 fMRI。目前，临床上已较为普遍使用的 fMRI 有各种 PWI、DWI、磁共振波谱（MRS）以及血氧水平依赖磁共振成像技术（BOLD）。而就脑功能成像技术而言，应包括脑血流测定技术（如注射对比剂、PWI 和 BOLD）、脑代谢测定技术（如 ^{1}H 和 ^{31}P 的位移成像）和神经纤维示踪技术（如 DTI 和磁化转移成像）。

脑科学研究最具有挑战性的研究课题之一是对人脑工作机制即人脑高级功能的研究，这些功能主要包括视觉、听觉、认知（语言、记忆）和运动功能等。我国每年有关 fMRI 的报道从 1996 年的 1 篇发展到 2003 年的 56 篇，涉及脑科学研究的许多领域，如认知科学、神经科学、针灸、药物滥用、运动、视听觉、手术计划、感觉、fMRI 数据分析与处理及临床应用等。目前，国内的 fMRI 脑功能研究正在由单一的功能研究转向多功能协同研究，由常规的感觉、运动、视觉、听觉的研究向语言、认知、情感、记忆等方面扩展和深入。

像任何新兴科学一样，fMRI 尚存在着一些急待解决的问题，上海华山医院冯晓源教授（后成为中华医学会放射学会主任委员）认为：成像系统本身和成像环境所造成的系统噪声，受试者呼吸、心跳以及与刺激无关的神经活动造成的生理噪声将严重影响脑功能活动区的定位。头部运动是造成 fMRI 图像运动伪影的主要原因，这就需要在成像前固定受试者的头部，而对于严重脑部疾病的患者则利用图像配准技术对运动伪影进行校正处理。再则后处理软件对试验结果和结论都有着重要的影响。但所有这些并不能阻碍它的应用前景，并使 fMRI 向多技术联合的方向发展，如将 fMRI 和正电子发射体层摄影（PET）联合采用图像融合或配准技术，就可得到更多的脑功能性活动信息；fMRI 如果与一组具有时间特性的脑电磁检测手段（脑电图、脑磁图等）相结合，就有可能解决脑区域性活动的时间问题。

北京医院陈敏教授（后成为中华医学会放射学会候任主任委员）应用 fMRI 技术检测不同体重者下丘脑对葡萄糖刺激的反应，即探讨糖耐量试验的中枢敏感性问题，加深了对中枢代谢调节的了解，为进一步阐明肥胖时代谢紊乱发生机制提供了实验依据。

冠状动脉成像

MR 心肌灌注图像空间分辨力高，可清楚分辨心内膜下与心包下心肌缺血病灶，比核医学检查更敏感、更准确。近年来采用脂肪抑制、三维成像、导航回波引导的呼吸门控技术，应用血池对比剂、相控阵线圈、螺旋填充 K 空间等优化脉冲序列和各种图像后处理（信号强度投影 / 表面重建 / 虚拟内窥镜等）技术使 MR 冠状动脉成像（CMRA）的显示能力得到很大提高，可清楚地显示冠状动脉主干和 2 ～ 3 级分支及其病变。

MRI 具有无创伤、无射线辐射危害、软组织对比分辨力最高、诊断信息量大等显著优势，被首都医科大学宣武医院李坤成教授誉为一站式影像学检查方法，或称"影像学超市"，1 次检查即可能获得心脏大血管形态、运动、血流动力学、血管壁动脉硬化斑块、冠状动脉、心功能、心肌灌注、心肌活性、代谢和心脏储备等多项指标，已成为心脏大血管病最重要的影像学诊断方法之一。

解放军总医院高元桂教授使用屏气三维快速稳态进动成像序列（FIESTA）成功地对冠心病患者实现无创伤检查，以狭窄程度 50% 为统计截断点，敏感性达 84.78%、特异性为 84.08%，总体准确度 84.30%。CMRA 可以准确排除具有血流动力学意义的狭窄，阴性预计值达 92.35%，有望作为冠心病导管造影检查的筛查措施，减少不必要的创伤性检查。

肺实质成像

肺部 MRI 长期以来是个巨大的挑战，主要原因在于肺实质内质子密度很低，缺少产生 MRI 信号的物质基础，加之伪影等原因，影响着肺部 MRI 的成像质量。随着 MRI 成像技术的快速发展，MRI 肺通气或灌注成像已成为可能。

浙江大学附一院张敏鸣教授对肺癌 MRI 动态增强模式与肿瘤血管生成的相关性作了研究。结果发现，免疫组化切片中显示微血管的分布与动态增强

MRI（DCE-MRI）强化形态表现呈较好的一致性，为利用 DCE-MRI 分析肺癌肿瘤血管生成提供了客观依据。她认为：肺癌的微血管密度是其在 DCE-MRI 上不同表现的病理生理学基础，DCE-MRI 方法不仅能够替代组织病理学方法评价肺癌的血管生成，而且能比后者获取更为综合全面的有关肿瘤血管生成活性的信息。因此，MRI 技术在肺癌肿瘤血管生成的研究显示出现代医学影像学从单纯的形态学研究向形态与功能相结合的方向发展的趋势，并逐渐从宏观走向微观。

磁共振波谱

磁共振波谱（MRS）是目前唯一可以无创性研究人体生理病理代谢变化的新兴技术。它是利用化学位移的微小变化采集信息，并通过放大增益经傅里叶变换将其转换为 MRS，测定人体能量代谢和体内化学物，并用数值和图谱的形式来表示的。有研究表明，Cho 浓度升高提示肿瘤细胞密度增加，意味着肿瘤细胞生长增殖活跃。病理状态下，Cho 峰可发生各种变化，导致细胞膜的物质转运功能增加及细胞增殖增加的病理情况，如恶性肿瘤、脑癫痫等 Cho 峰升高，脓肿、坏死等某些组织结构被破坏的病理情况 Cho 浓度降低。广州中山大学附一院孟悛非教授谈到，^{1}H MRS 结合 MRI，可明显提高肢体骨病变或肢体软组织肿瘤良恶性鉴别诊断准确率。

MRI 对前列腺癌的分期诊断价值较高，尤其是快速自旋回波 T2 加权像（FSE T2WI）和直肠内线圈（ERC）的应用，使前列腺癌的 MRI 诊断准确率进一步提高到 82% ～ 88%，但在临床应用中仍存在一些问题。北京大学第一医院蒋学祥教授提出，MRI 诊断前列腺癌是基于 T2WI 在前列腺高信号的外周带内出现低信号区，因而位于中央带的前列腺癌无法检出；外周带的炎症等亦可呈低信号，无法与癌鉴别；前列腺癌患者经内分泌、放射或冷冻等治疗后，其前列腺外周带信号减低，与癌之间的对比减小甚至消失；穿刺活检后的出血在 T2WI 亦可呈低信号，与癌不易鉴别。MAS、DWI 和 PWI 可从不同角度了解人体器官的分子生物学和组织学信息，通过观察其生理、病理和血供的改变，描述活体器官的功能状态，为疾病的早期发现、不典型疾病的鉴别诊断提供依据。

以往对于乳腺癌的早期诊断均认为是钼靶 X 线检查，而山东省医学影像学研究所赵斌教授在 MRI 新技术对乳腺肿块临床应用研究中指出，MRI 是乳腺肿瘤影像检查技术中敏感性、特异性、准确性最高的检查方法，结合肿瘤的形态学特点，准确掌握和应用先进的成像技术，观察肿瘤血流动力学变化过程，分析 MRS 和 ADC 图等，可为乳腺癌的早期诊断和正确治疗提供依据。

肝脏成像

肝脏 MRI 对比剂主要分为三类：细胞外液非特异性对比剂、肝细胞特异性对比剂和网状内皮细胞特异性对比剂。广东省人民医院梁长虹教授提出，对比剂的应用大大提高了肝脏病灶的检出率和病灶的定性，二乙烯五胺乙酸钆（Gd-DTPA）增强检查特别是动态多期扫描已成为临床常规扫描方案，肝特异性对比剂的选择性应用对微小病灶的检出和某些病变的定性鉴别提供了更新的方法学。但是，选用何种对比剂、选用何种序列等既取决于对对比剂特性和各种病变强化特点的了解，又依每名患者的具体病情而定。

广西医科大学第一医院黄仲奎教授在谈到原发性肝癌 MRI 诊断价值中指出：肝癌的 MRI 信号极具特征性，肝癌信号均匀度、门静脉癌栓及淋巴结转移与分型有密切关系。中南大学湘雅二院肖恩华教授通过肝癌经导管动脉灌注化疗栓塞术磁共振扩散成像动态研究，得出以下结论：用扩散成像技术特别是对肿瘤组织不同时点平均 ADC 值的测量、对比可以量化地动态评价肝癌组织在肝癌经动脉导管化疗栓塞术（TACE）术后的坏死、复发情况，为临床治疗提供指导。

胎儿影像学检查

超声检查一直作为胎儿的首选检查方法，但在有些情况下，如诊断困难或需要提供更多的诊断信息时，MRI 是一种有效的补充检查手段。因为胎儿在宫内羊水中随时可能出现活动，因此需应用最快的扫描技术，华中科技大学同济医院夏黎明教授认为：目前较理想的序列为单次激发快速自旋回波（SSFSE）序列。他在注意事项中指出，孕妇不使用镇静剂，不使用对比剂，尽量避免怀孕 3 个月内扫描，且 MRI 一般不作为胎儿检查的首选方法，在下列情况下可考虑作 MRI 检查：孕妇过度肥胖、羊水过少、胎儿进入盆腔、胎儿复杂畸形、孕妇患有子宫肌瘤等。

磁共振分子影像学

可用于基因治疗与表达的监测、肿瘤血管生成和受体成像等。磁共振基因成像是继核素基因显像后出现的新的无创性技术，其突出的特点是具有更高的空间分辨力，可以进行反复无创性动态观察，其潜在应用包括明确基因转导是否成功，定位靶组织内的基因分布是否合适，以及评估靶细胞的基因表达水平。哈尔滨医科大学附属第三医院申宝忠教授认为，当今的 MRI 已从传统的非特异性物理、生理特性成像深入到特异性细胞分子水平成像，疾病评价指标也将从描述病变的大小、形态、解剖部位和信号强度等深入到酶、受体、功能性指标等，从而对疾病的评价更完善，更具有特异性。

——王骏. 全国第五届磁共振学术大会会议报道 [N]. 中国医学论坛报，2004 年 11 月 4 日：第 8 版

在活体上看细胞的分子影像学

——南京军区南京总医院主办分子影像学新进展学习班专家采访录

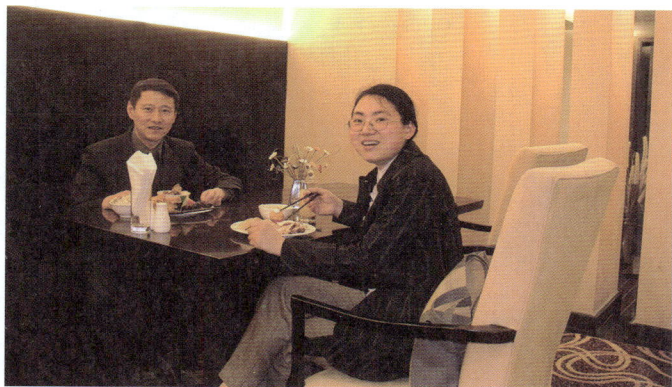

图 1　本书作者与居胜红教授（东南大学附属中大医院，后成为影像科主任）合影

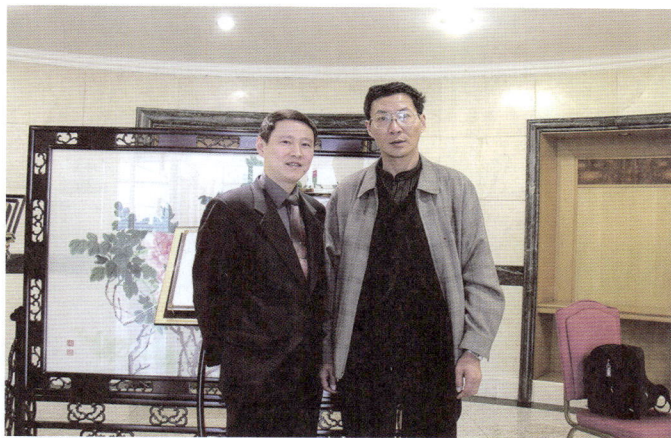

图 2　本书作者与吴翼伟教授（苏州大学附属第一医院，江苏省核医学分会主任委员）合影

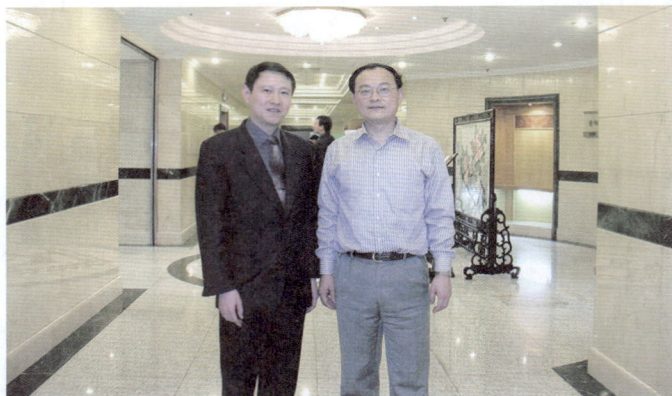

图 3 本书作者与黄钢教授（上海仁济医院，中华医学会核医学分会副主任委员）合影

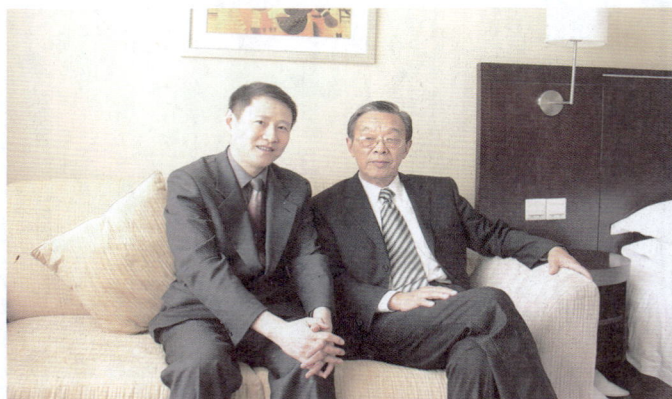

图 4 本书作者与丁乙教授（苏州大学第一附属医院，江苏省放射学分会主任委员）合影

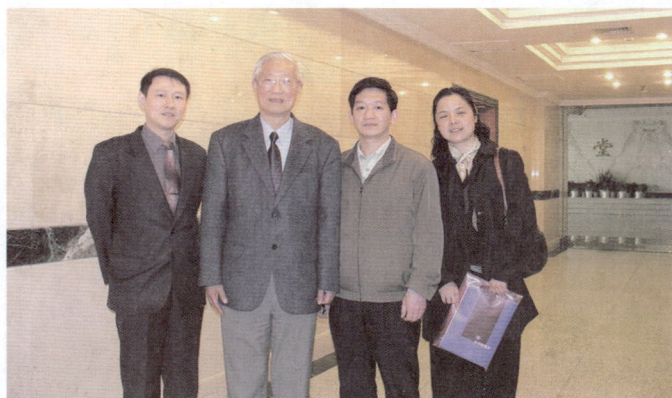

图 5 本书作者与朱承谟教授（左二，上海瑞金医院，我国临床核医学创始人）、朱虹教授（右二，南京军区南京总医院）、秦利萍（右一，南京军区南京总医院）合影

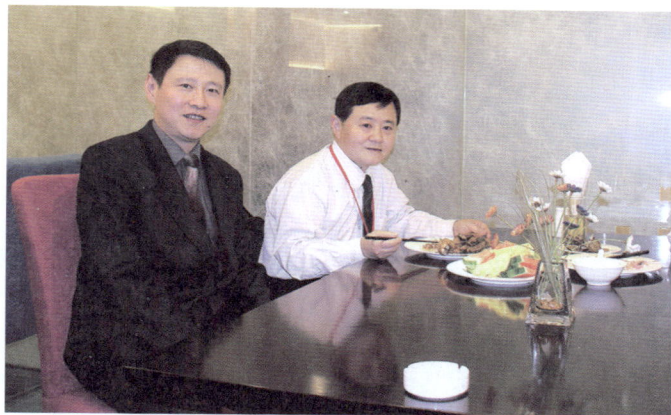

图 6　本书作者与王维教授（中南大学附属湘雅三院）合影

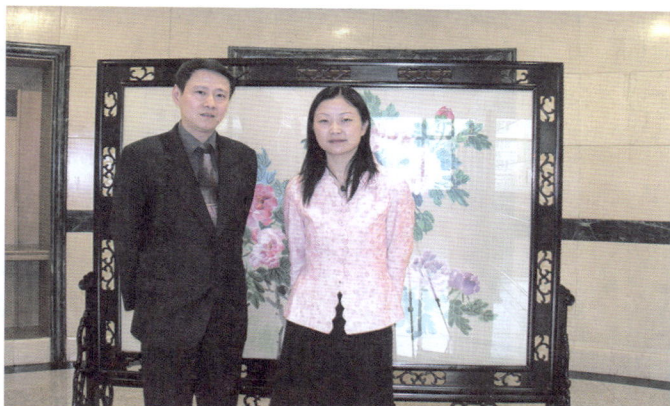

图 7　本书作者与于晓燕［西门子（中国）有限公司核医学地区产品经理］合影

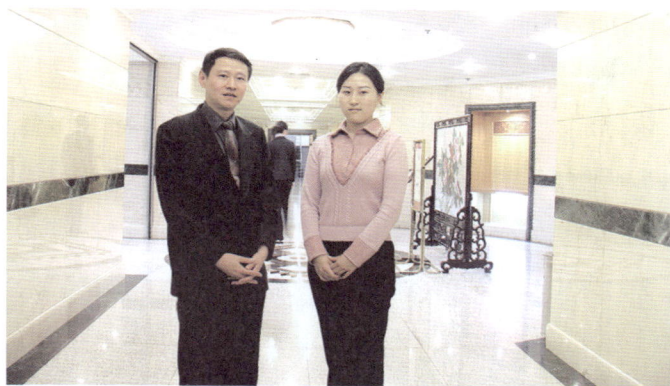

图 8　本书作者与方敏［飞利浦（中国）投资有限公司经理］合影。

21 世纪是生物学的世纪，分子生物学异军突起，发展迅速，影响深远。克隆技术、基因工程等分子生物学新技术一改传统生物学研究方法的局限性，使人类认识自然、改造自然（也许还改造人类本身）有了全新的手段，获得了大量前所未有的，甚至是梦想不到的成果。值此，南京军区南京总医院主办分子影像学新进展学习班之际，作为业内人士的我采访了众多分子影像学方面的全国著名医学专家，从一个侧面给大家提供一个"分子影像学"较为全面的框架与结构。

什么是分子影像学？

前一段时间，各种媒体都在抄作干细胞移植，那么，干细胞移植后，如何从受体上辨别供体细胞并观察其在受体中的生存状况？组织学活检、穿刺不行，因为细胞脆弱；也不可能等到人死后再看。这就要用标志物——一种特殊的方法观察活体上的改变，这就是分子影像技术，它对生长、繁殖无干扰作用。滕皋军教授（江苏省放射诊断学会主任委员、东南大学附属中大医院影像科主任，后成为中国科学院院士）在谈到干细胞磁粒子标记与MR 示踪的研究进展时一再强调：分子影像学就是在活体状态下看细胞、看分子的活动过程，目前任何方法都达不到，分子影像学则是唯一的手段，它采用完整的机体，与临床相近。

就在中午自助餐期间，恰好碰到从事分子影像学研究的青年学者居胜红大夫（东南大学附属中大医院影像科），她直截了当地说：分子影像学就是活体状态在细胞和分子水平应用影像学方法对生物过程进行定性和定量研究，传统影像诊断显示的是一些分子改变的终效应，而分子影像学探查疾病过程中基本的分子异常。分子影像学的成像技术主要有 3 种：核医学、磁共振（MR）、光学成像（optical imaging）。

吴翼伟教授（江苏省核医学学会主任委员、苏州大学附属第一医院核医学科主任）在谈到核医学新进展时说到，核医学可以定量、动态、在符合生理状态下，深入到分子水平，探讨体内乃至细胞内新陈代谢的奥秘，它能从体外观察体内代谢物、药物等分子于常态或病态情况下的去向和发生的变化。分子核医学就是以分子识别作为理论基础，利用放射性核素标记的示踪剂，从分子水平去认知生命现象以及疾病发生、发展的规律，从而达到诊断与治疗疾病。通过它为生化代谢的评价提供窗口，特别是能观察执行基因编码指令的蛋白质生化过程，从而使我们对疾病的认识、诊断和治疗提高到一个新的水平。而就这一点来说，临床医学无法深入到"分子"，分子医学可以将人体拆成"零件"来显示致病分子、显示疾病分子机制、显示分子水平的机体变化。因此，早期诊断要靠分子医学，因为这时病人还没有症状，如：骨扫描可早 2 年（主要是与 CT 比较），这时 CT 没有改变，因此，可早诊断、早治疗。

评价疗效是我们所追求的，要早期评定，一旦从形态上判定已来不及了。黄钢教授（中华医学会核医学分会全国副主任委员、上海仁济医院 PET/CT 中心主任）在谈及分子生物与分子影像的关系时说，要从代谢变化上来看才有效，这样可以改变治疗。因此，分子影像学是一种主动、客观、定量研究疾病发生、发展及其转归的方法。分子影像学的意义就在于：在分子水平上对疾病进行诊断，通过分子检测手段找出疾病的高危人群，通过监控在疾病发生早期检测和鉴定靶分子，准确制定疗程和治疗剂量，监控和评价治疗效果，使治疗具有个体特异性。黄教授还突出指出：未来医学必然踏着分子影像往前走，使诊断达到预警、预测，使治疗达到预防及个体化。李芳秋教授（南京军区南京总医院全军医学检验中心副主任）在谈到分子影像学的生物学基础时指出：分子影像学是在活体内进行的分子生物学研究，是目前分子生物学研究的最高境界，是将体内病理、生理过程中的分子改变可视化。

分子影像学究竟能做哪些检查？其诊断正确率如何？

中枢神经系统的许多疾病或系统性疾病累及中枢神经时，由于其影像表现缺乏特征性，仅靠传统非损伤性影像技术往往难以做出诊断，丁乙教授（苏州大学附属第一医院影像中心）在谈到磁共振波谱（MRS）研究时说，磁共振波谱作为无损伤性研究人体器官、组织代谢、生化改变及化合物定量分析的方法，可解决脑肿瘤良、恶性的定性诊断，其诊断正确率可达到 90% 以上；帮助解决脑膜瘤、胶质瘤的恶性程度，如：一级为良性，二级为良、恶性，三、四级为恶性；区分恶性程度的正确率达 70%；以及诊断原因不明的发育问题、特发性病变中的老年性痴呆等，所有这些对治疗方案的确立大有帮助。

卢光明教授（南京军区南京总医院医学影像科主任）在谈到分子功能磁共振成像时指出：随着分子影像学的发展，可以在脑的整体水平、神经细胞水平、分子水平进行观察，对磁共振脑功能成像研究是一个大的创新。但作为一种新兴的方法，尚存在技术复杂、体内转运困难及毒性等，初步处于实验室阶段。总体来说，新的分子影像技术进一步加强了磁共振在神经系统功能研究的地位。张宗军教授（江苏省磁共振学组秘书、南京军区南京总医院医学影像中心）在谈到磁共振扩散张量成像在颅脑疾病中的应用时认为：扩散张量成像是目前唯一能在活体人脑组织显示白质纤维束的走行、方向、排列、髓鞘化情况等信息的非侵入性手段，主要用于脑部，尤其对白质束的观察、追踪、脑发育和脑认知功能的研究、脑疾病的病理变化，以及脑部手术的术前计划和术后评估。

青年学者居胜红大夫在《磁共振分子影像学研究进展》一文中这样写道：今后磁共振的发展将从传统的非特异性物理、生理特性成像深入到特异性细胞分子水平成像，疾病评价指标也将从传统磁共振的大小形态、解剖部位、信号强度等深入到酶、受体、功能性指标等，从而对疾病的评价更完善、更具特异性，如发现癌前病变的异常分子，从肿瘤生长动力学、肿瘤血管生成的生长因素、肿瘤细胞标志物或基因改变等多方面来评估疾病，并将形态与功能相结合。随着磁共振分子水平成像的不断深入、分子生物学理论技术的不断进步，在疾病的早期发现、精确定位、准确定性定量、疗效监测，尤其是基因治疗的早期效能评价等多方面，磁共振将大有作为。

朱承谟教授（上海瑞金医院核医学科主任）在谈及 PET/CT 的进展时说，美国最早将 PET/CT 用于单个结节小于 3cm 的肺癌，其次是淋巴瘤、黑色素瘤、结直肠癌、胰腺癌、胃癌、食管癌及其转移，以及脑瘤、妇科盆腔检查。

此外，PET 还用于癫痫和痴呆。目前，PET/CT 在肿瘤疾病的应用达 90% 以上，其优势在于：显像剂半衰期短，为最常用的常规显像剂，也是高灵敏的肿瘤显像剂，其全身扫描对于肿瘤诊断分期、监测疗效和判断预后有重要意义。肺癌是当今世界上最常见的恶性肿瘤，中国预防医学科学院（现为中国疾病预防控制中心）公布，在今后 30 年中，肺癌将成为我国居民的重要死因，肺癌的 5 年生存率在近 10 年内没有得到明显改进，仅为 15%，王中秋教授（南京军区南京总医院医学影像中心副主任）在总结 PET/CT 对肺癌的诊断及其价值时说：PET/CT 可较好地鉴别肺部结节，早期检出肺癌原发灶及纵隔淋巴结及其远处肿瘤转移灶，利于肺癌的分期和治疗计划的制订，可对肺癌残留与复发进行评价，监测治疗效果及放射治疗计划的制订。

尽管分子核医学还处于发展中的起步阶段，但从分子核医学内涵和发展前景来看，将会对传统医学的许多观念提出新的解释。吴翼伟教授从广义上讲，发射体层成像（ECT）是分子水平，可用于脑、心、肾、肝、肺的检查，如脑血流灌注，可了解血流动力学的变化。

就分子影像学的作用，黄钢教授概括了三个方面：可以早期知道患者的健康状态、发展环节及预测对未来的影响。分子影像学可对治疗效果进行评判，对有效治疗方法进行选择，准确评判患者预后、转归，以及未来可能留下的影响。

分子影像学检查对病人是否有特殊要求？

对于磁共振波谱检查来说，在检查时间上，原先为半小时，当今却只需十来分钟，当谈及对病人的要求时，丁乙教授则认为和普通磁共振的要求一样。

而在谈到 PET/CT 存在的一些问题时，朱承谟教授指出，PET、CT 采集不在同一呼吸状态时会造成特别是肺底和肝脏顶部的位移，这就要求应很好地把握住呼吸状态，病人更不能移动，要配合医生进行训练、进行检查。还有，体内植入金属物，如：起搏器、金属化学泵、义齿、人工关节等，易造成其邻近部位和淋巴结有无肿瘤侵入的判断困难。因此，扫描前应去除穿戴的金属物品等。在做腹部检查时还应根据医生要求口服水，检查前排尿，尤其是盆腔检查时更要如此。过去 PET 检查需要 1 小时，今天 PET/CT 检查虽说只需 20 分钟，但要求病人不讲话，消除肌肉紧张。

黄钢教授希望病人在做 PET/CT 检查时要注意三个方面的问题：生活习惯遵重医嘱，如：早上不吃饭；特殊用药要跟医生说明；病人目前的疾病要与医生说清楚，如糖尿病。

分子影像学检查对病人有危害吗？

磁共振随着设备的更新换代，国外在向高场强发展，国内目前较为普遍的是用 1.5T 的磁共振。场强越高越好，但会影响人体，强磁场影响人体组织产生热、使人体有麻木感。目前，国际上采用 9T 的磁共振用于试验，3T 还没完全普及。丁乙教授认为，3T 磁共振检查对人体没有影响，目前应用足够了。

大家都知道，核医学所用的示踪剂是一种带放射性的化合物——一种分子，这对人体是否有害？带着这个问题，我采访了吴翼伟教授，他说：东南亚海啸死多少人？！大海是可怕的，但一杯水能淹死人吗？用于人体检查就相当于一杯水，影响就是大小的问题，放射性剂量比 X 线少得多；CT 也会致癌，但有一个度。

而对于 PET 来讲，朱承谟教授则认为：PET 比 CT 剂量少，且 PET 半衰期短，小便排出，损伤没什么。但是，PET 显像，CT 低剂量穿透显像，增强 CT 显像检查，病人接受辐射剂量进一步增加，造成过多剂量的照射。因此，每个病人都做平扫、增强值得考虑，且增强 CT、口服碘和钡剂对比剂、血管内未稀释的非离子型碘对比剂，会导致增强的对比剂部位出现"热"区。因此，朱教授呼吁：关于何时需用增强造影，其程序需要制订。

王维教授（湖南省放射学会副主任委员、中南大学附属湘雅三院放射科主任）在谈到我国异种细胞移植现状时说，任何东西都有两面性。而黄钢教授则认为：一点影响没有是不可能的，但是，是微乎其微、不明显的，同位素有潜在影响，但不是持续性影响。

分子影像学检查是否会增加病人的经济负担？

PET/CT 在肿瘤的良、恶性病变的鉴别诊断上，分期和再分期的判断上更为可靠，并能对其部位进行精确定位，有利于治疗的决策，并使疗效的评价更为确切，而预后估计更有依据。正因如此，朱承谟教授在谈到 PET/CT 的应用时指出，有14%的病人改变了治疗决策。从这个意义上来说，则是为病人省了不必要的诊断与治疗费用。

尽管如此，PET/CT 检查需要 9000～10 000 元人民币，黄钢教授认为这不是个小数目。但，同时他又认为 PET/CT 检查又是最便宜的。那么，为什么说它又是最便宜的呢？他说，因为诊断正确率，一次性诊断有明确结果，而导致科学治疗，往往第一次治疗很重要，一次准确诊断所带来的一次科学性治疗在整体上比一次普通诊断所带来的一般性治疗费用低。这里面省去了许多不必要的诊断与治疗，如多次 CT 检查。这些只是直接诊疗，还有不必要的间接诊疗，主要是减少身体、心理所造成的创伤与痛苦。

吴翼伟教授同样认为：分子核医学具有重大的社会经济效益，特别是分子核医学的发展，对早期诊断、有效治疗、减轻病人痛苦及降低医疗成本、增加财政收入都有重要意义。而王维教授则提醒广大患者：不仅要了解医疗的好处，同时也要了解医疗所带来的风险，要在收益与风险付出中做出选择。

我国分子影像学与国外的差距有多大？

对于磁共振波谱来讲，丁乙教授说，2002 年以前我们翻译了大量国外文献，而自此以后，我们不是不翻译了，而是我们的水平已经达到了。

美国自 2000 年安装第一台商品化 PET/CT 以来，全球已达 400 余台。国内 2002 年引进首台 PET/CT，至今已有 50 余台。其间相差 2.5 年，但在亚洲，我国 PET/CT 的总台数列第一。当问及诊断正确率是否也是亚洲第一时，朱承谟教授则用"我国的病人人数多"来结束了本次的谈话。由此可以推断出：PET/CT 在我国毕竟才有 2 年多的时间，且在我国还不够普及，加上刚刚起步，因此，还远不够成熟。这恰恰验证了黄钢教授的一席话：与国外相比我们有差距，我们刚起步，近几年我国 PET/CT 多起来了，但数量不代表质量，数量不等于使用和认识、了解的水平；质量我们还须发展，必须花力气加深对 PET/CT 的认知和应用掌握，不断缩小差距。

我国分子影像学研究有没有误区？

美国第一个将 PET/CT 纳入医保，而我国至今没有。朱承谟教授说，PET/CT 是一个好方法，因价格的原因，做 1 个病人需要 1 万多元人民币，这从一个方面制约了分子影像学研究的发展。但朱教授又说：体检不提倡做 PET/CT，因为价格毕竟太贵；但，有钱做也不反对，因为做 PET/CT 检查也有早期发现病变的。

于晓燕［西门子（中国）有限公司核医学地区产品经理］在谈到分子功能影像的新进展时指出，在我国，大型设备应用于临床的引进速度较快，而对于前期、临床前、在基础研究方面、动物 PET 的落实则少之又少，对于基础医学的支持太少，这主要是钱，加上长时间才能见效，然而，人们却忽略了一点，也只有动物研发最终才能应用到人体。

分子核医学平台在全国没有，为此，11 名院士在《科学时报》上呼吁。原因是钱，投入大，PET 中心 4000 万，上亿资金。南京军区南京总医院引进江苏省第一台 PET/CT，目前，江苏省还有 3 张票，江苏省人民医院、南京鼓楼医院都要引进，吴翼伟教授正在积极申请这第 3 张票，他说：我们不仅要有 PET/CT，而且还要有动物 PET，可研究药物在体内的代谢。由于 PET/CT 最高分辨力为 1.5mm，且 PET/CT 的图像融合更加准确可靠，使功能诊断与形态诊断的结合达到崭新高度，是很好的手段、工具，而临床医生却不了解，况且在医院里核医学科地位低，总是把核医学科认为是医技科室中的老小。吴教授强烈呼吁：核医学科应该是临床科室，因为它不仅有诊断，而且还有治疗，如对甲状腺癌的治疗、利用同位素分子碘治疗甲亢等。

无论如何，PET 不是唯一的分子影像，只是其中一部分，它可在体观察到生命分子过程和生物信息，需 300 万美元。黄钢教授指出：中国人的跟踪能力很强，以每年 10 ～ 20 台速度在引进，让西方震惊，这与经济水平和实力也有一定的关系，但用于基础研究的动物 PET（micro-PET），虽有科研效益，却无经济效益，只做动物不做人，因此，单位一般都不会去买。我们现在正在申请国家级实验室，有 2 名科学院院士加上 10 多名工程院院士，以及200 多名博士生导师，利用 4 个亿打造国家实验室。

而方敏［飞利浦（中国）投资有限公司经理］在谈及我国引进大型设备误区时直言不讳：我国有的单位在购买仪器时对其性能不了解就买。她忠告我们：在购置大型医疗仪器设备时要实地考察。

什么样的科室和人员才有资格进行分子影像学研究？

当谈到医生所必需的素质时，丁乙教授抽了口烟说，就医生的水平就很难说了，就看该科医生是否具有钻研精神，通常一些具有高级职称的医生在搞磁共振波谱研究，比较钻的中级职称医生也在搞，其应用水平对于磁共振波谱本身并不难。因此，只要具备 1.5T 以上磁共振的医学影像科室均可开展磁共振波谱检查。滕皋军教授也同样认为：首先得要有设备，然后就是医生的基础。而吴翼伟教授则谈到：在美国，大学后 4 年，还要通过专门培训与考试才有资格胜任此项工作。

朱承谟教授则说，对于 PET/CT 卫生部颁发放射性药物许可证、采购证等，就是医生也需有上岗证才能从事 PET/CT 检查。黄钢教授同样指出：卫生部装备 PET 规定，三级甲等医院要有一个成熟的核医学科，且对核医学诊断有相当经验的人员配套才有资格申请 PET。当然，黄钢教授接着说，学习中工作、工作中学习，相互推动，没有丰富经验的专家也可培养出有经验的专家。

分子影像学与医学影像甚至是与临床医学之间的关系怎样？

朱承谟教授认为：随着科学的不断发展、深化和细化，学科间的相互渗透和交叉不断加强，核医学、放射学、肿瘤学、放射治疗和外科学学科间的相互支持、交流，一句话，发挥团队作用，才能使 PET/CT 的应用提高到新水平。这恰恰应对了王维教授的一句话：分子影像学需要多学科合作，要研究、探索，才会有前景。滕皋军教授还强调：要联合分子生物学、生物化学这方面的医生。

从事核医学工作 23 年的吴翼伟教授说，分子影像学不是独立的一个科，是学科的综合，需要分子生物学、药物、工程类等。把分子生物学新技术和核医学方法紧密结合，取长补短，互相促进，才会相得益彰。当今核医学不断有新的东西，我们与脑外科、神经内科、妇产科、胸外科，甚至是急诊科都有合作课题。这正如王德杭教授（江苏省放射诊断学会副主任委员、江苏省人民医院影像中心主任）在主持会议时所说的那样，分子影像学需要多学科合作，它与众多影像学的关系是：你中有我，我中有你，相互融合，不可偏废，谁也离不开谁。

黄钢教授一字一句地讲道，分子影像学引领着未来医学发展的基础手段，必须认真加以掌握，客观评价其使用范围，实施、应用于临床，准确解决能够解决的问题，要严谨求实，不能超越其应用范围、不打折扣地加以应用，要准确，不能超越、替代所有影像。否则对自身有害，要多学科相互结合。李芳秋教授强调：分子影像学是分子生物学、化学、物理学、放射医学、核医学、计算机科学的交叉研究领域，需要熟悉和了解各个学科的基础知识和最新成果并加以综合利用才行。

小结

大家都知道，疾病不是一个事物，是一个发展过程，是基因异常、表达失控、代谢改变、功能失调、结构代偿，以至于出现症状和体征。而分子影像学正是顺应了这种潮流，它研究的对象不再是大体上的器官与组织的宏观解剖、形态结构与功能，而是着眼于疾病的微观生理、生化过程，并深入到分子水平去认识疾病，它所回答的是有关细胞信号传导、基因表达、生化代谢等方面的问题。因此，在临床上出现明显的解剖和功能改变之前，分子影像学就能提供有关疾病的分子信息。无可非议，它是一种生命的图像。但是，分子影像学迄今也只有六七岁，还没有成熟、定型，甚至她的外貌和内涵仍处在不断的变化之中。作为业内人士、从医 20 年的我来说，还是崇尚我国核医学科的权威——田嘉禾教授（中国人民解放军总医院）所说的那样：尺有所短、寸有所长，传统影像技术能高清晰地显示解剖结构，PET 技术虽有代谢显像、生化显像、分子显像的美誉，但诊断特异性和检测效率方面还有不尽如人意之处，包括信息受体内、受体外因素的影响大，图像不易理解；结果解释方面存在"随意性"、操作者主观依赖性和掌握难度；特别是功能影像的数据量和分辨力低；同时，核素的放射性和防护方面的麻烦，以及社会上、人群中，甚至医学队伍内对放射性的过分恐惧，也在一定程度上影响了核医学业务的开展；但是，社会需求决定社会发展，临床和病人日益增长的需要，应该也必然要求多种技术发挥各自优势，相互配合，即为"大影像学"的概念。

——王骏．在活体上看细胞的分子影像学 [J]．中国医院采购指南，2005 下：54-58

走进分子看影像

当代医学影像在反映人体解剖结构方面已成为临床医师的"眼睛"，推动了整个医学事业的发展。然而，人体的疾病是从细胞、分子开始，待发展到器官的改变已几乎进入中晚期，不利于疾病的早诊断、早治疗。为此，作为医学影像必须从形态学诊断进入到分子及功能水平，也只有这样才能保证医学的可持续性发展。值此，南京军区南京总医院举办"国际医学影像研讨会暨第二届分子及功能影像学习班"之际，特邀了美国南加州大学医学院放射科主任 Grant 教授、神经放射科主任 Zee 教授等一批在分子、功能成像方面具有卓越成就的国际著名专家展示了这方面的丰硕成果。

分子影像学的产生

随着分子生物学研究的飞速发展，尤其是基因组学、蛋白质组学及其相关技术的进展，迫切需要某种手段来监测其研究对象在生物活体内的过程，于是，以细胞、基因或分子及其传递途径为成像对象的分子影像学（molecular imaging）应运而生。医学影像学历经百年，终于从以解剖结构为成像基础的传统医学影像学发展到了建立在以细胞 / 分子结构和功能为成像基础的分子影像学时代，这代表了医学影像学的未来，将对现代和未来医学模式产生革命性的影响。

分子影像学的概念

1999 年，美国哈佛大学 Weissleder 等提出了分子影像学的概念：应用影像学方法，对活体状态下的生物过程进行细胞和分子水平的定性和定量研究。

其特点是：分子影像技术可以在分子细胞水平上实现生物有机体生理、病理变化的实时、无创、动态在体成像。分子影像应用于：研究特定基因功能、生物体生长发育、疾病发生发展和药物作用及动力学变化等提供信息获取和分析处理的有效新手段。分子影像技术被美国医学会评为未来最具有发展潜力的 10 个医学科学前沿领域之一，是 21 世纪的医学影像学。

由此可见，分子影像学是"在活体内对靶向分子和生物过程进行非侵害、定量、可重复的成像"，其成像的基本手段为核医学成像技术、光学成像技术、磁共振成像技术和超声成像技术。成像的基本方法是通过具有分子特异性的显像物质即分子显像探针，以受体、离子通道、酶、抗原及特异结合蛋白、核酸等为研究对象进行成像。分子成像的关键技术是分子探针的合成。

分子影像学的作用

分子影像学能够无创 / 微创、可重复提供在体 / 定量 / 实时 / 可视化分子 / 基因信息，甚至多分子相互作用信息。这些独特、真实的个体信息，正是个体化医疗的前提。分子影像学不仅是基础研究中具有诸多优势的重要技术手段，而且将成为基础研究成果转化到临床应用的重要桥梁，在这场医学革命与未来医学实践中发挥着纽带作用。另外，随着多功能纳米材料的进展，分子影像学必将进一步模糊诊断与治疗的界限。分子影像学的进展与靶向治疗学（targeting therapeutics）相辅相成；分子影像学可以解决靶向治疗面临的诸多关键问题，如：在分子水平实时评价治疗效果。分子影像学在药物开发全程中也具有明显而巨大的优势。分子影像学必将成为预防疾病与优化临床医学干预决策的又一座灯塔，在个体化医学模式中起主导作用。

分子影像学研究进展

分子影像在预临床阶段具有诸多优势，如：肿瘤的小鼠模型，通过检测与肿瘤抑制基因捆绑的表达基因荧光素基因的活性，研究肿瘤的发生、发展以及对个性化治疗的反应；研发针对某种肿瘤的新药；研究肿瘤在体内的转移。其主要研究方向和进展在于：神经医学的原创性研究（阿尔兹海默病、帕金森病、抑郁症、多动症等神经系统疾病的研究，以及脑功能、成瘾机理、性格与情绪本质、语言活动的基础性研究等）、肿瘤医学的集成性研究（恶性肿瘤的早期诊断、肿瘤良恶性的判断与分级、肿瘤转移灶的探查、肿瘤化疗中多药耐药性的监测和逆转、肿瘤放疗时的方案制订等）、其他慢性病的应用基础研究（心血管疾病活动性斑块的研究、糖尿病胰岛细胞的功能研究、骨质疏松症破骨成骨功能的研究、肝硬化成因和分级的研究等）、新治疗技术的参与性研究（冠状血管搭桥术中的应用、心肌细胞移植治疗中的应用、神经干细胞移植中的应用、器官移植中的监测、在基因治疗中的应用等）、新药研制的开发性研究（Micro-PET、Micro-SPECT 给人类的新药研究带来了一场革命，更为中药的现代化研究带来了一次极好的机遇）、其他（在公共卫生等方面的应用性研究）。

分子影像学与介入放射学的关系

随着分子影像学不断发展与延伸，已越来越明显地展示了介入放射技术与分子影像技术的相互依存关系，尤其是一些分子影像技术一旦进入临床应用，就必须借助于介入技术的支持。例如：干细胞移植技术就与介入技术和分子影像技术息息相关，前者为将来大多数干细胞移植技术所必需的手段，后者是干细胞移植技术应用于临床的先决条件。此外，各种基因治疗的导入手段也需要介入技术予以实现，而基因治疗的临床应用则必须借助于分子成像技术予以监测。因此，这无疑极大地拓宽了介入放射学的领域，成为介入放射学下一代的重要组成内容，更为重要的是通过分子影像学的结合有可能使介入放射从单纯的"技术"走向"学科"的重要机遇。若将分子影像技术融合于介入技术，必将提升介入放射学的科学含量。

分子影像学需要多学科攻关

目前国际上已经兴起分子影像学的研究热潮，开始多学科，包括材料、机械、物理学以及细胞学、分子生物学、化学、医学、药理学、生物数学、生物信息学和计算机技术等交叉、横向联合研究，相信将来会获得对活体分子影像的突破，显示活体化学结构和蛋白组成图，为人类带来福音。还是用介入影像学来讲，传统的介入医师的知识结构偏临床，基础知识较薄弱，而分子影像学起源于细胞生物学、分子生物学和影像技术学的结合，分子影像所涉及的领域已大大超越了上述学科的范畴，更多的是跨学科和学科交叉的内容，而传统的影像学和介入放射学缺乏这样的学术平台，如：分子成像技术最关键的是分子探针、信号放大等技术就需要多方面学科的合作才能实现。因此，特别需要加强复合型人才的培养、加强跨越式方法的研究、加强国际化学术交流。

——王骏. 走进分子看影像 [N]. 医院报，2008 年 9 月 23 日，第 2 版

头颈部影像学进展

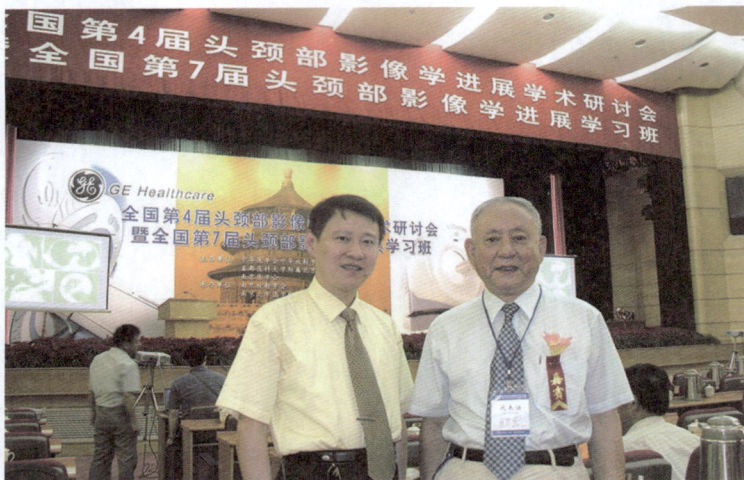

图　本书作者与吴恩惠教授（天津医科大学总医院）合影

　　由中华医学会《中华放射学杂志》编委会、首都医科大学同仁医院、中华医学会南京分会联合主办的全国第四届头颈部影像学进展学术研讨会日前在南京召开，来自全国各地的 300 余位代表听取了吴恩惠、陈星荣、张雪哲、韩萍、李明华、鲜军舫、何春望、江波、刘筠等近 50 位专家关于头颈部解剖及其病变和相关 CT、MR 及介入诊治的详细报告。本文对研讨会做摘要报道。

影像学检查技术进展

　　中华医学会放射诊断分会全国副主任委员、北京中日友好医院张雪哲教授在其《影像医学的临床应用前景》的专题报告中阐述了各种影像检查技术的进展。高分辨力、高频率超声探头的应用和信号处理技术的发展，使超声诊断技术可以显示和分辨细微病变。核医学能反映组织器官形态和功能上的变化；亲肿瘤显像剂的应用提高了肿瘤诊断的灵敏度和特异性；分子核医学已从受体显像扩展为基因表达显像和肽类显像。计算机断层扫描出现电子束CT、螺旋CT、双层螺旋CT和多层CT等新技术。磁共振新技术主要有MR水成像、MR血管成像、MR功能成像、MR频谱技术和MR引导介入技术等，MR硬件和软件方面的进展使这些新技术的临床应用已成为可能。

各种影像学诊断方法的比较

颈动脉斑块影像学检查

空军总医院张挽时教授指出，MRI和MRA是目前颈动脉硬化斑块和颈动脉狭窄最好的无创影像学检查方法。常规的超声检查尚不能提供三维图像，其空间分辨力和对比分辨力仍有限。CT血管造影法要求患者接受X线照射以及静脉注射碘对比剂，碘过敏患者应用受限，对斑块内出血和纤维帽的显示仍有困难。

鼻及鼻窦病变检查

首都医科大学同仁医院杨本涛教授认为，CT能够清晰显示鼻及鼻窦骨质结构异常，MRI则易于区分肿瘤和伴发的阻塞性炎症，对肿瘤鼻外侵犯范围、颅底骨髓浸润及神经周转移的显示效果也强于CT。因此，对鼻及鼻窦恶性肿瘤，应同时进行CT和MRI检查。PET在鼻及鼻窦恶性肿瘤治疗疗效评价及治疗后复发诊断中有独到作用，可以弥补CT和MRI不足。另外，CT可清楚显示窦壁骨质破坏伴明显硬化，是慢性侵袭性真菌鼻窦炎的主要影像学诊断方法，结合病史和MRI检查，能够对本病的诊断、与肿瘤的鉴别以及治疗提供更可靠信息。

颅底肿瘤影像诊断

中山大学附属第一医院江波教授指出，CT结合重建图像，对发现颅底肿瘤，了解其内部密度及钙化情况，及其与周边颅底骨质相互作用方面有较大作用。在显示颅底胆脂瘤对颅底骨质的压迫性改变方面，MRI效果等同于CT；观察肿瘤的确切部位和侵犯范围，MRI效果更强。动态增强MRI检查，可了解肿瘤的强化特征，可在常规增强 MRI 前作 5 分钟的动态增强扫描。对于常规增强扫描无强化者，应用灌注增强扫描（PWI）检查有助于鉴别有血管生成和无血管生成的肿瘤。

头颈部肿瘤的 CT 灌注成像

天津医科大学肿瘤医院叶兆祥教授在总结 CT 灌注成像的优点时认为，CT 灌注成像属于定量研究（1mg/ml 的碘浓度相当于 25HU），通过测定局部组织的碘聚集量即可获得该组织的血流灌注量；能在一次扫描中同时显示解剖细节及灌注的定量信息。此检查法可以通过测定肿瘤组织的灌注参数来全面观察并精确显示肿瘤的真实轮廓。多层同层动态 CT 灌注扫描技术（"Toggling-Table"技术）的应用，扩大了 Z 轴观察范围，便于肿瘤的整体研究。CT 检查较为普及，检查费用相对较低。

但 CT 灌注成像也有其局限性。检查时必须抑制噪声，保持稳定的去卷积模型。患者移动或吞咽动作会使图像产生漂移伪影，导致测量结果不准确或检验失败。灌注参数的测量受多种因素影响。灌注扫描范围有限，如 16 层螺旋 CT 只能进行 4mm×5mm 范围的灌注扫描，无法进行全脏器灌注情况的观察。因此在临床应用时若考虑不周全，可导致结果不准确。另外 CT 灌注扫描时局部所接受的放射剂量较高。因为需快速注射对比剂，其毒副反应不容忽视。

人工耳蜗置入的 MSCT 评价

华中科技大学协和医院韩萍教授认为，多层螺旋 CT 在显示中耳乳突、颈静脉球高位、乙状窦位置、面神经管位置、立体显示内耳方面优于 MRI；而 MRI 在显示听神经正常与否有重要价值；二者结合，可指导手术适应证和电极类型的选择，预测术中、术后可能的并发症。MSCT 结合容积再现法（VRT）是人工耳蜗置入术后观察电极的直观准确方法。X 线平片虽然费用少、放射剂量低，但只能粗略估计电极在耳蜗内的位置。

其他

山东省医学影像学研究所柳澄教授指出，多层螺旋 CT 各向同性扫描可用多平面重建（MPR）图像替代其他多个角度图像，对图像进行标准化处理，能使诊断更加简便；还可缩短检查时间，减少患者受辐射剂量。到会的专家学者还对颅底肿瘤、眼部肿瘤和鼻咽癌放疗后的影像学检查，以及耳部、头颈部影像学扫描的各种技术规范化操作做了详细的报告。

——王骏．全国第 4 届头颈部影像学进展学术研讨会纪要 [N]．中国医学论坛报，2005 年 9 月 15 日：第 27 版

我国骨肌系统影像学现状

——中华医学会第八届全国骨骼肌肉系统影像学大会在宁召开

由南京医学会与南京医科大学附一院协办的中华医学会第八届全国骨骼肌肉系统影像学大会于 2006 年 4 月 13—16 日在宁召开，与会代表 300 余人听取了吴恩惠教授等著名影像学专家所作的专题报告。本文综合众专家的研究成果，仅从儿童骨关节创伤研究的一个侧面看我国骨肌系统影像学现状。

自从 X 线应用于临床以来，骨骼肌肉系统一直是影像学应用最为广泛的系统之一，其疾病的诊断很大程度上依赖影像学。近十年来，随着 CT 及磁共振的普及应用，尤其是磁共振机软硬件的不断改进更新，骨肌系统的影像学研究进入了一个崭新的时期。功能成像技术的应用，促使骨肌影像从大体形态显示向分子水平及功能评价方向深入。在这段时间里，我国的骨肌系统的影像学研究取得的显著成绩与国外相似。

在研究的疾病种类方面，近十年来国内的研究重点仍然为骨肿瘤与肿瘤样病变，其在国外的研究中仅位于第三位。国外的研究重点已转向骨与关节创伤、肌肉与韧带解剖及病变。国外主要运用磁共振或与其他检查方法相结合进行研究，充分利用磁共振的优势，对以前不能诊断或认识不足的微细骨折、软组织损伤、常规病的早期阶段等进行深入研究，并注重肌肉与韧带解剖及病变的研究工作。国内对肌肉与韧带解剖及病变的研究非常欠缺，而且所做的研究主要集中在膝关节韧带上。

这里以儿童为例，其骨骼含有机成分和水分多，矿物质少；松质骨多而密质骨少；骨骼纤细和骨质的多孔特性，与成年人相比富于韧性而钢度差；负荷稍大或持续时间长容易出现疲劳性变形，这些都是儿童骨骼的解剖和生物力学特点。因此，儿童骨骼创伤尤其是累及骨骺部位的损伤与成人骨骼创伤相比，在受伤机制、好发部位、愈合时间、继发改变等方面有其独特之处。加之，儿童骺板 X 线透过率高，不同部位二次骨化中心出现时间不同，易造成儿童骨骺部位损伤诊断困难。如：常见的儿童肘关节骨骺骨折，它是由三块骨骼形成的关节，骨骺多、骨骺出现及闭合时间不一、骨化中心变化多（多骨化中心）、功能结构复杂、诊断困难。更为困难的是，患儿的哭闹以及创伤后的不配合致使摄影体位和影像质量不符合检查要求，使检查质量大打折扣，从而加大了诊断的难度。

儿童骨骼创伤包括某些成人骨折类型和只发生于儿童的骨折，前者主要指儿童骨干骨折，而后者指累及骨骺部位的骨折。儿童骨干好发青枝及弯曲骨折，与成人骨干骨折相比其愈合比成人快，婴儿、新生儿骨折数日后即见骨痂，十多岁者数周后可见；塑型能力强，即使有成角畸形或断端重叠，也能在短期内再塑形为正常；骨折不愈合少见。

北京积水潭医院屈辉教授强调：儿童有软骨性骺板，为骨的最薄弱区，儿童关节周围韧带比骺板软骨坚强，许多在成人引起韧带损伤的外伤在儿童则引起骺板骨折。骺板是儿童骨折致残危险区，骺板骨折常引起肢体畸形。如果损伤生发层细胞或骨骺干骺对位不良，可导致骺早闭。各型骨骺损伤预后不同，可继发骨折不愈合、畸形、骺早闭。年龄越小，畸形越严重。

中山大学附属第二医院梁碧玲教授指出：在儿童骨关节创伤的分类往往并非都是单独存在，无论哪一型骨折，在骨折同时往往伴有邻近软组织的损伤，包括神经、血管、韧带、肌腱和内脏器官的挫伤和断裂，软组织的损伤可导致严重合并症和后遗症的发生。

通常，骺板软骨损伤的检查方法包括 X 线平片、CT 和磁共振检查，多数骺板损伤 X 线平片可以显示（多方位投照），骨端为软骨构成时（肘关节）采用磁共振检查显示良好，评估骨折时可根据对位、对线、对轴是否良好，有时需要随诊观察。12 岁以后的患童需要双侧对比，以除外正常闭合。

此外，中山大学附一院孟悛非教授通过国内外同期相关文献对比分析，得出结论并提出改进措施，概述如下：国内有关成像技术方面的论文与国外相似，说明已经充分认识到成像技术在疾病诊断中的重要地位。但国内以探讨 X 线摄影技术及 CT 成像技术为主，而国外以磁共振成像技术及介入治疗技术探讨为主。说明我国在先进影像技术的应用上与国外还有一定的差距。因此，应该加强新成像技术的应用与研究，选择合适的成像方法及参数，提供恰当、清晰的影像，为诊断工作打下基础。对于论文类型而言，国内的临床研究论著所占比率与国外相仿，但基础研究论著的比率明显低于国外，这与国内普遍存在重临床、轻基础的现象有关。不加大基础研究的投入，很难取得研究突破，结果只能跟着外国人跑而无法超越。

不同的影像学检查方法各有优缺点，如：X 线具有较高的空间分辨力，但 CT 的密度分辨力明显高于 X 线，而磁共振的软组织分辨力远远胜于 CT。由于磁共振能很好地分辨各种不同的软组织，其在骨肌系统的应用中拥有巨大优势，但其在显示骨化、钙化影方面却不如 CT。因此，临床工作中应该重视综合影像诊断，国内在这方面的研究做得较好。然而，国内在单纯应用 CT 或磁共振对骨肌系统进行研究方面尚有欠缺。国内应用 CT 进行骨肌系统研究约为国外的 4 倍，磁共振的应用明显低于国外，不及其二分之一。这可能是国内磁共振普及不如国外，部分没有磁共振机的单位只能应用 CT 进行研究；磁共振检查费用明显高于 CT，患者的经济承受能力有限；部分影像学研究者可能对磁共振在骨肌系统的应用不够重视，或者说没有充分认识到磁共振的优势。最近，国内磁共振逐渐普及，不少县级医院已经配置，而且其检查费用不断下降，应该加大其在骨肌系统中的应用研究，充分发挥其优势。

功能成像技术在骨肌系统的应用尚处于探索阶段，国内研究的开展与国外相比并不逊色，取得了一定成果。且国内介入治疗的研究工作开展得也比较好，其论文比率高于国外。骨质疏松已成为困绕老年人的疾病之一，国外较为重视，明显高于国内。影像解剖是影像诊断的基础，其重要性众所周知，国外对影像解剖的研究投入较大，尤其注重影像解剖与尸体解剖相结合。但国内对影像解剖的重视程度严重不足。因此，必须减少不必要的重复研究，加强国内研究的软肋，积极开展原创性研究。

更突出的是，国内骨肌系统的影像学研究开展极不平衡，西部地区的研究开展欠佳，与沿海及中部地区相比差距巨大。研究主要在几个大城市的大学附属医院内展开，而大部分承担了大量临床工作的当地医院开展得不理想，这种不平衡不利于医疗资源的合理配置，要利用这些强大的骨肌系统的影像学研究团队来指导、带动研究工作开展欠佳的地区。

——王骏．从儿童骨关节创伤的研究看我国骨肌系统影像学现状 [J]．中国医疗器械信息，2007，13（1）：56、59

多层 CT 成亮点

——全军第 11 届医学影像学术大会在京召开

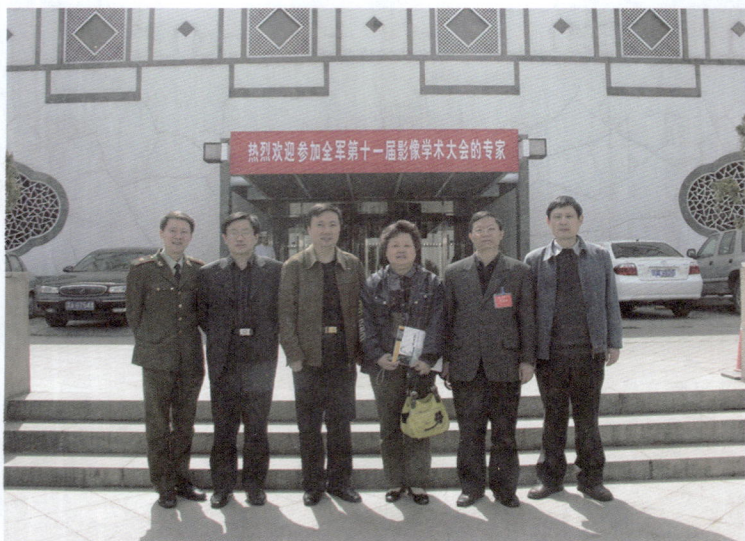

图　2006 年 4 月于北京，本书作者与科室丁耀军主任（右一，南京军区 94 医院）、卢光明主任（右二）、李苏建教授（右三）、吴建伟主任（左三，南京军区第 81 医院）、储诚奇（左二）合影

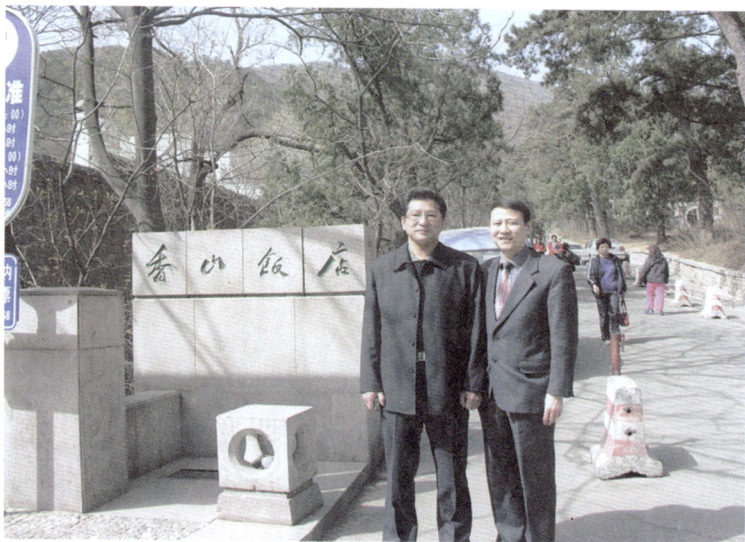

图2 2006年4月于北京，本书作者与师兄吴南洲主任（解放军总医院）合影

全军第11届医学影像学术大会已于2006年4月13日在北京圆满落幕，此次大会汇编了近30篇多层CT的相关文献，从方方面面对这项新技术的理论和临床应用进行了多角度的探讨，显示出全军驾驭这项新技术的临床应用能力及科研水平。

多层螺旋CT的优势

多层螺旋CT主要通过增加探测器宽度，达到Z轴扫描范围的加大；通过减薄单层层厚，达到空间分辨力的提高；通过提高环周扫描速度，达到时间分辨力的改善。

16排以上螺旋CT探测器，宽度均在2cm以上，64排CT增加到4cm，每周扫描覆盖的宽度较单层CT提高1～4倍。因而，可更快完成单脏器扫描，可完成3期以上外周静脉注入对比剂的增强扫描，如：脑、颈部、肺动脉等，可采集纯粹的动脉或静脉时相数据，这有助于对血管的观察和分析；且设计了阈值激发扫描功能，即在拟检查的区域当对比剂达到一定浓度后自动扫描，方便了临床使用，提高了检查的精确性，改善了图像质量。

多层螺旋CT不仅可增加探测器的宽度，更重要的是可减薄单排探测器的厚度，提高探测器的Z轴分辨力，进而提高图像的空间分辨力，为像素的各向同性（isotropy）奠定了基础，即在像素的三维上达到一致。由于Z轴分辨力的提高，有利于应用多种后处理技术重建图像，像素越小、重建层厚越薄，越接近自然解剖形态。

多层 CT 的冠状动脉应用

无创性CT冠状动脉成像要求CT具有较高的空间分辨力和时间分辨力，能够根据心动周期时相重建冠状动脉。多层CT技术的进步，特别是亚秒扫描速度和心电门控部分影像重建技术的开发是CT冠状动脉成像的技术基础。从4排螺旋CT开始，就可以获得冠状动脉成像，但仍受空间和时间分辨力的限制，伪影干扰较重，冠状动脉成像成功比例较低，空间分辨力低下，容易受容积效应的影响，其中，钙化是最常见的影响因素。

16排CT其360°扫描时间低于500ms，层厚小于1.0mm，这一条件被认为是进行冠状动脉成像的基本前提。但仍然有一定比例的患者成像质量不能达到要求，为4%～23%。解放军总医院杨立主任认为：降低心率仍然是16排以下CT冠状动脉成像时所要求的，常规需控制心率在70次以下，尽量应用单扇区采集数据，以提高冠状动脉成像质量。他还特别强调：在质量达不到诊断要求时，宁可不做诊断。

多层 CT 在其他脉管的应用

解放军总医院赵绍宏采用16排多层螺旋CT对髂及下肢动脉闭塞性病变进行了应用研究，他采用：1.25mm层厚，1mm重建间隔，100ml非离子型对比剂（300mg/ml），以4ml/s的速度经手背静脉或肘静脉注入，注射后25～30秒进行扫描。结果显示：CTA对腘动脉以上和腘动脉以下狭窄和闭塞的显示与 DSA 的一致性好。采用相同技术可显示正常人和肝细胞癌患者的右膈下动脉，从而得出结论：可作为肝细胞癌栓塞化疗（TACE）术前术后了解肝细胞癌肝外供血的首选非创性影像手段。

解放军总医院杨立在谈到肠道缺血的 CT 诊断进展中采取：空腹，检查前 30 ～ 40 分钟口服对比剂，可用 1% ～ 2% 含碘水溶性对比剂、饮用水或 1% ～ 2% 甘露醇；增强检查时，可用低密度口服对比剂。可酌情使用低张药物，如 654-2，15 ～ 20mg，iv。为准备三维重建可采取薄层、大螺距扫描；怀疑动脉血栓或栓塞时，必须行增强扫描，注射对比剂后 25 秒左右扫描动脉期。在怀疑门静脉系统异常时，一般在注药后 60 秒左右行静脉期扫描。高浓度对比剂团注有助于血管的显示，常规 3 ～ 4ml/s。

多层 CT 在肿瘤的应用

广州军区广州总医院乔国庆认为：利用多层螺旋 CT 灌注成像，可通过观察肿瘤组织的血流动力学状况，有助于对肿瘤的定性和鉴别诊断，有利于发现无形态学改变而仅有血流动力学改变的早期肿瘤。

多层 CT 在颌面部的应用

解放军总医院张爱莲对 50 例病人进行了多层螺旋 CT 的颌面部扫描，范围从眶上缘扫完下颌骨，采用螺旋扫描模式，120kV，250mA，0.8s/r，层厚 1.25mm，旋转一周 Z 轴方向覆盖范围为 20mm，床速 27.5mm/s，螺距为 1.375 ∶ 1，标准重建，矩阵 512×512，FOV 20cm，重建间隔 0.7mm。她认为：层厚对图像质量的影响较明显，而螺距在多层 CT 中对图像质量的影响较小，重建间隔为层厚的 50% 为佳。横轴位图像由于层厚较薄图像噪声相对较大，适当的窗宽、窗位可减少噪声，也可以重建较厚层面横轴位图像，如 2.5mm、5mm，改善信噪比。不仅如此，横断位图像立体感不强，对病变整体的显示不如 SSD（shaded surface display，表面阴影显示）和 VR（容积再现），尤其是咬合畸形的患者。阈值过高造成骨壁较薄的骨质出现"假孔"、或成片"骨缺损"；而阈值过低造成假阴性，掩盖病变。她们对骨的重建阈值下限定为100HU，软组织的阈值下限 < –100HU。颌面部常用的 dental VRT 阈值下限为 455HU，不透明度为 70%；transbone 技术阈值下限为 > 100HU，不透明度为 7.6%，再配以不同的颜色，可以清晰显示颌面部骨结构，如：颞下颌关节、颌骨内埋伏牙，牙根在颌骨内分布、骨质有无破坏，以及软组织或血管与颌骨的关系。尽管 VR 技术较 SSD 技术有更多的优势，但与轴位 CT 图像相比，对骨质及软组织内部情况的显示欠佳。

307 医院汪光尧利用多层螺旋 CT 扫描及重建技术在鼻部整形中进行了应用，采用扫描基线为听眶下线，层厚 3mm，层距 3mm，螺距 1.0，120kV、180mAs，采用螺旋方式连续扫描，扫描范围从眉弓上缘到鼻孔下。扫描完毕用层厚 2mm，FOV 20cm，重叠 1.5mm 进行小间隔骨算法重建，选择 SSD 阈值为全骨阈值和体表阈值。得出同样结果：横断面的图像立体感较差，不能反映真实形态，尤其是做整形修补手术之后的影像，观察不到其修补鼻骨的整体形态；SSD 能清晰、完整地显示垫高物的形状、位置、大小及合适程度，未做整形术的骨折及凹陷患者也能完整显示骨折和凹陷的程度及位置等。SSD还能观察皮肤外表的立体形态，对修复的手术进行外表的评估，对将要进行的整形手术提出指导性治疗方案。SSD 的缺点在于：不能准确地分割三维物体的表面，分割参数的选取对结果影响很大，正确的分割常需要烦琐的人工操作，尤其是鼻骨显示时，薄的骨板受部分容积效应的影响，密度达不到阈值就会变成空洞；SSD 不能提供密度的信息，产生的伪影同样显示为物体，这需要鉴别。

双源 CT 的应用

解放军总医院杨立在谈到多层螺旋 CT 时间分辨力与双源 CT 时指出：目前可达到最小各向同性空间分辨力为 0.4mm×0.4mm×0.4mm，空间分辨力的提高寄希望于平板探测器用于 CT 成像。

时间分辨力是指扫描野内用于图像重建所需要扫描数据的采样时间，即扫描 1 周的最快速度，而在心脏扫描中，并非所有 360° 数据都用于图像重建，而是根据同步记录的 ECG 波形选取一定的心动周期重建图像。时间分辨力指分布在 ECG 波形相对位置上用于图像重建数据起始点到结束点的时间窗宽度。心电门控重建原理中，在机架旋转速度不变的前提下，可以采用螺旋扫描多个以上心动周期中同一时相获取数据重叠重建来获得图像，这样时间分辨力就成了可变值。它可以简单地表示为：

$$时间分辨力 = Trot/2 \times 1/M$$

式中：M 用于重建图像的心动周期数，Trot 为 360° 旋转时间。由上式得出，多层螺旋 CT 时间分辨力的大小与扫描 360° 时间、选择获取数据的心动周期数量相关，M 值越大，时间分辨力越高。尽管时间分辨力提高，但心动周期内数据量减少，需补充其他心动周期数据来完成图像重建，图像质量明显下降。最有效的心脏 CT 成像方法是利用单心动周期获取数据的时间窗最大化（又称为单扇区成像），即 M=1，达到此目标的方法之一是提高机架旋转速度。4 层螺旋 CT 机架旋转速度为 0.5s，最小时间分辨力为 250ms，16 层机架旋转速度是 0.42s，时间分辨力为 210ms，应用 16 层螺旋 CT 冠状动脉成像无论是否应用 β- 受体阻滞剂，检查成功率在 77.8% ～ 88.3%，显示优良率在 52.6% ～ 64.29% 之间；64 层最快扫描时间 0.33s，单扇区成像时间分辨力为 165ms。传统单射线源 CT 为提高时间分辨力往往采用多扇区采集方法，既利用不同心动周期的数据整合成像，当心率过快和心律失常时整合后的图像质量偏低。因此，目前临床上仍要通过控制心率在 65 次 / 分以下来获得满意的图像质量。

双源 CT（dual source CT，DSCT）技术从单一提高机架旋转速度转向增加射线源，增加 360° 射线覆盖范围，从而间接提高机架旋转速度。DSCT 在 X-Y 扫描平面上间隔 90° 放置两套采集系统，增加射线覆盖角度，当机架旋转 90° 时即可获得 180° 数据，进而大大提高了时间分辨力。此外，由于时间分辨力的提高，完全实现单扇区 180° 扫描采集数据，避免多扇区采集时 360° 环周扫描。因此，尽管 DSCT 使用了两套 X 线球管系统和探测器系统，但其在心脏 CT 扫描中可完全实现心电图激发控制扫描，以及在 ECG 控制下，仅在一定的心动周期间曝光，放射剂量只有常规 CT 的 50%。DSCT 设计的扫描孔径是 78cm，Z 轴扫描范围可达 200cm，有利于急诊患者大范围的检查。DSCT 可以提供双能量的同时扫描，能够在一次扫描中得到含有同一解剖结构的不同能量数据信息，它可以通过一次扫描直接分别获得骨骼或血管的图像，从而可以分离解剖结构。

——王骏. 多层 CT 成亮点 [J]. 影像诊断与介入治疗，2006，4（3）：42-43

用好儿童 CT 扫描

——中华医学会第九次全国儿科放射学术大会在南京圆满闭幕

　　通过 CT 扫描来诊断病情是比较通用的做法，但过度使用可显著增加被检查者发生癌变的风险。对于新生儿常见的胸部疾病，一般不必行 CT 扫描，尤其应禁止在短期内对新生儿多次复查 CT。

　　2002 年北美放射学会（Radiology Society of North America，RSNA）年会发布的关于降低 CT 辐射剂量的报告中指出，CT 是医学辐射最大的独立来源，虽然 CT 检查仅占科室检查总数的 15%，但其导致患者接受的辐射剂量却占患者接受的全部辐射剂量的 70%。2006 年美国大约进行了 6200 万次 CT 检查，且检查次数正以每年 10% 的速度增长，而其中 4000 万次检查的对象为儿童，这也使得他们面临比成人更高的患癌风险。

　　那么，应该怎样合理使用低辐射剂量 CT，从而更好地呵护儿童，关爱其身体健康？日前在南京闭幕的中华医学会第九次全国儿科放射学术大会上，国内外著名专家对当前放射学的诊断、治疗，以及基础研究等方面的问题进行了专题报告，在展示我国儿科影像领域最新成果的同时，对此也给出了答案。

CT 检查存在的问题

放射剂量增多

　　计算机断层扫描（CT）最初应用于临床时，被认为是一项相对高放射剂量的检查，但运用 CT 的临床价值已超过了风险：如在脑部检查项目中，CT 扫描可以清晰地显示出各个器官及其病变。随着全身 CT 扫描技术开始应用时，大大提高了占位性病变的早期检出率和诊断准确率。因此，当时 CT 的放射剂量较少被关注。

随着 CT 技术的广泛使用，其适应证越来越多，不仅涉及到年幼患者，还拓展到良性病变患者。另外，从单排探测器 CT 到螺旋 CT 再到现在的多排探测器 CT，检查方式的进步，检查时间的明显缩短，使 CT 检查更为方便，加之人们生活水平的提高，促使 CT 放射剂量进一步增加。

其实，射线的应用存在两种风险，其一是射线剂量过高时，可能累积射线剂量；其二，射线剂量过低时，可能造成图像质量欠佳而导致漏诊。因此，如何在射线剂量高低间寻得平衡，这不仅仅是学术界关注的焦点，也引发了整个社会的重视。

重复检查

CT 扫描的大量使用同样导致了各种患者多次重复影像学检查的比率上升。

2001 年国外就有报道，30% 的病人在其病史中做了超过 3 次的 CT 检查，7% 超过 5 次，4% 超过 9 次。更有研究指出：33% 的病人进行过超过 5 次的 CT 扫描，5% 的病人至少进行了 22 次扫描。

在重复影像学检查的人群中有 15% 的患者 CT 扫描累积剂量超过 100mSv，而此剂量在流行病学中已是充足的证据证明可以增加癌症的患病危险。另外，研究估计具有 10mSv 有效剂量的成人腹部 CT 扫描会增加致癌风险 1/2000。美国 1.5% ～ 2% 的癌症患者致病原因与 CT 扫描有关。

儿童更易受伤

事实上，儿童对放射线影响的灵敏度是成人的 10 倍多，女孩比男孩更敏感。当成人的放射剂量用于新生儿或幼儿时，剂量效应将上升 50% 以上，其原因可能与大物体（成人）中心剂量是表面剂量的一半，而对于小物体（儿童）的中心剂量几乎为全部表面剂量有关。

此外，儿童的放射曝光癌致死概率预计高于成人每剂量单位 2 ～ 4 倍，其原因尚未完全明了，但是儿童快速的细胞增殖和自身生长的平均寿命，均使其产生后遗效应的风险增加。

寻找合理对策

把握适应证

如何减少 CT 扫描对儿童带来的危害，把握各种影像学检查方法的适应证？中山大学第一附属医院叶滨教授指出，对于新生儿常见的肺部疾病，如无特殊情况，X 线胸片即可满足诊断，通过动态观察可了解疾病的进程和转归。虽然多层螺旋 CT 检查对肺部病变显像良好，但其高辐射带给新生儿机体的损伤可能超过其对疾病诊断的价值。因此，新生儿常见胸部疾病，一般不必做 CT 扫描，尤其是禁止短期内多次对于新生儿复查 CT。

叶滨在谈到"新生儿影像学检查的选择原则"时强调：在选择新生儿影像学检查方式时，应该遵循先无创后有创、先简单后复杂、先经济后昂贵的原则，进行检查优选时，要因地制宜，从本地区、本单位、患儿本身的实际情况出发，扬长避短，尽可能先采用该疾病的首选检查方法进行检查，其他检查方法可作为必要及有益的补充。首选要选用无辐射的影像学检查方法，不得已选用 X 线、CT 检查时，尽可能减少摄片次数和辐射剂量。"上述原则有时可能相互有所抵制，这时需要临床医生根据患儿病情综合考虑，在尽可能减少患儿损伤和经济负担的前提下，优选合适和最少的影像学检查项目。"叶滨表示。

合理应用磁共振扫描技术

对于磁共振扫描技术在儿童心脏疾病和胎儿畸形筛查中的应用，中华医学会放射学分会儿科学组组长、上海儿童医学中心放射科朱铭教授表示，尽管低剂量 CT 扫描技术发展得很快，但低剂量毕竟不如无射线，目前国外磁共振扫描技术已广泛应用于儿童疾病的诊断。

朱铭指出，禁忌对胎儿进行 CT 扫描。而儿童 CT 扫描的应用中，放射剂量最高的检查为先天性心脏病多层 CT 扫描，由于儿童心率快，波动大，前门控轴位扫描较为困难，多用后门控轴位扫描，所以其放射剂量也随之增加；而且儿童心脏 CT 扫描的范围多从主动脉弓上方到横膈，扫描范围大，即使用非门控扫描，剂量也高。此外，心脏 CT 检查的数量是儿童各系统中增长最快的，且儿童心脏 CT 扫描常用于新生儿，其危害更大。因此，若能使用磁共振替代 CT 扫描，对儿童其他系统也有较好的示范作用。

曝光剂量个体化

此外，南京医科大学附属南京儿童医院医学影像科张新荣主任在提到低剂量（as low as reasonably achievable，ALARA）CT 扫描时提出，应在合理使用低剂量 CT 扫描的原则下，做到"曝光剂量个体化"，甚至还应该根据诊断需求把曝光剂量降至最低，接受具有适当噪声的诊断性图像。

——王骏. 用好儿童 CT 扫描 [N]. 医药经济报，2010 年 6 月 7 日：第 2 版

医学影像学专家解读看病难、看病贵

中国医学影像技术研究会是全国唯一的医学影像学大家族的社会团体，在它成立之际就讲究各类医学影像的理、工、医相结合，注重医学影像的综合应用、合理应用，并在每年举办一次全国性学术大会。由南京医学会及南京鼓楼医院承办的中国医学影像技术研究会第 20 届学术大会于今年三月在宁召开。大会特邀了 20 多位医学影像学各类专家，从医学影像学的方方面面进行了全方位、深层次的探讨，可从一个侧面解读看病难、看病贵。

看病难、看病贵之一：现代设备的更新换代

近年来，随着电子学、计算机科学的不断充实、创新和应用，医学影像学得到了迅速发展，它由过去靠几元钱透视、拍片的单一 X 线诊断学发展成为包括常规放射学在内的 DR、CT、磁共振、介入治疗、彩色多谱勒、PET/CT 等现代医学影像学。而对于我国大医院来讲，这些现代化设备的引进往往依赖于进口，并成为医院发展的平台，在激烈的市场竞争中形成相互攀比。由此，进行相关的医学影像学检查的费用少则近百、多则近万。加之，有的现代化设备未纳入医疗保险，以及政府投入不足，致使检查费用逐步攀升。而所有这些新的检查设备、新的检查技术也只有大医院能够买得起，这就导致了国人无论是看大病、还是看小病都一窝蜂涌向大医院，致使在大医院检查看病的病人人满为患，从而造成看病难。

看病难、看病贵之二：传统检查淡化、现代化作用加强

卫生部北京医院周诚教授在总结 2005 年全球医学影像学会议时指出：

CT、磁共振的检查适应证更宽，传统 X 线检查在胸腹部被逐渐淡化；对于肺癌的普查，CT 的敏感性与特异性均优于 DR，且其剂量接近传统胸片；他还强调 CT 对外伤病人的快速、综合检查。解放军总医院蔡祖龙教授也同样感慨到：当今传统 X 线淡化，CT 作用加强。然而，更为主要的是，新生代已经成为医学界的中坚力量，并对现代化设备的运用及诊疗水平都积累了相当的经验，而老一辈临床大夫看不懂 CT、磁共振的时代已经结束。

看病难、看病贵之三：循证医学的需要

过去，感冒、咳嗽就凭医生的听诊器就能开出处方，大不了再进行一下透视就解决问题。而今，医疗官司逐年上升，医院取证倒置，加之循证医学的需要，样样都得有证据才行。就拿超声检查来讲，这正如空军总医院张挽时教授所说，超声检查就其费用相对于其他医学影像学检查来讲是廉价了许多，但对于超声图像最主要的缺点是显示和判断与操作者技巧有关，不利于循证医学的开展。再加上有的疾病是全身性表现，如：癌症有否全身性转移等。这与预后的评估及其治疗方案的确立均有较大的关系。因此，一旦发现癌症就要追究其原发病灶在哪？有没有转移？这样致使检查范围扩大，想必检查费用也在上涨。

看病难、看病贵之四：病情检查的需要

通常，当 CT 或是磁共振检查平扫时发现病灶就需要造影增强，常需要动脉期影像静脉期影像以及延时的影像，甚至还是不能解决问题，则需要利用灌注成像、对病变进行薄层扫描，所有这些致使检查费用层层攀升。这是病情的需要，这正如蔡祖龙教授在病例讨论中所强调的那样：薄层做了没有？这有利于去除容积效应，对诊断有好处，便于了解病变的细节；他一再强调：检查必须完备，单凭 1 张片子诊断是不全面的；他在病例讨论中多次询问造影检查的动脉期影像、静脉期影像，甚至还强调造影检查的延时图像一定要

有；这就是医学影像学检查的规范。而这一整套检查下来所花费的时间相当于 2～4 个普通病人的检查时间，这样一来便造成病人积压。

加之，每一种疾病都有产生、发展的过程，提倡早发现、早诊断、早治疗，但对其各个时期的检查手段却不尽相同。比如：对于缺血性脑卒中来讲，常规 CT 几乎可以发现所有直径大于 1cm 的脑出血，而对于脑缺血患者，在 60% 的病例、发病几小时之内的 CT 检查结果可能是阴性，甚至发病 24 小时后才能显示病灶。因此，有时同一个病人需进行多次、同样的检查，以判断疾病及其疗效。CT 灌注成像可以早期显示脑缺血的病灶，最早可在出现症状 30 分钟后显示病灶，但如果使用这种新技术就意味着检查费用的上涨。

第三军医大学戴书华教授对颈部外伤进行了影像学的比较研究，得出结论：颈部外伤最好常规采用 X 线平片和 CT 检查才不至于遗漏骨折和脱位诊断，临床疑有不全瘫痪者应及时再行磁共振扫描（尽管平片和 CT 未见骨折），以便明确颈髓有否挫伤和（或）伴有出血，从而有利于及时作出正确诊断，使患者得到有效的救治。就是在县级医院的影像学大夫都树立了综合医学影像学检查的思想，如新疆焉耆县人民医院周春芳在"食管癌钡餐造影与 CT 的诊断价值"中通过他的实践得出结论：尤其气钡双对比对早期食管癌黏膜的侵犯显示更准确，但钡餐造影不能显示食管对周围组织有无侵犯及转移情况。CT 增强扫描能使食管与纵隔结构对比更清楚，可明确有无淋巴结及远处脏器转移，根据 CT 表现能对食管癌作出正确分期，估计癌瘤能否切除及判断预后。因而临床均主张食管癌在治疗前应常规进行 CT 检查。两种检查手段的结合对早期病变的发现，术前 CT 分期及治疗方案的合理选择均有重要价值。然而，综合影像学检查较之过去单一的影像学检查，其科学性更强，但其费用在上升。

影像学表现变化多端，这正如蔡祖龙教授所说：同一疾病可有许多不同的影像学表现，不同的疾病则可以出现相似或几乎相同的影像学表现，鉴别诊断有时相当困难。作为医学影像学检查有其一定的潜在规律，如：检查一般从费用低到费用高，从无创到有创，这对于常规疾病或是全当作体格检查来讲是省钱了，但对于疾病，尤其是一些疑、难杂症来讲其总的费用肯定是向上攀升，而且还耽误了检查时间。

解决办法

中国医学影像技术研究会会长屈婉莹教授在开幕式上谈到看病难、看病贵时说：设备昂贵，因此，我们应该合理地加以利用，根据疾病特点，减少重复检查、减少不必要的检查，走理、工、医相结合的道路。活到老、学到老的典范，医学影像学泰斗、90 岁高龄的李果珍教授说：医学影像学是医学发展最快的一门学科，希望大家学习、学习、再学习，跟上形势；并对青年人给予了厚望：在习惯了传统解剖学特点以外，要走进分子医学领域中去，对功能性医学影像的研究值得关注。周诚教授指出：要充分发挥 16 排、64 排 CT 的功能，不要把 16 排 CT 当作 4 排用，强调：不要一味追求高档、排数越多越好，要根据实际情况来选。

总之，要以最小的合理花费达到尽快诊断疾病的目的。病人是一个有机的整体，而对于医学影像来讲其各种手段有很强的互补和借鉴，要在检查上尽可能删繁就简、相互补充，这不仅可以节省人力、物力、财力，也有利于提高诊断水平。牢固树立不同影像学检查方法合理应用和互相结合的意识，结合年龄、生理特点、病变解剖部位，以无损伤或少损伤检查替代损伤性检查，以简单替代复杂，扬长避短，缩短诊断时间，尽可能地减少病人的经济负担。

——王骏. 医学影像学专家解读看病难、看病贵 [J]. 影像诊断与介入治疗，2006，4（6）：59-60

介入放射诊疗行为呼唤规范化管理

——全国血管性疾病介入新技术研讨会在南京召开

近日，由中华医学会放射学分会介入学组、南京医科大学第一附属医院等主办的"全国血管性疾病介入新技术研讨会"在南京市召开。与会专家除了对颅脑、颈胸、腹部以及下肢病变的血管介入诊疗技术进行了全方位、多角度、深层次、广泛的探讨外，还就介入放射学的未来发展进行了交流。同时，针对目前我国介入放射诊疗领域存在的问题，部分与会专家强烈呼吁：对介入放射诊疗行为进行规范化管理。

学科发展面临窘境

介入放射学在我国的发展已有 20 多年的历史。本次研讨会的主席，江苏省人民医院施海彬教授指出，早期的介入放射学偏重于肿瘤的介入治疗。如今，更能体现介入治疗微创、高效特点的血管性病变的介入治疗，已成为介入放射领域一个非常重要的组成部分，其中一些技术已完全取代了外科手术。加之血管性疾病涉及面广，介入治疗难度大、技术要求高，使得血管性病变的介入治疗成为当前我国介入放射学的热点。

会上有专家表示，尽管近年来介入放射学的技术在进步，应用水平也在不断提高，但广大介入放射学临床医生受到的压力也在不断增加，这种压力主要来自于社会大环境以及学科间的"领地之争"，特别是后者已成为必须正视并亟待解决的问题。

还有与会专家表示，目前，一些医院的医生没有接受过任何相关培训和学习，仅看过一两例介入手术就"大胆实践"，直接上手术台给患者做介入手术；既不考虑自己有没有这个能力，也完全不考虑患者是否可以得到最佳的治疗效果。同时，许多其他学科的临床医生也纷纷涉足介入放射治疗。这里面既有经济利益问题，也有对介入放射学存在主观认识偏差的问题。此外，目前我国介入放射学的临床研究设计很简单，观察项目不全面，缺乏一定的标准，分析问题有随意性；介入医学的科研课题和科研成果的评审只能在内、外科专业组中进行；介入放射学研究生考试和介入医师晋级，均无本专业相应的考评体系。以上这些问题均进一步制约了我国介入放射学的发展。

针对上述问题，中华放射学会介入放射学组组长、中国医科大学附属第一医院徐克强调，正确处理好影响介入放射学发展的各种关系，特别是逐步形成能够得到卫生行政部门认同并相对独立的介入放射学专业和临床学科体系以及分科学会，将会推动我国介入放射学事业的稳固发展。

与诊断放射学求同存异

在介入放射学与诊断放射学的关系方面，徐克院长用"分开"与"不能分开"来表明自己的观点："分开"是因为这两项工作的性质和作用属于完全不同的学科，介入治疗已经同内科、外科并列为医学的三大手段，介入放射学可以借鉴内外科的发展模式，形成门诊、病房、手术、随访的一体化体系，以利于患者治疗，利于介入专业的人才培养；"不能分开"是因为从历史沿革、学科发展、疾病诊疗等方面来讲二者是密不可分的，介入放射学与诊断放射学之间有一些交叉的检查和操作，二者的分离会削弱各自的地位和影响。所以，早在2001年，美国放射学会就通过了承认介入放射学是放射学亚专业的决议，也就是说，介入放射学与诊断放射学是平等的放射学亚专业。

南京军区南京总医院医学影像科主任医师曹建民教授也表达了同样的观点。他说，介入放射学是在临床放射学的基础上发展起来的微创治疗，介入医师必须具备影像知识、临床知识和介入治疗操作技术。介入医师是在影像知识的基础上开展工作的，但其职能不是进行影像诊断，而是利用影像技术指导介入诊断和介入治疗。因此，正确的做法是应推进包括介入诊疗在内的，具有"大影像"概念的现代医学影像学科的建设。

介入放射学学术地位有待提高

介入医生应集中精力搞好介入诊疗，熟练掌握介入诊疗技术，要建设一支以博士、硕士为骨干的，技术过硬、梯队合理的介入放射学精英团队，做到"技术全面、技高一筹"——这是与会专家达成的共识。

介入放射学作为临床科室，一定要有能满足本专业需求的病床。江苏省人民医院李麟荪教授认为：病床数至少20张，这是一家医院中一个学科的基本要求。此外，介入放射学要取得更大的成绩，就必须做高档次的实验研究，并要做严密的随访。

南方医科大学附属南方医院李彦豪教授强调：介入放射学会应制定包括放射诊断、临床治疗在内的正规、系统的培训计划，并制定合理措施吸收和壮大介入放射学科的人才力量。

坚持以临床为主的介入放射学发展模式是这一学科持续发展的重要保障。李麟荪教授指出：介入医生应到内、外科轮转学习临床处理能力，提高术前、术后观察和处理水平。医院成立介入病房后，介入医生要从放射科其他工作中脱离出来，以获得更多的从事介入治疗的工作时间。有关部门应尽早为介入医学专业建立相对独立的医师考评体系和科研评审体系。

介入放射学要规范化管理

"介入治疗在我国已开展近30年了，很多介入医生自以为对介入治疗的基本方法都掌握了，其实不然。"李麟荪教授在报告中毫不客气地说：不仅只是新手缺少严格训练，不少已有相当名气的介入"大腕"的操作也相当不规范。他特别列举了诸多违反操作常规的现象：如操作室不每天消毒、闲杂人员随意进出控制台室；护士不穿防护服；施术者的无菌观念差，与不戴口罩的人面对面谈话等。

　　江苏省放射诊断学会主任委员、东南大学附属中大医院滕皋军（后成为中国科学院院士）指出：介入治疗要进行临床相关性研究，特别要对其风险进行预测。总之，规范化管理有利于介入放射学科做精、做强。

　　——王骏．介入放射诊疗行为呼唤规范化管理 [N]．中国医药报，2006 年 5 月 23 日，A6 版

"唇枪舌剑"话规范

——中华医学会影像技术分会
第 16 次全国学术大会圆满闭幕

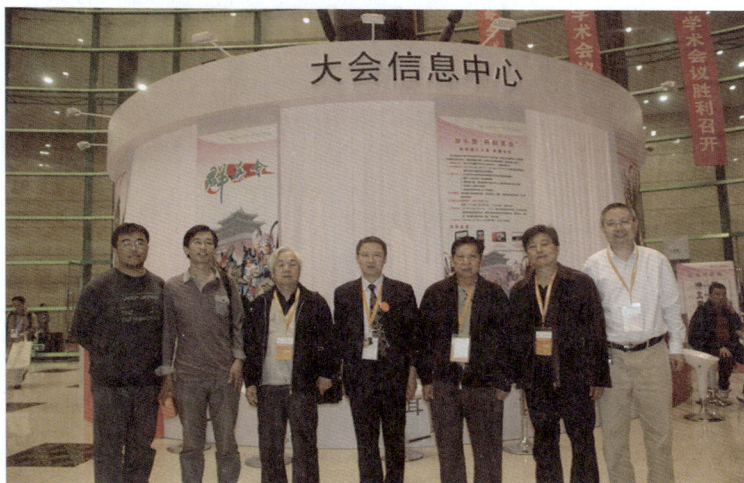

图 1　2008 年 9 月于郑州，本书作者（左四，南京军区南京总医院）应邀为学术年会办大会会刊，圆满结束时与郑州同仁陈学军（右一）、孟和平（右二）、高思敏（右三）、时仲省（左三）等合影

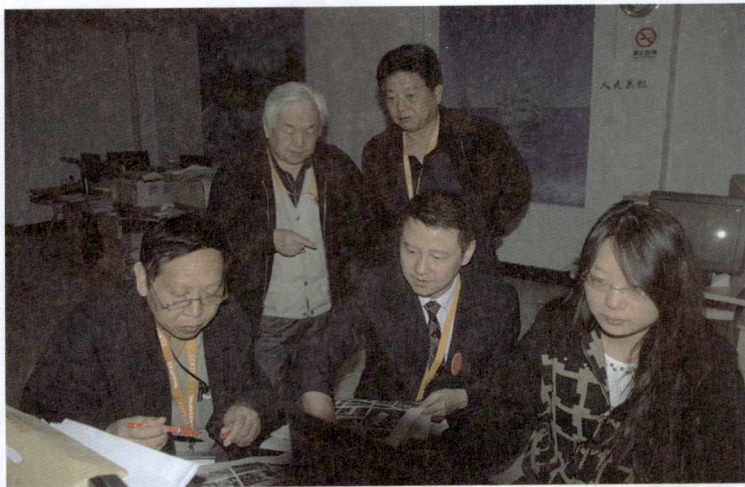

图2　2008年9月于郑州，本书作者应邀为学术年会办大会会刊在印刷厂时的情景，与高思敏（左一）、时仲省（后排左一）、孟和平（后排左二）等留影

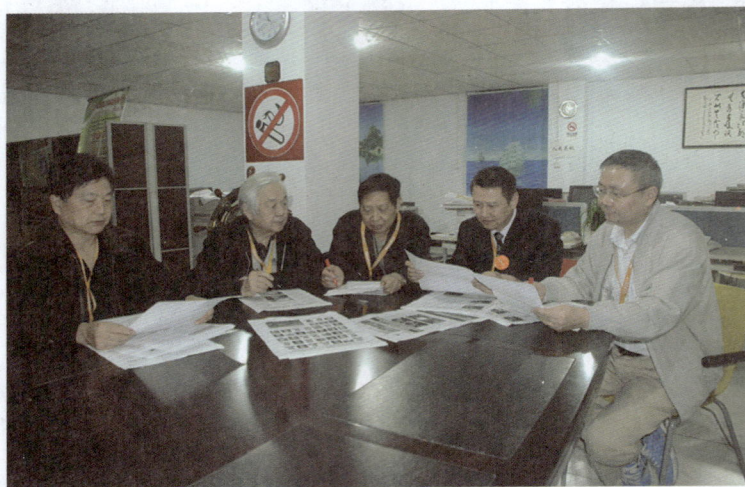

图3　2008年9月于郑州，本书作者应邀为学术年会办大会会刊在印刷厂时的情景，与高思敏（左三）、时仲省（左二）、孟和平（左一）、陈学军（右一）留影

中华医学会影像技术分会第16次全国学术大会于2008年9月24日至29日在郑州隆重召开，来自两岸四地及日本、韩国、泰国影像技术学界的近700名同道与会，汇编论文达1000余篇，全方位、多角度、深层次展示现代医学影像技术最新成果，大会彰显国际化趋势。大会有中外13位嘉宾做特邀演讲，

有 16 位正高职委员介绍自己多年的科研成果和经验总结，设有 4 个分会场进行代表发言、讨论和英语专场，充分展示了当今医学影像技术的前沿知识、最新技术和科研成果，成为广大同仁展现自己、锻炼自己、丰富自己、更新自己的大舞台，是一次内容丰富、开拓创新和令人难忘的盛会。

今年年会的主题是医学影像技术规范化。规范化是管理的基础，也是影像技术的根本。没有规范化就没有影像技术这个专业，因此，重视规范化就是提升专业水平、巩固专业阵地，一些专题讲座和发表的多篇论文中，都涉及到规范问题。在代表们的非正式谈论中，对规范更是各抒己见，仁者见仁，智者见智。

有的代表说，规范就是规范、示范。常言讲"没有规矩，不成方圆"。影像技术关乎到对疾病的准确判断，可以说人命关天，没有规范是不行的。只有规范化，才能提高影像诊断质量，才能提高学术水平，才能做到各医院检查结果互认，减少患者的重复检查次数，减轻患者的负担。

规范化的目标是什么？有的代表说，参照有关行业的做法，我们也应当做到几个零，如诊断结果零失误，接受检查的患者零遗憾，我们的报告结果零次品，设备资源零浪费，协作科室零埋怨。也有的提出，我们影像技术管理做到系统化、标准化、专业化、数据化、信息化、流程化、常态化。

有的代表提出，要实现规范化，需要做大量的工作。如规定统一的标准，统一的数据，统一的格式，制定相应的运行规则，建立健全相关的规章制度，实现网络化等。希望学会对规范化进行专题研讨，提出明确的目标和具体措施，以加快实现规范化的步伐。

X 线的发现和影像学的迅速发展，为诊断疾病带来了革命性的变化，使过去一些难以被发现的疾病及时得到确诊，这对维护人类健康具有重要意义。但是，X 线也是一把双刃剑。它既能捕捉病魔，又有电离辐射，如果应用不当或防护缺失，就会对人体造成一定的伤害。近年来，CT 的应用日益广泛，而且更新换代的步伐加快。多层螺旋 CT 采用更薄的层厚、较大的覆盖范围，可以更微观地扫描人体，发现更隐蔽的疾病萌芽，但可能产生更大的 X 线辐射。如何优化 CT 扫描条件，达到最佳诊察效果，又能尽量减少患者接受的辐射剂量，是值得高度关注和深入研究的问题。

因此，有的代表说，搞好 X 线的防护，不仅是一个医疗技术问题，而且关乎到医疗宗旨和人文理念等重大问题。我们一定要对患者的健康负责，了解并掌握射线辐射的特性，严格控制 X 线的剂量、照射方式、照射部位和范围，还要针对患者的不同情况，做到检查个体化，尽量降低检查时的辐射剂量。同时，也要搞好自身防护。目前，正在使用的管电流调制技术，能够在降低辐射剂量的同时，不会降低图像质量。此技术最适合用于体形瘦小及儿童患者的 CT 扫描。这项研究具有启示和引导作用，希望有更多的专家投入这方面的研究，以最大限度发挥 CT 优势，最大限度降低其辐射对人体可能造成的危害。为此，"接受适度噪声"势在必行，它是医学影像进入数字时代后，学会提出的导向性口号，彰显人性化检查。一句话，降低辐射危害是医患双方共同的追求。

以上这些，正如国际放射技师学会主席 Robert George 在热情洋溢的贺辞中所阐明的那样：持续进行的继续医学教育项目对于保证放射技师保持他们的工作技能并学习新技术是至关重要的，这是所有专业学会将来的重要角色和任务，本次会议对上述学习体验与经历产生影响。此外，两岸四地及日本、韩国、泰国影像技术学会举行会晤，传递友情、共谋发展，为本次大会画上了圆满的句号。

——王骏，高思敏，时仲省．"唇枪舌剑"话规范 [J]. 中国医疗器械信息，2008，14（11）：61

医学影像技术保障最佳疗效

——全军第十次医学影像技术学年会启示录之一

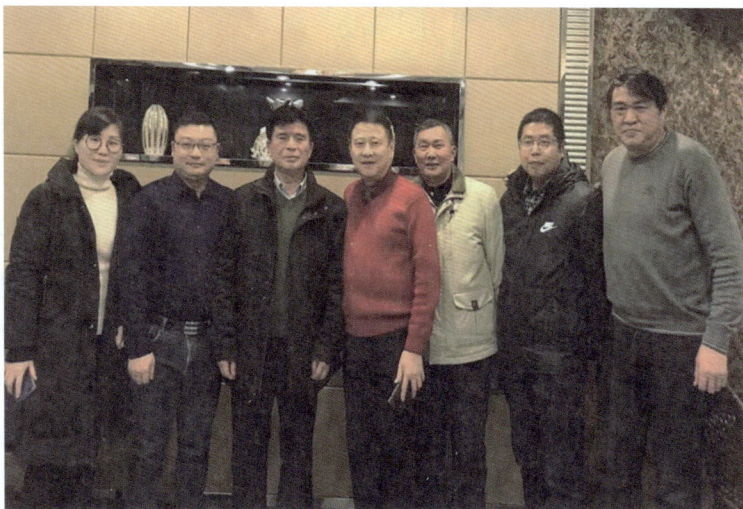

图 2020 年于江苏省扬中市，本书作者和扬中市人民医院同道一起，与肖湘生教授（左三，第二军医大学长征医院）合影，从左至右依次为：李丽香、朱北川、肖湘生、王骏、黄裕宏、杜国忠、何拥军

　　随着医学科学的进步，对于治疗很多严重疾病现在已经发明了很有效的药物和手术，但是根据大量统计和研究，发现比药物和手术更重要的是时间，只有在早期诊断和治疗的条件下，药物和手术才能发挥最大的作用，一旦晚了，什么药物和手术都不能达到理想的治疗效果，而早期诊断疾病的最有效的方法就是医学影像技术。因此可以说，对于一家医院来讲，缺少任何一个临床科室，医院可以照常运行，但是不能没有医学影像科，本文对此详

细阐述。

疾病治疗究竟靠什么？

患者的病究竟是靠什么治好的，是打针？吃药？还是靠手术刀治好的？这里以肺癌为例，2005 年美国肺癌 172000 例，死亡 163000 例，5 年生存率小于 15%；欧洲 22 个国家联合调查 42 种癌症，覆盖 180 万人，5 年生存率小于 20%；我国肺癌 5 年生存率小于 10%，平均为 6% ~ 7%。换句话说，晚期肺癌无论走到哪里，也无论采用什么方法都难以缓解病情。其他肿瘤的情况基本与之相同。

但是，肿瘤是一种可防可治的慢性疾病，如果早期诊断、早期治疗，争取根治，5 年生存率将大于 90%，其中不少可存活 10 ~ 20 年，甚至更长。由此可见，延长肿瘤病人生存期的根本出路就在于早期诊断。而对于一些急症来讲，如心肌梗死、脑梗死、肺动脉栓塞等，倘若能够在 2 小时内进行溶栓治疗，其治疗效果甚佳；如果在 6 小时后溶栓，则效果减半；一旦到了 12 小时以后再治疗，则病死率尤高。再从慢性病来看，如类风湿关节炎，早诊断、早治疗，患者不致残、不僵直；如果误诊 2 年，则 50% 的病人致残。传染病也是一样，如肺结核一旦误诊后，不仅传染正常人，且失去初治的机会，转入复治或难治的重症。创伤骨折也是这样，要及时复位固定，误诊后没能及时复位将造成畸形愈合或骨不连。因此，最好的药物、最好的手术是时间，只有在早期诊断的前提条件下，那些药物、刀子才能发挥最大作用，一旦晚了则什么方法都不能达到理想的治疗效果。

医学影像能否早期诊断疾病？

对于一家医院来讲，没有任何一个临床科室，其医院照常运行；但是，唯独不能没有医学影像科，就这一点来讲，医学影像科就奠定了它在医院中的作用和地位。那么，医学影像有没有能力达到早期诊断疾病呢？答案是肯定的。医学影像可以早期发现病变，准确定位、定性，还可以对疾病的发展进行分期，帮助临床评价治疗效果，以及随访。以垂体微腺瘤为例，临床医生看不见、摸不着，甚至以前拍片也不能看清；超急性脑梗死，普通 CT、磁共振看不见，会遗漏。而现在不同了，有对比增强、动态观察，有弥散加权、灌注成像等一些新技术的开展，可以在治疗前对有些疾病进行定性诊断，减少了过去开膛剖肚的术前"剖胸、剖腹探查"，改善了患者的预后，延长了患者的生命，提高了生活质量。

早期诊断是靠影像诊断还是靠影像技术

而可以定性的征象、证据，是靠谁去寻找、去发现呢？诊断证据的发现不是靠诊断医师，他（她）只是对诊断证据起到认识、评价的作用，相当于"法官"。而证据的寻找、采集是靠影像技师来完成的，他（她）相当于寻找证据的"侦探"。他（她）充分利用当今的数字技术，如平扫、薄层、三维重建、注射对比剂、延时扫描及后处理技术，将病灶全方位展示。因此，全军医学会放射诊疗专业委员会主任委员、第二军医大学长征医院肖湘生教授感叹到：治疗离不开影像诊断，而影像诊断又离不开影像技术。

影像技师急需自强自立

全军医学会影像技术专业委员会副主任委员、成都军区总医院胡朝芬主任在"21 世纪对放射技术人员要求与发展"中呼吁："广大医学影像技术人员要努力面对数字技术的压力，面对设备快速更新的压力，面对知识更新的压力，面对网络技术的压力，做到知识水平的提高和观念上的更新。"全军医学会影像技术专业委员会主任委员、第四军医大学西京医院石明国教授认为："医学影像学的发展急需大批技术人才，要充分利用信息网络技术获取共享的知识，加速知识储备。"全军医学会影像技术专业委员会顾问吴泽新教授勉励广大医学影像技师："勇于迎接 21 世纪全数字化影像科数字技术快速发展的挑战！"

——王骏．医学影像技术保障最佳疗效 [J]．影像技术，2008，（3）：38-39

单纯追求图像质量不可取

——全军第十次医学影像技术学年会启示录之二

当今的医学影像已全面步入数字化时代，什么样的照片才能算得上是一张好的 X 线照片？至今尚没有统一标准。值此全军医学影像技术学第十次年会在重庆召开之际，来自各地的专家对此进行了相关的阐述。

目前全球总体 X 线剂量急剧增加，究其原因有三个：多层螺旋 CT 机的应用普及和多项技术的广泛应用（如：心脏冠状动脉检查）；采用薄层层厚锥形线束扫描，降低了射线剂量的利用率；接受 CT 检查的患者急剧增加。

在传统屏 – 片系统中，摄影参数决定照片密度、对比、层次；而在数字摄影中，控制信噪比决定着图像质量。加之，数字摄影曝光条件的选择系统有较大宽容度，且图像的密度、对比度、层次都可以通过后处理来改变，从而使人们疏于对选择曝光条件严谨性的把握，常常是宁高勿低。此外，由于探测器面积较大，人们忽略了对照射野范围的严格控制。由此，对于能够同样满足诊断需要的照片来讲，剂量可以相差几十倍。

数字图像总是与噪声为伴，影响噪声的因素都考虑到了，噪声还是不可避免。增加 X 线量能够抑制噪声、提高信噪比、提高图像质量，但高质量的图像要以病人过多接受剂量为代价。当图像质量达到一定水平后，其实再改进已经没有临床意义。

高辐射剂量加大健康风险

从辐射诱癌和其他因素导致死亡概率来看：吸烟（仅诱癌死亡，一年）

每万人死亡概率为 12，肾脏和肝脏 CT 检查（一次检查）每万人死亡概率为 12，泌尿 X 线摄影（一次检查）每万人死亡概率为 2，腰椎 X 线摄影（前后位，一次检查）每万人死亡概率为 0.2，胸部 X 线摄影（后前位，侧位，一次检查）每万人死亡概率为 0.02。

牛津大学和英国癌症研究中心的科学家在对 15 个国家的统计数据进行分析后发现：英国每年诊断出的癌症病例中有 0.6% 是由 X 线检查所致。在 X 线和 CT 检查更为普遍的日本，每年新增癌症病例中有 3.2% 是由这两种检查造成的。负责此项研究的埃米·冈萨雷斯表示，此项研究并不是要抹杀 X 线和 CT 检查的重要性，只是想提醒医生在采取这两种检查时应谨慎行事。为此，在数字 X 线摄影时不能单纯追求图像的高质量，这样会使患者过多地接受辐射剂量，应大力提倡低剂量检查。

图像质量应以解决问题为准

图像质量以解决病人问题为准，不同病情要求不同质量的图像；在不影响疾病诊断的前提下，应允许适度噪声的存在，这一概念适用于所有辐射检查。这是因为，噪声主要影响低对比度分辨力，高对比影像可以容忍一定噪声水平的存在，如有对比剂情况、天然对比良好。因此，低剂量摄影可以广泛使用，如对于轻微骨折、原发性骨肿瘤等影像要在高密度环境下发现密度变化，需要高质量的图像；而对于显示脱臼、异物、退行性变及各种感染疾病、肿瘤仅需中等质量的影像即可；对于测量、假肢植入的观察，肺炎复查、跟踪观察只需要低质量的影像就可满足影像诊断。所以，要合理对待，平衡好这对矛盾是影像医生，甚至是临床医生的责任。

全军医学会影像技术专业委员会常委、解放军总医院放射诊断科吴南洲主任在报告中指出：以现在的螺旋 CT 扫描剂量水平致癌风险是极小的，但病人在短期内的多次扫描，甚至 1 天内的几个部位 CT 检查所累积的剂量是不可忽视的，尤其是现在的心脏冠状动脉 CT 扫描 1 次就可达到 10 ～ 14mSv 的剂量当量，再加上其他部位的扫描，随机性效应的发生极有可能，随着剂量的增加辐射诱发癌症的风险越来越大。

中华医学会影像技术分会主任委员、山东省医学影像学研究所秦维昌教授一再强调：图像质量－剂量控制原则应以确保影像质量能满足临床检查需要下的最低剂量，任何无为地过多使用剂量都属失误。要像屏－片系统关注照片密度那样敏锐的关注曝光指数，据此修正下次曝光条件；希望医生就像当年接受高 kV 胸部影像那样接受有适度噪声水平的数字图像。对不同的诊断目的，提供不同噪声水平的图像。当然，影像噪声可接受的水平需要医生的评价；各种疾病需要达到的图像质量水平，需要有丰富经验的医生总结，这也是今后医学影像质量控制应关注的重点。

——王骏．单纯追求图像质量不可取 [N]. 健康报，2007 年 5 月 28 日，第 5 版

医学影像呼唤技师长

——全国医学数字成像综合应用及质量控制研讨会在宁成功召开

随着医学影像学的飞速发展，数字化、网络化、信息化的时代已经到来，致使医学影像设备占据医院的 60% ~ 70%。然而，我国绝大部分医院的医学影像科（放射科）的行政管理者没有由影像技术的学者担任，致使该学科的发展很不平衡。鉴于此，全国医学数字成像综合应用及质量控制研讨会于 2007 年 3 月 27 日至 30 日在宁召开，会上众多专家提出：应考虑在三级医院影像科（放射科）设 1 名分管影像技术工作的行政副主任；二级医院影像科（放射科）设 1 名分管影像技术工作的技师长（行政级别等同护士长）；其余医院影像科（放射科）设分管影像技术工作的班组长。

设立技师长是时代的要求

大家都知道，医疗设备质量的好坏直接关系到疾病的诊断和治疗的可靠性、有效性，关系到病人的生命与健康，也关系到医院的医疗质量、服务信誉和经济效益。同时，医疗设备又有其特殊性，其安全性与有效性除了受医疗设备本身的质量影响外，还存在"应用质量"的影响，即：使用人员对医疗设备的了解与熟悉的程度，对医疗设备日常管理维护等。这就需要医学影像的技师们在确保在用的医学影像设备达到规定标准和技术要求的前提下，安全、正确、有效地使用这些大型医学影像设备，满足病人诊断与治疗的需要，而所有这些就需要技师长的管理。

设立技师长的可行性

那么，技师长能否胜任以上这些管理工作呢？历史早已证明医学影像技术人员在建立健全管理体系和规章制度，制定正确的操作规程，定期的性能检测，及时维护、保养、维修及必要的人员技术培训等管理方面已起到了巨大的作用，甚至其管理的工作量占据影像科室管理的一半以上。他们已经能够全面协助科主任进行质量控制检测，及时了解和掌握在用医学影像设备的性能状况，确保应用质量达到最佳诊疗效果，使对病人伤害的可能性降低到最低限度方面起到至关重要的作用。也正是由于医学影像技术人员对大型医学影像设备的熟悉与了解，因此，每次在医院购置大型医学影像设备时均由技术人员书写标书。更何况当今医学影像技术人员的学历层次在不断上升，外语及组织管理能力大幅度提高，特别是对现代医学数字影像和网络应用与管理驾轻就熟。因此，众专家一致发出呼吁：是到了该设立医学影像技师长的时候了！

对技师长的要求

作为技师长应具有较高职业道德水平和医学伦理学理论素养，以及技师业务水平和较强的组织领导能力等。他可通过管理提高工作效率并有效地利用资源来达到某一个组织的目标。技师长的管理应符合现代管理的趋势。后现代管理是对人、财、物的管理，其中，对人的管理是最重要的内容，这在后现代管理中尤其如此。过去的管理以事、物为中心，后现代管理以人为中心，着眼于激发人的积极性；过去的管理是监督管理，完全靠纪律制裁，后现代管理则注重以被管理者的行为本质为激发力量，强调以研究人的心理规律、行为规律入手，进行科学的人的管理；过去的管理是控制管理，后现代则注重民主与自立，鼓励被管理者参与管理。西方管理理论的发展趋势表明，现代管理注重开发人力资源这一"富矿"，而民主的管理方式较之专制的管理方式、放任的管理方式更有效，更能满足被管理者"自我实现的需要"。这不仅取决于管理方式的变化，更依赖于被管理人员的素质，既包括科学文化素质，也包括道德素质，即要有人格力量。这里就有一个人才问题，要勇于把德才兼备、有能力、有培养前途的人才大胆推上医疗、科研、教学、管理工作的第一线。它包括有识才之眼、爱才之心、扶才之行、护才之胆，只有这样方能成为一个称职的人才管理专家。

——王骏.医学影像呼唤技师长 [J].医学影像健康网资讯，2007，（1）：13

看当前医学影像技术发展要关注的几个问题

——记中华医学会影像技术分会第 15 次学术会议

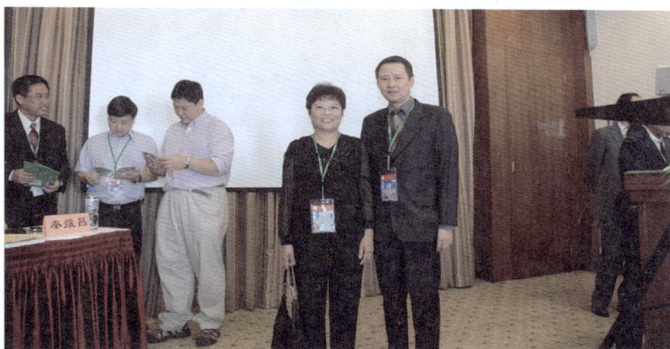

图 1 2007 年 10 月于上海在"中华医学会影像技术分会第 15 次学术会议"上，本书作者与国际放射技师学会副会长罗婉仪教授（中国香港地区）合影

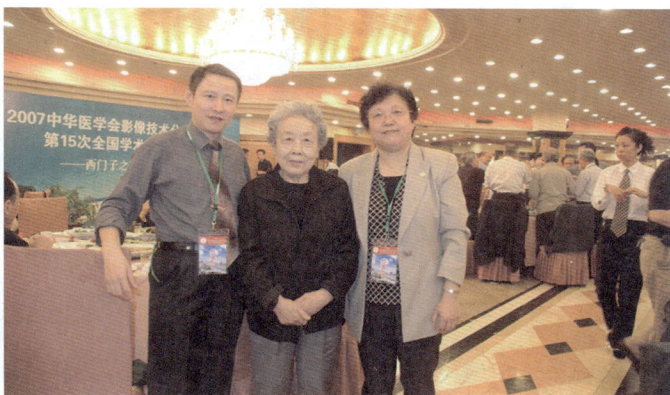

图 2 2007 年 10 月于上海在"中华医学会影像技术分会第 15 次学术会议"上，本书作者与在校所学专业课《X 线投照技术学》第一主编孟代英教授（C 位，山东省医学影像学研究所）合影，右一为白桦教授（中国医学科学院阜外心血管病医院，北京医学影像技术学会主任委员）

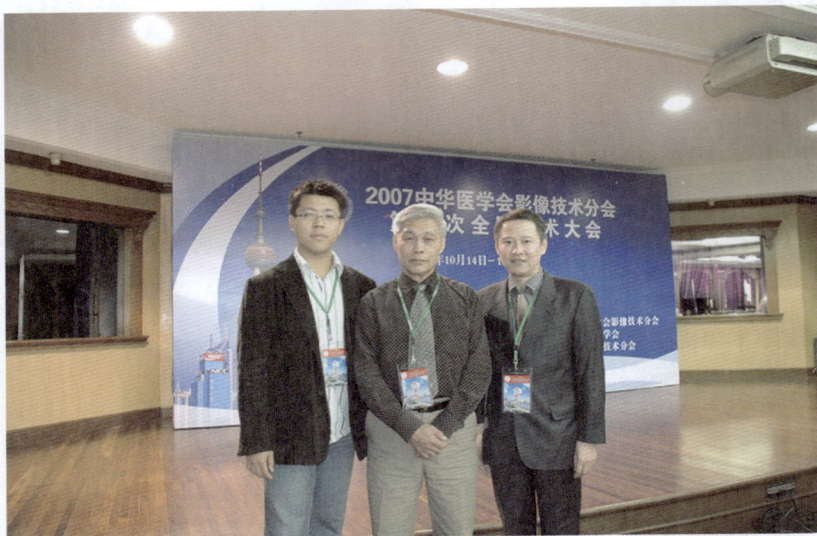

图 3   2007 年 10 月于上海在"中华医学会影像技术分会第 15 次学术会议"上，本书作者与燕树林教授（C 位，北京同仁医院，中华医学会影像技术分会主任委员）、吴旻（东南大学附属中大医院）合影

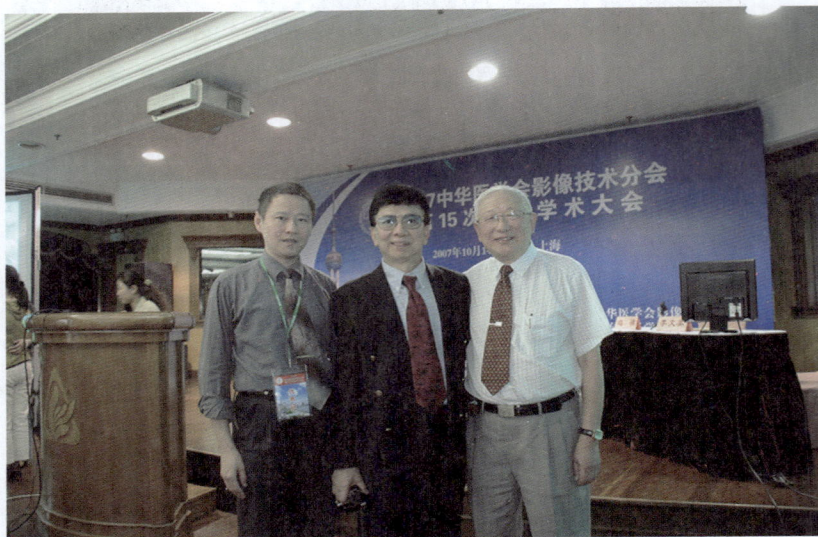

图 4   2007 年 10 月于上海在"中华医学会影像技术分会第 15 次学术会议"上，本书作者与曹厚德教授(右一，上海静安区人民医院，中华医学会影像技术分会副主任委员）、邱清亮教授（右二，美籍华人科学家）合影

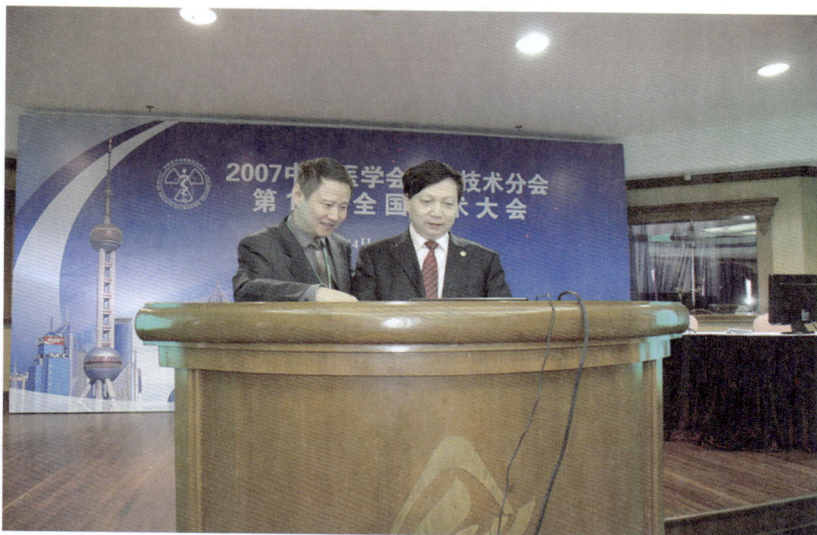

图 5　2007 年 10 月于上海在"中华医学会影像技术分会第 15 次学术会议"上，本书作者与石明国教授（右一，空军军医大学附属西京医院，后成为中华医学会影像技术分会主任委员）

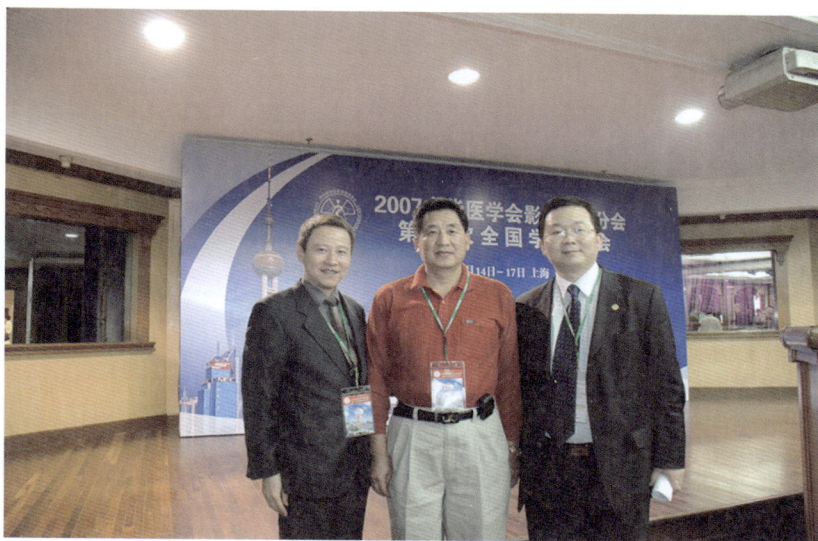

图 6　2007 年 10 月于上海在"中华医学会影像技术分会第 15 次学术会议"上，本书作者与余建明教授（C 位，华中科技大学同济医学院协和医院，后成为中华医学会影像技术分会主任委员）、付海鸿教授（右一，北京协和医院，后成为中华医学会影像技术分会主任委员）合影

大会概况

中华医学会影像技术分会第 15 次全国学术大会于 2007 年 10 月 13 日至 18 日在上海召开，与会代表近 600 人，除食宿主要集中在良安大饭店外，还分散在机械大厦等地。从《论文汇编》来看，涉及数字摄影成像技术 247 篇、CT 成像技术 240 篇、MR 成像技术 117 篇、医学工程 86 篇、医学影像质量管理 64 篇、其他 65 篇。大会的主题是：医学影像数字化技术和图像后处理。为此，大会进行 7 个主题演讲、9 个专家讲座、14 个大会发言，并设有专题论坛，如：数字摄影成像技术论坛 17 个、MR 成像技术论坛 19 个、CT 成像技术论坛 19 个、医学工程论坛 8 个、影像技术管理论坛 9 个等。我国医学影像技术学界老前辈：孟代英、燕树林、曹厚德、吴泽新、费登山、吴伯卿、贾绍田、刘晶、曾祥阶等与会，中华放射学会主任委员祁吉教授、《中华放射学杂志》任晓黎老师与会并作主题演讲。会议期间进行两岸四地的学会峰会，并与日本、韩国、泰国学会进行会晤。

从这次会议看出，要促进医学影像技术的发展，以下几个问题值得特别关注。

关于人才培养

河南省影像技术学会主任委员高剑波在谈及"河南省影像技术队伍的历史、现状与思考"报告中讲由于历史等原因，医学影像技术队伍学历参差不齐，高学历人员偏少，现代医学专业基础知识薄弱，医学影像知识面相对狭窄，这些问题严重影响了医学影像技术水平的提高，严重阻碍和制约了临床医学和医学影像学科的建设和发展。

他说，影像设备的飞速发展对影像技术人员提出了更高的要求：一是医学影像学的飞速发展带来了新的挑战，各种现代化、数字化的医学影像设备日新月异地进入各级、各类医疗机构，这些现代医学影像设备结构复杂、功能多样、科技含量高，价格也十分昂贵。二是高级医学影像设备是医疗机构档次和水平的反映，是医疗机构社会效益和经济效益的代表，是医学科学发展和进步的体现。因此，对影像设备的操作、维护、保养、维修和功能开发就显得格外重要，加速培养高层次医学影像技术专业人才迫在眉睫。三是影像技术人才不仅要懂医学，而且要懂理工、懂技术、懂管理，更要懂外语和计算机，过去那种师傅带徒弟式或速成式的培养模式已不能适应当前形势的需要，毕业后继续教育也只能救一时之急。

他在展望与思考中强调影像技术人才的培养必须全面提高综合素质：1. 随着医学影像专业与临床学科之间的联系越来越广泛、越来越紧密，临床与影像学科之间、影像学科与工程技术之间互相渗透、彼此交叉，应突出医学影像专业特色，建立自身的学科群体，以适应医学影像学的飞速发展。2. 医学影像技术人才需要全面掌握临床医学知识、影像医学知识、理工技术知识，熟练掌握计算机、外语等信息时代的高级工具。

影像设备工程人员应具备的知识技能：应具备渊博、扎实的理工科基础理论知识和专业知识；要具备较强的计算机硬件、软件和网络技术能力；要具有较强的专业英语阅读能力；要能熟练运用万用表、示波器等测试工具；要掌握一定的维修经验、方法和应急措施；要与相应设备公司的工程师建立良好的互助关系。

国际放射技师学会副会长罗婉仪教授（中国香港地区）谈及放射技师的培训时说：很多国家要本科毕业作为入职条件，2～4 年的培训；有些国家的培训包含多个专科，如：诊断＋治疗＋核医学；所有课程都需要课堂教授及临床两大元素。同时，她还指出：入职培训的标准化，这不单是设立考试，更是设立标准的课程及临床训练；认可职业发展构架，制定专业范围，且以培训达标作为衡量作业表现的标准；放射技师的执业范围可按各人的能力及部门的需求而定，也可多样化。

葛平夷教授介绍了中国台湾地区放射技师与医生的配合问题、配置比例、教育情况。中国台湾地区于 1965 年成立第一所放射科专科学校（元培医事技术专科学校），后升格为元培科技大学（新竹县）。1966 年成立第二所放射科专科学校(中台医事技术专科学校),后来发展成为中台科技大学(台中县);以后阳明大学、高雄医学大学、长庚大学、慈济技术学院、中山医学大学、义守大学、中国医药大学等设立放射技术学系,培养相关医学放射技术人才。

另外,在中国台湾地区依照医院评鉴编制员额每40位病人设一名放射师。

中华医学会影像技术分会主任委员秦维昌教授(山东省医学影像研究所)在谈到"影像技术的发展与对策"时指出:影像技术发展的中心问题是人才培养,其关键是建立高等专业教育体制,当前影像技术以专科为主体,逐步提高到本科,研究生教育主要面向科研和教育。

关注质量控制

中华医学会影像技术分会副主任委员白桦主任(中国医学科学院阜外心血管病医院)在"冠状动脉CTA辐射剂量控制"发言中指出:按照目前应用水平,CTA检查具有较大的降低辐射剂量的潜在空间;合理运用降低辐射剂量的技术措施,优化扫描参数,可在保证影像诊断质量的前提下,大大降低CTA成像所需的辐射剂量。钱建国教授(上海复旦大学附属华山医院)在64层CT冠状动脉造影成像技术研究中指出:64层CT冠状动脉造影在采用合适的参数和重建方式的同时,不可忽视对比剂的浓度、注射方式、术前准备,这些细节也是冠脉造影成功的关键因素。Lee Chiu MD (at Harbor Medical Center California)重点讲述了与MR对比剂相关的疾病——全身肾原性纤维症。

中华医学会影像技术分会常委余建明教授(华中科技大学同济医学院协和医院)在"双能量减影及组织均衡技术"时指出:DR设备的正确使用应包括探测器的温度稳定性、设备的定期校准,以及正确使用摄影条件、正确选用自动曝光野、正确使用遮光器、改善电磁环境、正确的显像和打片等。

中华医学会影像技术分会委员陈志安主任(中国医科大学盛京医院)在谈到"放射诊断防护及其管理"时指出:放射防护的基本措施在于缩短照射时间、增大与辐射源的距离、设置屏蔽物体;强调放射防护的一般原则和措施,即时间防护、距离防护、改善设备条件；放射诊断及防护的管理原则在于提高安全文化素养，通过规范化作业以避免不必要的重复检查，对辐射敏感器官提供适当的屏蔽。北京大学人民医院綦维维在进行"控制多排CT心脏扫描噪声和辐射的个体化mA调整方法"发言中指出：减少辐射剂量的方案在于扫描时剂量个体化。

要制定乳腺影像质量标准

据北京地区乳腺癌流行病学分析：乳腺癌的发病率每年增长3%，发病年龄趋于年轻化。而作为早期诊断的钼靶检查的目标是：尽可能多地显示乳房组织、显影组织真实清晰、病灶位置明确、显影完全，在满足诊断要求的同时，降低被检者的受检剂量。由此，2004年底中国抗癌协会发起了"百万妇女乳腺癌普查工程"项目，这是一项十分有意义的项目。

中华医学会影像技术分会名誉主任委员燕树林教授认为：中华医学会影像技术分会应当有能力完成乳腺影像学诊断标准、乳腺结构分型的理解、影像体位显示标准、成像技术标准、乳腺平均腺体剂量标准、影像质量标准、乳腺摄影压迫技术的评价、乳腺影像密度的评价、乳腺影像对比度的评价、乳腺影像锐利度的评价、乳腺影像噪声等的评价工作。据悉，我国乳腺摄影质量检测标准即将公布。

关于国外医学影像技术信息

韩国放射技师学会会长赵南洙教授讲述了"网络技术在韩国的应用"时介绍，韩国放射技师学会成立于1965年，会员25471人，目前在校人数分别为：4年制14所511人，3年制21所1580人。学会宗旨：培养放射技师，使之能适应时代的快速变化，并培养专业化、国际化的专业医护人员，提供医疗影像技术服务的专业人员，使之能够充分执行社会使命。学会主要工作内容：建立会员信息系统，专业化、国际化，扩大社会影响力，研究所实验室，改善学校教育环境。

PACS 的引入：医疗机构影像质量的标准化，3D 影像的增加，患者受照剂量降低，包括医疗机构的剂量降低、部位受照剂量标准化。因此，PACS 引入是必需的。韩国 PACS 的历史：1995 年三星首尔医院引入 PACS，1999 年将 PACS 列入政府补贴项目。2007 年 2 月：综合性专科医院 43 家，100% 引入 PACS；综合性医院医疗机构 257 家，PACS 引入 207，占 80.5%；一般医院 968，PACS 引入 235，占 24.2%。PACS 的引入方式，以 FULL PACS 导入 42（91%），由 Dept. PACS 引入逐渐扩大至 FULL PACS 4（9%）。达到 PACS 稳定化所需时间 0.5 ～ 12 个月，平均 4.5 个月。PACS 引入的注意事项：较多医院使用的产品；交互性、安全性；与设备之间的连接；速度；专业化的系统；PACS 管理和专业人员。

PACS 管理专家的培养：引入了以放射线的业务能力开发和放射线技术进步为目的，专业放射技师资格证的考试，5 年内有 2428 名通过专业放射线技师考试，分为乳腺影像、CT、治疗、医疗影像、心血管、造影、超声波、医疗器械的管理、放射线的安全管理。

关于医学影像标准化

中国香港地区放射技师协会会长陈鸿达教授在谈及"医疗影像技术作业标准的进化"时介绍，执业标准的早期发展：自 20 世纪 90 年代，英、美、加、澳的放射技师团体便开始起草他们的专业标准；踏入 21 世纪，四地的放射技师团体都拥有自己的专业标准，虽然他们有不同名字和模式。不同模式：从基本的工序考虑，如一个平片的检查，参照者需要完成 65 个标准工序；从多方面表现考虑，技师在工作时，需要奉行及遵守同一套专业表现理念；而专业表现是多方面的，如知识要专业、临床要熟练、沟通要清晰、对专业负责。

执业标准的近期发展：虽然现在不同国家专业标准仍然有不同名字或模式，但现在他们大多采用：以专业表现理念作为方向；在表现理念以下，包含不同要素；在不同要素下，以一系列的准则加以说明。未来的工作标准：

大学及临床机构合作教育基本专业知识；专业注册—专业标准；实践、临床统计，持续专业进修。总之，需要一套完整和专业自主的专业标准，再配合其他现代化的医疗工作标准，才可以为未来的病人提供统一和可持续的服务。

中华医学会影像技术分会委员张宁主任（河北医科大学第二医院）在谈到"现代医学影像照片观察装置质量标准建立的重要价值"时认为：在整个影像链的环境中，总以为与成像装置的性能和具有专业知识的职业人员的能力有关，但随着影像装置的进步，大多已采用数字化打印拷贝的模式，而这种与常规影像照片不同的模式赋予了细节分辨力的格式也不尽相同，随之上升的密度分辨力的增加而加大了图像视野范围的密度值。

根据各类数字化图像拷贝胶片的特点，在国际上，包括国际标准组织（ISO）、美国的 FDA、国际电工委员会（IEC）、欧盟及日本国家工业标准，均对相关的医学影像照片的观察条件做出了明确的规定，并且严格地被执行。而我们在很长的一段时间里，与之相关的照片观察装置这类产品没有制定国家级标准，有的仅是生产企业自行制定的一些生产标准，但距国际标准相差很大。国内虽有一些医疗器械生产厂家也生产医用照片观察装置，因没有国家制定的企业生产标准进行约束，所以生产的照片观察装置性能、质量均不能达到国际标准的要求，很多照片观察装置存在亮度不够、均匀度差、稳定性不好。企业因考虑成本和选用的部件因素，仅屏幕亮度差这一项就低于国外同类产品的很多倍。经不完全调查，最暗的屏幕亮度在 $200cd/m^2$，最高约在 $1600cd/m^2$。

根据国家食品药品监督管理局在 2007 年 1 月 31 日颁布的国食药监械[2007]55 号文件，编号为 YY/T0610—2007《医学影像照片观察装置通用技术条件》中第一大项的执行标准为"强制性行业标准等级"。并且在《医学影像照片观察装置通用技术条件》中规定了：5.4.2、5.4.3、5.4.4、5.4.5 和 5.9 为强制性条款。文件中要求"为了便于生产和使用单位对医学影像照片观察装置的常规检查有一个可以接受的检验方法，使国内同类产品有一个较为客观的评价，本标准对医学影像照片观察装置的技术参数和实验方法作了统一的要求"。本标准内容包括术语和定义、分类与基本组成、要求、实验方法等多项内容，作为强制性条款的是：

5.4.2 光源色温：通过观察屏的光源色温应不小于 6500K，亦可根据胶片感光乳剂的型号不同，使用胶片制造商推荐的光源色温。

5.4.3 亮度：观察屏的亮度由制造商规定，但普通模拟照片观片装置 $\geq$ 2000cd/m^2，数字硬拷贝照片观察装置 $\geq$ 3000cd/m^2，普通模拟钼靶乳腺照片观片装置 $\geq$ 3500cd/m^2，亮度可调式观片装置 $>$ 300 $\sim$ 4000cd/m^2。亮度可调式观片装置应加装亮度指示装置并在随机文件中给出对应的亮度水平。

国际电工委员会（IEC）也将医学影像观察装置的性能及诊断室内的观察条件，一并列入影像质控的法定质检项目之一，目前我们经常使用的影像观察装置中心亮度最高为 1600cd/m^2（包括超薄型、液晶型），而 ISO5580 欧共体标准规定用来观看模拟图像的观察装置中心亮度也不能低于 2000cd/m^2。

5.4.4 均匀性：观察屏亮度的均匀性应大于 0.7%。

5.4.5 稳定性：观察屏亮度的稳定性不应大于 2%。

关于准入制与职称考试

第一届乳腺摄影技师上岗考试于 2007 年 11 月 17 日在北京进行，考试人数 332 人，乳腺摄影纳入持证上岗范畴，这在全国引起了很大的反响。那么，该不该推行乳腺摄影技师持证上岗？如果乳腺摄影都需要上岗证，接下来是不是胸片、四肢摄影也要上岗证啦？中华医学会影像技术分会名誉主任委员燕树林教授让大家想一想：连开电梯的、烧锅炉的都要有上岗证，如果我们没有，将会是什么局面？这就意味着我们的技术工作无需资格论证，找个临时工就可以了。那么，我们这些专业培养的技师还有多少生存空间？在一些医院只要有背景，什么资格认证不认证，照样上岗操作 CT、MR、乳腺机。难道在我们现实生活中这种情况还少吗？大家已经把 CT、MR 上岗考试看作是理所当然的事情，可是，你知道在全国有多少技师被剥夺了 CT、MR 上岗的权利吗？全国三级甲等医院放射技术人员能从事 MR 的只占 32%，能从事 CT 的只占 65%。也就是说，本应当属于我们的 68% 的 MR，35% 的 CT 的阵地被扩招的硕士、博士生所占领。这才是我们的着眼点。答案：乳腺摄影纳入持证上岗范畴的意义在于：为全国影像技术界人员赢得卫生行政管理部门的保证。

职称制度经历三个阶段：1949—1966年实行技术职务任命制和职务等级工资制；1978—1983年实行卫生技术职称评定制度；1986年至今建立专业技术职务聘任制。考试由来：2000年中组部、人事部、卫生部联合印发《关于深化卫生事业单位人事制度改革的实施意见》，明确提出：要按照评聘分开，强化聘任的原则，实行专业技术职务聘任制。逐步建立符合卫生行业特点的社会化卫生人才评价体系。2000年12月，人事部、卫生部下发《关于加强卫生技术职务评聘工作的通知》（人发 [2000]114号），明确提出：卫生中初级专业技术资格逐步实行以考代评和与职业准入制度并轨的考试制度。

——王骏. 看当前医学影像技术发展要关注的几个问题 [J]. 影像诊断与介入治疗，2008，6（1）：58-60

影像医学与辨证诊治

当今循证医学的发展提倡，将个人的临床实践和经验与最好的临床证据结合起来，为患者诊治作出最佳决策；同时，强调结合患者病情进行临床决策，强调个体化治疗。这与中医学的精华——辨证诊治有异曲同工之处。

借第 11 次全国中西医结合影像学术研讨会暨全国中西医结合影像学研究进展学习班在武汉隆重召开之际，来自全国各地的著名专家、学者进行了近40 场次的专题报告，从影像医学多角度、深层次、全方位地探讨了中医辨证诊治。

众所周知，中医是中华民族数千年文明的结晶，辨证诊治是中医的核心与精华，辨证是诊治的前提条件，中医辨证侧重于望、闻、问、切获得临床资料，并在这方面积累了丰富的经验。中医学发展历程中注重哲学思维，具有先进的认识论，但因其与科技的结合滞后，实现方法相对原始，加之中医的辨证思维带主观性和不确定性，仍存不够完善之处。

针灸，乃我国传统医学的重要组成部分，已有数千年的临床实践积累。近年来，针灸作为替代医学或辅助医学疗法已被西方国家所承认，但针灸学的生理机制尚未被阐明，迫切需要科学规范地阐明针刺操作规范，包括针刺是否能产生效应、产生何效应及效应的大小，针刺刺激方式、刺激部位及刺激量与机体功能状态的相关性等。

为了促进中医的发展，更好地为人类健康服务，必须借助现代科技手段使其在定性、定量方面取得共识，并利用现代科学技术手段来完善和丰富中医学理论。而影像医学随着基础科学的发展，已由原来单一成像技术，仅局限于形态学诊断的学科发展到今天集合影像技术，兼顾形态、功能诊断和临床治疗组成的综合性学科，是现代科学技术与医学相结合的产物，可以为中医临床辨证诊治提供直接客观的依据，中医基础理论研究中影像医学具有良好的发展空间，影像医学与中医学结合研究必将加快中医现代化进程。

然而，影像医学与中医学的结合点一直是困扰中西医结合工作者的一个难点，尤其是影像医学的飞速发展，新技术不断涌现，既是挑战又是机遇，有待于更多医学工作者做更深入的研究，以推动中西医结合事业不断向前发展。

——王骏. 影像医学与辨证诊治 [N]. 医药经济报，2010 年 11 月 1 日：第 7 版

教学引领未来

——全国医学影像教学"五项"会议在宁隆重召开

由南京卫生学校承办的教育部高职高专相关医学教指委医学影像技术分会工作会议、全国医学影像职业技术教育研究会六届一次年会、中华医学会影像技术分会教育与管理学组学术会议、全国医学高职高专教育研究会医学影像教育分会一届二次年会、全国高职高专医学影像技术专业 2010 年教学改革研讨会于 2010 年 7 月 28 日至 8 月 1 日在南京石景山庄隆重召开，来自全国各地的从事医学影像教学工作的 100 余名代表出席了会议。大会特邀了诸多临床、教学一线的著名专家作专题报告，现概述如下。

大环境的变化

（1）公众医疗保健发展的趋势：疾病的防治重点从急性疾病到慢性疾病、流行性疾病，并且公众医疗保健面临着人口老龄化的挑战。21 世纪的医疗保健朝着 4 个 P 的方向发展：预见性（predictive）、个体化（personalized）、预防性（preventive）、参与性（participatory）。传统西方医学给人们的深刻印象是，脖子上挂着一个听诊器，依靠听诊病人呼吸音的变化和其他一些临床症状，来确定病人是否患有肺炎；同样，老一代的心脏内科专家，能凭借听诊器听到的心脏杂音来诊断复杂的心脏疾病。然而，随着循证医学广泛、深入地开展，对医学检查的客观指标已提到议事日程上来。

（2）数字医院的产生：有关资料统计，截至 2009 年年底，我国已建立政府门户网站 4.5 万多个，75 个中央和国家机关、32 个省级政府、333 个地级市政府和80%以上的县政府都建立了电子政务网站。在网站上有上百万个论坛、2.2亿个博客用户，每天通过论坛、新闻评论、博客等渠道发表的言论达300多万条。由此，信息的数字化也越来越为研究人员所重视。一个以计算机技术和互联网系统为依托的数字化医疗教育信息平台也随之建立起来，图像存储与传输系统（PACS）构建了医院数字化信息平台，它将医院放射信息系统（RIS）和医院信息系统（HIS）相连接，集计算机、图像压缩与网络传输技术于一体，实现了医院联网并使在线学习成为可能，使医师在医院的各个地方，均可利用图像终端，结合资料库进行图像调阅和学习。PACS改变了放射科室传统的影像诊断方法和管理模式，改变了医院的管理模式，并实现了远程会诊，实现了资源共享、远程教学和业务培训，为构建数字化医学影像学教学平台创造了条件。

（3）医学影像数字化时代的到来：当今的医学影像早已不是当年仅靠透视和拍片进行诊断的放射科，而是拥有DR、CT、MRI、DSA等一系列大型医学影像设备进行诊疗的现代临床医学影像学科，其含义和内容已扩展为：影像诊断、影像技术和工程信息技术应用。就CT而言，已发展成双源CT、320层螺旋CT；3.0T磁共振也早已投入临床使用，实验研究已发展到17.0T磁共振。据放射学（医学影像）世界权威杂志 *Radiology* 撰文指出：在过去30年中，医学重大变革5个重要进展中，有3个与医学影像学科有关。现代临床医学影像学为循证医学的发展奠定了坚实的基础，其特征之一就是医学影像数字化，这是一个新兴的、跨学科的专业，已从大体解剖诊断渗透到分子与功能成像，由此需要更多的既掌握计算机技术专业又熟悉医疗工作的专业人才。

（4）大型医学影像设备急剧增加：据2000年不完全统计，我国X线机拥有12000台，CR650台，DR30台，CT4100台（含部队），MRI500台（含部队），DSA2100台（含小C臂）。以CT为例，在不到10年的时间里翻了一番，2009年底增至7100台。以当今三甲综合医院为例，一般每个医院拥有CT2～5台，MRI2～4台，DSA、CR、DF、DR各2～5台，X线机3～8台（含乳腺机）。就拿江苏省来讲，该省拥有3.0T磁共振就达11台。大型医学影像设备的剧增，从另一个侧面讲，则更需要一大批能够保养、善于管理，并进行质量控制的人才；急需一大批善于应用、灵活应用，把机器性能发挥到极致的应用型人才。

与大环境不和谐的因素

（1）人才数量不足、质量偏低：据资料显示，我国约有医学影像技师 6 万人，而美国约 27.5 万人、日本 4.1 万人、韩国 2.6 万人，以此所得万人人口比我国仅占 0.46，美国 9、日本 3.2、韩国 5。在美国每个技师人均检查 8000 个病人 / 年，而这个数字仅是我国三级医院 2 个月的工作量。再看我国 9 省市影像技术从业人员的调查数据显示：中专以下医学影像技师为 671 名；中专学历为 2329 名；大专学历占绝大多数，为 4379 名，占 45%；本科学历为 2289 名，占 22%；硕士以上高学历人数不足百人，为 75 名，占 0.7%。根据卫生部 2002 年颁布的 2001—2015 人才发展纲要的总目标中指出，至 2005 年"全国卫技人员队伍中杜绝无专业学历者"。而以上被调查的人员中仍有一部分专业技术人员为无学历者，约占总人数的 6%，其中包括北京、上海和山东的一些大城市和沿海地区，估计西部、中部地区约占无专业学历的 80%。

（2）职业制度不健全，人人都是"黑户口"：美、日、韩不仅有放射师管理论证制度，而且还有专门的技术更新制度。而在我国，在目前医药行业的五大类人员中（医、护、药、技、管），医师已建立了执业医师法，护师有护士管理办法，药剂师有药政法，管理人员有管理条例，就医技人员这一大块缺乏相应的法规、条例，这就意味着我国所有从事医学影像技术的工作人员在这样大的环境背景下人人都是"黑户口"，个个都是"无照驾驶"。

（3）在校现有课程体系的弊端：主要表现在三个方面。一是课程体系改革缺乏理论指导，课程设置严重脱离医学影像发展需求。对大学课程理论研究不够，借鉴引进多，吸收转化少，课程内容与医学需求脱节，理论与实际脱离。二是课程体系内部的学科壁垒森严，知识分割过细，忽视了大学生个性的发展，大学被狭隘的系科利益所分割，造成了扩大学习领域的障碍。以相应学科的逻辑结构为基础组织的学科体系，较少考虑课程体系的整体功能和自身的运行规律。课程或按"学科中心论"分科设置，或以"专业框定选修课程"，基本上以学习专业科为主。三是课程体系内容陈旧，课程结构缺乏弹性，实践环节薄弱，课程内容缺乏对科学技术的吐故纳新且过于求同，课程结构刚性化，正式课程数量过于庞杂，实践课程形式单一且数量不足，实践环节薄弱。

发展目标与对策

（1）医学影像呼唤执业技师：应该说，推出执业技师管理条例势在必行，是我国医疗行业管理规范化的必经之路，也是适应医学影像技术发展与国际接轨的一大举措。10 年来我国有了自己的专门技术论证制度，包括 CT、MRI、DSA、乳腺等，并做到 5 年更新。设立放射师准入门槛制度，淘汰部分不合格的影像技术专业工作人员，使卫技人员（影像技术）的整体素质进一步提高。执业技师管理条例的推出必将会影响到一些人员和某些地区，但从长远的眼光看，这是政策引起的局部阵痛，医学影像执业技师准入制度在保障医疗水平的同时，也在一定程度上杜绝了一些后门与人情，其结果将会大大推进我国医学影像技术专业人员素质的提高和人才储备的进步。在推出执业技师管理条例的同时也应加强专业教育的普及，使建立法规的同时有利于医学和专业的发展，也保障了从业人员的稳定性。因此，在今后的 20 年中，前 10 年把战略重点放在设置专业技术人员队伍的准入门槛，为今后专业的发展考虑，准入门槛学历要求以大专起点为宜，建立相应的法规或执业技师管理条例（包括检验技师、放射技师和核医学技师等）、办法；后 10 年把重点转向我国的西、中部地区，用第二个 10 时间使西、中部地区人才匮缺的状况有比较大的改变。

（2）大力加速人才培养：科学技术是影像技术发展的动力，人才培养是影像技术发展的关键，专业教育是影像技术发展的基础。提高学历教育的层次，扩大专业学历教育的面，用 10 年时间使影像技术专业教育的院校本科教育设置的百分比增加到 50%，20 年后达到 80%；采用多种形式，对在职的卫技人员（影像技术专业）进行学历提升教育，10 年后使影像技术专业人员本科学历的百分比达到 50%。设立和推广影像技术专业的研究生教育，以提升影像技术队伍的素质和适应专业今后发展的需要。选择合适的大专院校，专门培养放射质控技师专业人员，以配合当前实际工作的需要和适应医学影像专业发展的需求。

（3）当务之急进行师资培养：理论教学能力来源于临床一线持续不断的工作实践锻炼，来源于长期的课程教学实践，来源于教育学、心理学等相关知识的学习。学校工作的核心是教学，教学工作的核心是专业建设，专业建设的核心是课程建设，课程建设的关键是教师队伍，师资队伍建设的核心是教师素质，教师素质的核心是"双师结构"。医学教育的特殊性要求教师应同时具备教师和医（技）师的双证书，利用社会资源对教师进行校外培训，提高教师的专业水平和掌握高级应用技术的能力，提高教师的"双师"素质。选派教师到国内外院校进行学习或作为访问学者进行研修，通过院校合作的形式完成教师到临床一线轮转顶岗工作，增强教师的实践经验。教研室应采用集体备课、公开课、示范课，进行"双师型"或"双师素质"教师培养，特别是要对青年教师进行培养。应通过制度保障建设一支专兼结合的教学团队，教学基础内容主要由学校专任教师完成，专业实践技能课程主要由医院兼职教师完成。人才资源是最重要的资源，教学名师是人才队伍建设最核心的要素，一流的教学名师不但是学科水平的体现，也是学科发展的保证，只有长期的工作实践才能造就真正意义上的教学名师，应具有：师德高尚、治学严谨、示范教学、技能领先的特殊品质，同时具备显著的辐射和引领作用。

（4）设置合理的课程体系结构：教育功能定位应以促进学生的能力提升为主体，促进学生的智力发展为基础，促进学生的人格完美为支撑，促进学生的体质增强为保障。培养目标定位应该是：品德高尚、人格高贵、气质高雅、本领高强，使学生做人要有品德、就业要有优势、创业要有能力、发展要有潜力。课程体系建设是提高教学质量的核心，也是教学改革的重点和难点。有人把课程分为五类：专业课程，人文、社会科学课程，科学方法论课程，现代信息技术与工具类课程，实践课程。有"硬课程"，无"软课程"。课程体系整体优化要寻求知识、能力、素质之间的最佳结构平衡点，体现核心课程、支持课程、基础课程、特色课程之间的结构关系，实现培养模式同现代医学影像的无缝对接。因此，课程体系构建需要理念的转变、实践的创新、资源与现代管理体制的支撑，要正确处理好基础课程与前沿课程的关系，在课程时序上要遵循学科的内部逻辑，符合学生接受和掌握知识的规律性。随着人们的专业观、知识观、价值观等的改变，课程体系结构将进一步朝着职业化、综合化的方向发展。

（5）合理使用教材：教科书的使用者，也是教科书的建设者，创造性地使用教科书，进行建设和课程资源开发。教材考虑知识的全面性、系统性及科学性，有的信息量重复分散到各个章节中，内容编写得比较多，教师不可能，也没必要全部灌输给学生，学生也接受不了。教师照本宣科，就会增加教学负担，故应适当整合知识点，可以做到同本教材整合，教材间整合。实质就是浓缩教材，增加浓度，缩小体积，在有限的时间、空间内提高教学的含金量。切忌单纯裁减内容或讲提纲，学生理解不了。对教材应有自己的见解，不盲从于教科书，更不能照搬教学参考进行教学。把握教材既要理解知识点，更要整体把握。教师应审视编者对文本的呈现和处理方式，结合自己对现实岗位的掌控程度将自己的思考融入教学之中。

（6）数字化医学影像教学平台的构建：数字化医学影像教学平台是一个建立在因特网上的虚拟的教学平台，它可以实现医学影像数字化学习和数字化教学，创建虚拟的教学空间，实现教育的信息化和现代化。该平台不是建立简单意义的教育门户，也不是传统意义的网校，而是立足于数字校园，并联合和利用现有的数字医院和社会学术团体搭建的数字技术教育公共服务平台，创新性地建造一个医师和技师、教师与学生的教学过程多赢的新型网络教育模式。通过数字化教学平台的构建，可以把名校、名师等各种教育资源优势、视频课堂、虚拟实验室、家校互联、名师课堂、作业辅导、学吧、教育博客等多种应用进行整合形成一个重量级的数字教育门户，并使各项应用平台都有一个统一的入口。人们可以利用这个平台进行在线学习、教育研究、教案开发、教育推广、优秀课件资源共享、学术交流、获取信息等，使我们的学习空间、时间得到拓展，也使教育对象、教学方式、教学内容、学习管理和评估都能发生变化。以"医学影像健康网"（www.mih365.com）为例，这些资源的开发和利用对促进医学影像学的教学，提高教育质量将起到积极的推动作用。数字化医学影像学教学与传统教学相比：1.空间拓展：传统意义上的教室不复存在。2.时间拓展：人们可以根据自己的需要自主安排学习时间。3.教育对象的拓展：除了在册学生，也向全社会开放。4.教学方式改变：以学生自主学习为主，教师引导和帮助。5.教学内容飞跃：教学内容不只是传统书本知识的电子化，而是立体化（特征是电子化、数字化、多媒体、多层次、多链接）。

小结

有人讲，对于一个医院来讲，其临床再强，也只能管住今天；科研能力再强，也只能管住明天；那么，未来靠什么，靠教学。又有人讲：三流医院搞特色，二流医院上规模，一流医院搞教学。因此，所有上述内容归为一句话：教学引领未来。网络把我们带到了世界各地，也把世界的资源带给了我们，随着我国改革开放的不断深入，科学技术的不断进步，数字化医学影像教学平台的构建将会逐步建立和完善，一旦这个平台构建起来，将会对医学影像学教育的形式、教学资源的整合和共享、教学管理的模式、教学方法的改进、教学质量的提高都将起到积极的作用。

——王骏．教学引领未来[J].中国医疗器械信息，2010，16（9）：62-64、69

国际上的"培训"怎么做

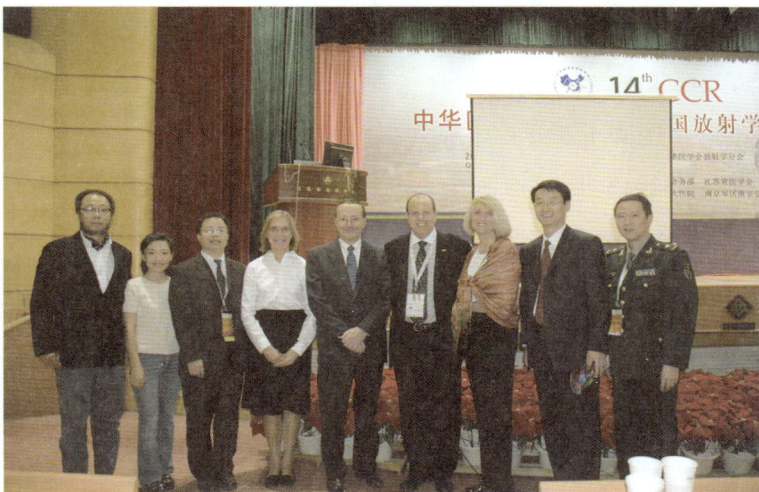

本书作者于 2007 年 10 月在南京，和南京中大医院滕皋军院长（左三，后成为中国科学院院士）、邓钢（右二，中大医院）一起与国际医学影像顶级专家合影

在今年的中国医师协会放射医师年会暨第九届全国放射医师论坛上，特邀来自美国、德国、日本以及我国香港地区、台湾地区的全球著名专家展示了各地住院医师的规范化培训成果，在此谈谈自己的收获。

资格应高于学位

在我国，某扶贫县里有 200 多位医生，其中只有 60 位拥有执业医师资格证，加之医学进步如此迅速，对临床住院医师进行规范化培训（简称"规培"）的必要性不容质疑。更何况队伍的发展、学科的建设、做强做大其最终落脚点就是人才的培养，而"规培"恰恰是人才培养的一部分。

综观他人，19 世纪德国就已提出了概念，1876 年美国开始探索培训制度，1992 年美国建立以授予专科证书为目标的考虑程序。在我国，1921 年北京协和医学院就已开展，1962 年拟定培训办法，1987 年开展培训试点，2007 年进行培训基地建设，2009 年以来一系列培训政策出台。

在美国，需要不断地获取继续教育学分，做到终身学习和自我评估，对认知技能每 10 年进行 1 次考试，实行再认证，而非一劳永逸。在德国，每年有 7 万人竞争 1 万个医学影像职位，他们提出：如果医学不再发展变化，那么放射学教育的理念已然是接近完美了。很显然，这是不可能的，也就必将促使医学影像医师不断学习。在日本，拥有 80 个医学院，每个医学院覆盖160 万人口，仅 2015 年 8258 人中有 90% 通过考试。其考试分笔试与口试，5 年 1 次。在韩国，培训至少需在教学医院工作 1 年，且有效期 5 年，除完成培训教材的学习外，还得进行认证考试及教学医院的考评。总之，在国外，资格高于学位，这与我国是有差别的。

"规培"内容要深要广

影像专业需要创新精准检查方法、提高精准诊断，这就需要观念创新、学科结构创新、管理创新。以影像科为例，在英国副高以上资质必须具备的条件是：临床知识全面、影像知识全面，亚专业影像领域具有专业性，能够知晓本专业内最新发展动态。

从培训的内容上看，不能仅仅停留在常见病、多发病上，还得考虑多模态地培养复合型人才，以及针对人体各系统和设备来发展亚学科，甚至还可以再分出 4 级学科，如医学—影像医学—介入放射学—神经介入放射学等。

美国放射学会对 10 种成像模式认证了 35000 名影像医师，细到虐待儿童的影像学课程，甚至还提出遗传影像学，预计到 2016 年要对 42 门课程进行学习。在德国，需要进行 60 个月的住院医师培训，提出结构化报告，综合了所有成像表现和最终建议，要使影像医师成为放射病理学家。

从培训的形式上来看，不能单一化。在美国，通过 PACS 要利用周末进行学习。在日本，在完成必修的课程外，也得参加学术会议、发表学术文章。在我国台湾地区，利用广播教育系统、会议系统做"规培"，此外医生还要参加部门内的成像会议，参加跨部门或跨学科会议并进行读片，参加地方的每月例会和病例介绍 ≥ 14 次，参加学术年会 ≥ 2 次，在国内或国际学术会议上报告 ≥ 2 次，在期刊上发表论文或病例报告 ≥ 1 篇。

当然，随着精细化程度的加大，课程设置增多了，可总的时间没变，这就带来了另一个问题：时间不够。为此，美国采用 3 年影像医师培训 +2 年介入医师培训，使其质量得到保证。

"规培"需要规范化

在我国，全国有 450 家培训基地，可招收 6 万～ 7 万住院医师。要保证培训质量，就需要建立规范化的教育基地，以及定期评价培训基地。从国外专家的介绍看，"规培"需要动态、全程监控。

人才培养是学科发展的基石，需要我们的爱心，更需要我们的"狠心"。它是一个漫长、艰辛的动态过程，但结果千差万别。要对过程实施管理，实施动态监控，绝不能只停留在出科考试上。要使"规培"的每一个人、每一步都能在撑控之中，尤其在时间节点上要有阶段性评估。这需要国家制度、政府主导、规范实施。一句话，规范化培训其培训标准必须先行。

——王骏．国外的"培训"怎么做 [N]．健康报，2015 年 9 月 16 日：第 8 版

放射科质控标准与规范

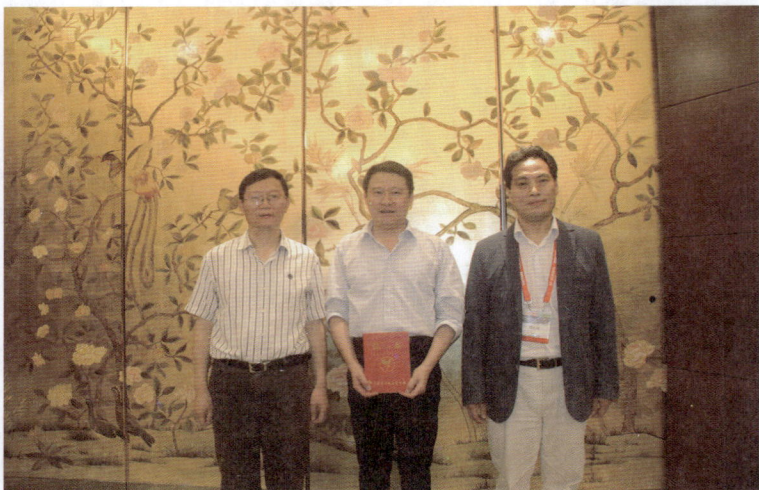

图 2015 年 9 月在哈尔滨全国第 22 届放射学大会上，中华医学会放射学分会候任主任委员、海军军医大学附属长征医院医学影像科主任刘士远教授与中华医学会放射学分会副主任委员、南京军区南京总医院医学影像科主任卢光明教授一起为本书作者颁发中华医学会放射学分会质量管理与安全管理专委会第二届委员兼秘书证书。

　　由中华医学会放射学分会主办，中华医学会继续医学教育教材编辑部、上海市医学会放射专科分会、第二军医大学长征医院协办的"《放射科质控标准与规范》研讨会"于 2016 年 6 月 24—26 日在上海举行。

　　放射科质控与管理是学科生存的基础和核心，随着社会经济和医疗设备的发展，医学影像学科的工作内容不断丰富，临床需求不断增加，对质控和管理也提出了更高、更新的要求。刘士远副主任委员领导中华医学会放射学分会质量管理与安全管理委员会各位专家在查阅大量国家有关卫生管理文件以及国内外文献的基础上，结合各单位的管理经验和中国的实际情况进行了《放射科质控标准与规范》的编写。在 3 月底初稿形成之后，经质量管理与安全管理委员会委员之间传阅修改，汇总后为第 1 稿；此次研讨会将对第 1 稿存在的问题进行广泛、深入、细致的讨论。

此次大会邀请了中华医学会放射学分会现任主任委员徐克教授、前任主任委员冯晓源教授、候任主任委员金征宇教授及副主任委员刘士远教授、滕皋军教授、梁长虹教授，中华医学会影像技术分会现任主任委员余建明教授、前任主任委员石明国教授、候任主任委员付海鸿教授，中华医学会继续医学教育教材编辑部主任左力，《中华放射学杂志》编辑部主任高宏，中华医学会放射学分会全体常委及各专委会主任委员，以及卢光明教授为主任委员的质量管理与安全管理专委会全体委员共 70 余位专家教授，围绕《放射科质控标准与规范》第 1 稿进行讨论和修订。

大会主席由徐克教授、冯晓源教授、金征宇教授担任，大会执行主席由刘士远教授、左力主任担任。开幕式由中华医学会放射学分会常委、质量管理与安全管理主委、南京军区南京总医院医学影像科主任卢光明教授主持，中华医学会放射学分会现任主任委员徐克教授、中华医学会放射学分会副主任委员刘士远教授、中华医学会继续医学教育教材编辑部主任左力分别致辞。

刘士远教授简单回顾了此次编写任务的初衷、组织及编写过程，对参与编写的各位专家表示了由衷的敬意和感谢，并恳请各位到会专家对初稿认真挑毛病、仔细修差错，希望通过讨论审议，形成国内权威性的放射科质控标准，规范学科建设内涵，保证放射诊疗质量，促进全国放射科管理水平，为行业定制度、定规矩，为国家卫计委制定行业标准提供依据。

中华医学会放射学分会现任主任委员徐克教授对本次研讨会的重要性与意义进行了全面、细致的阐述，指出在当今医患矛盾加剧的情况下，《放射科质控标准与规范》集全国医学影像学术界顶极精英之力，在国家层面上规范自己的行业行为具有高度的权威性，并随着时代的发展不断地补充、修订、完善并彰显其战略意义，殷切希望广大专家在做好顶层设计的基础上，广泛征求业内专家、学者的意见，真正形成具有权威性、全面性和可操作性的行业规范。

左力教授介绍了中华医学会继续教育部教材处的主要职能和以往具有重

要意义的工作，对《放射科质控标准与规范》的编写提出了一些具体的编写要求和期望，祝愿中华医学会放射学分会出版一本具有里程碑意义的，能够供全国同行参考执行及国家行业监管部门作为重要依据的高质量《规范》。

解读环节，各篇章编写组长就其编写的思路、章节涵盖的内容，以及所面临的困惑提交全体专家讨论。卢光明教授对放射科管理的相关法律法规及行业要求，袁建华教授对 X 线技术操作常规，韩萍教授对 CT 技术操作常规，张辉教授对 MRI 技术操作常规，龙莉玲教授对 X 线检查质控规范，银武教授对 CT 检查质控规范，张明教授对 MRI 检查质控规范，詹松华教授对放射科诊断质控规范、教学、科研、信息化管理质控规范，严福华教授对放射科药品管理规范、放射科急救和危急值管理、放射科行政管理质控规范等进行了详细解读。

解读期间，中华医学会放射学分会现任主任委员徐克教授针对各位编写组长所展示的写作现状作了重要指示，要求《放射科质控标准与规范》做到三定、三性、三原则、三依据。三定：定书名、定目录、定模板，目标一致地做好行业标准、技术规范。三性：全面性、权威性、可操作性，一方面要让不同地域不同等级医院的放射科都有可参照执行的行业标准，实现对全国医疗机构的广覆盖；另一方面，从标准内容上涵盖放射科管理和医、教、研各个方面，使标准制定不留死角，各项工作有据可查，有标准可依，内容上具有全面性。本标准将成为行业协会主导的国家级标准，各项技术指标和要求，具有明确的法律法规依据、科学的专业文献支持，需经得住推敲，在执行过程中要体现该标准的规范性、科学性和权威性。由于中国地区发展极不平衡，不同级别医院水平差别较大，不同地区的同级别医院之间也有各自的特点，因此标准制定不能高不可攀，要在不同地区、不同医院都有可操作性。三原则：宜粗不宜细、上下限在哪、兼顾高低档设备，积极稳妥地采用临床上已经成熟的理论与实际，没形成常规的不用。三依据：依据国家法律法规、以往的标准、专家共识，将这些已发表的共识用自己的语言描述，成为自己的东西，做到个性化，避免生搬硬套。概念、名称前后统一，出处要有参考文献。同样的事用最精彩的语言表达，做到简明扼要。

分组讨论中，卢光明教授及各编写组组长根据徐克教授、刘士远教授的指示精神，对各自所负责的篇章进行了拉网式研讨与交流。全体与会专家教授对教材的前后一致性、严谨性，各章节的重复问题等展开了深入细致、广泛而又热烈的讨论，就诸多热点与敏感问题展开了积极而又富有成效的交流，提供了许多建设性意见和建议，为我国放射界质控这一规范标准文件的制定贡献了集体的智慧与经验，为完善《放射科质控标准与规范》的编写起到不可估量的作用。会议最后，刘士远教授总结发言，书稿将根据大家的讨论意见进行修订，于 7 月底形成第 2 稿，然后在中华医学会放射学分会全国委员范围内广泛征求意见，并于 8 月底汇总形成第 3 稿，再经主编、副主编共同审核后在 2016 苏州全国年会上发布。同时，质控与管理是一个持续改进的过程，成书也仅仅是一个开始，在发行过程中一方面会继续广泛征求各地区专家和同行的意见，另一方面也会组织专家进行全国巡讲（质量万里行），在互动中宣传标准、完善标准，并争取在 1～2 年后出版修订的第 2 版。如此循环往复，不断完善、持续改进。

本次研讨会得到了上海博莱科信谊药业有限责任公司、江苏恒瑞医药股份有限公司、GE 医疗、南京浩乐科技有限公司、东软医疗的大力支持，在此一并表示感谢！

——王骏，萧毅，阮向辉.中华医学会继续医学教育教材《放射科质控标准与规范》研讨会纪要 [J].世界医疗器械，2016，22（7）：26-27

第五篇

我对医学影像技术学的思考

后现代医学文化对放射技师界的影响

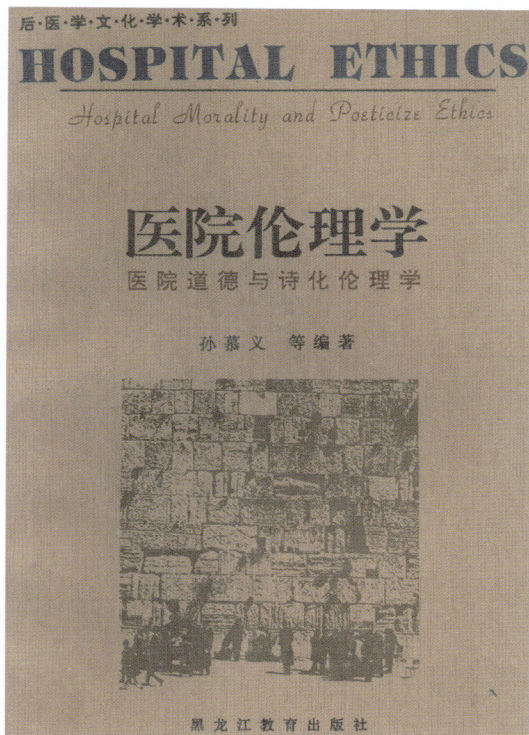

图 1　本书作者购买东南大学医学院孙慕义老师出版的专著，并请孙老师在扉页上签名留念

医学软科学新学科辞典

主 编 孙慕义

副主编 边 林 周玉皎

世界图书出版公司
北京·广州·上海·西安
1992

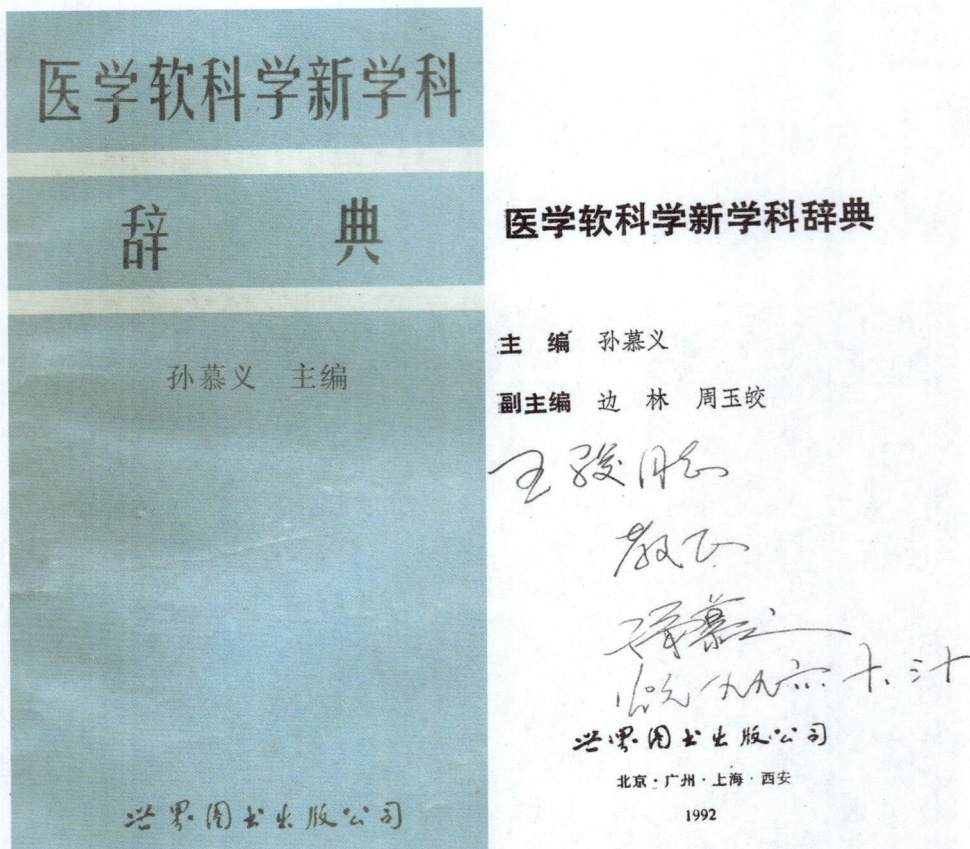

图2 孙慕义赠送另一部专著给本书作者，并在专著扉页签名留念

近 10 年来，当历史把医学重新作为文化来研究时，医学家开始关注当代社会历史难题和人类精神生活难题，并用所谓后现代主义（post-modernism）对医学自然科学属性作全面解释。就这个意义来理解医学模式的转变，强调医学的人文性与社会性，不过是人类对医学文化特性和实质再认识的一次经历。

一、后现代医学文化

后现代医学文化就是在高、精、尖医学技术应用前后对于医学文化性的重新思考的文化。后现代医学文化更加关注医学的文化目的，因为我们不仅为解释自然，而更重要的是如何理解自己、把握自己的方向。

二、后现代医学文化对放射技师界的影响

在我国后现代医学文化的发展中，通过引进新设备、新技术，积累了自己的经验，一定程度上缩短了与发达国家的差距。目前，CT、DSA 设备在我国应用已较普遍，MRI 也已在许多城市安装使用。既然已进入后医学社会，高、精、尖医学影像技术背景正在形成一股难以扼制的挟持着技师的力量。医学影像技术学科给予人激进的自我发展精神，当代关于敬业与修养、责任与使命，亦正是发育中的后现代医学文化语境中所必须汲取的资源。纵观后现代医学中的放射技师界，许多人尚缺少对技师精神的基本理解和估价，缺乏有理论深度的科研成果。不少技师缺乏对理想的终极追求，缺乏严谨的学风和踏实、系统的学术功底以及甘于寂寞的献身精神。加之我国目前的晋职、晋级存在一些值得改进的问题，故尚不能跟上和适应后现代医学文化发展的需要。根据后现代医学文化的要求，职称晋升应以专业技术水平和受训情况，尤其应以申请者的创造性、研究能力和成果，以及是否踏实工作、有敬业精神为准绳。

1.我国放射技术学科的发展　由于历史条件的限制，早年从事放射技术工作的人员作为医师的助手，都以单纯的 X 线摄影、X 线照片冲洗等技术操作为主。由于外文水平及知识结构方面的缺陷，大多数技术人员尚缺乏独立进行科研及总结经验成文等能力。20 世纪 70 年代起，放射技师除继续探索摄影方法的改进及其他操作性技术的改进外，开始应用信息论及通信工程学技术及相关学科的成就，对影像质量进行定量评价及对成像过程进行定量解析，使影像质量得以大幅度提高。但因当时大部分人员的学历层次及知识结构存在着较普遍的欠缺，所以大多数仅限于一般性的器械保养等，能独立担任大型设备的安装、调试者为数不多。时至 90 年代，随着我国医疗卫生事业的发展，我国已拥有各级医疗机构 6 万多家，其中县级以上的医院约有 1.5 万余家，装备的 X 线设备约 12 万台，CT 设备约 3500 余台，MRI 设备约 400 余台，从事医学影像技术的专业人员约 8.5 万名。全国各地逐步开设的放射技术中、大专班达 40 余所。1994 年在泰山医学院还开设了本科班，培养高级技师人才。

因而放射技师的知识结构系列有了显著的变化，文化素质与业务基础、技能均有提高。早期人们认为放射技师只是医生的助手，而现代文献都已强调：医学影像技术学是当代医学影像学与微电子技术、计算机系统飞速发展的必然结果，具备一套完整的理论内容，它是建立在理工学、医学基础上的一系列复杂的技术过程，为临床提供了更丰富、更精确的诊断信息，并包含对各种成像设备、器材实施全面技术管理与辐射防护的一门相对独立的边缘学科。其技术的复杂性，既需要生物知识，又需要分科众多的医学科学知识，还要有相当的技术训练和实践机会，这是后现化医学文化所决定的。

2. 不断提高自身素质　然而，同样的机器在不同的人手里，得出的影像质量可以有很大差别，这就要求进行放射技术系列人才培养，加强基础训练。但有的单位和个人不注重在职培训，总认为它是一项赔本的事，从而形成了学历终身制，这在一定程度上限制了放射技术学队伍的发展。后现代医学的放射技师只有对学术事业和学科建设的忠诚与苦恋、具备实事求是的学者风范，才能充实与发展自己。人的一生获得的大部分知识来自在校教育之后的自我教育，后现代医学放射技师的时代特征之一就是要主动地自我再教育与自我更新意识，用以完善自己，其中参加讲座、研讨会等学术交流就是学习的一种方式。要勇于向高层次发展，在高、精、尖医学文化背景下强化外语是不可缺少的环节，这样才能跟上后现代医学发展的步伐，不掌握一门或一门以上的外语就如同将自身置于一间没有窗户的屋子里，而听任自身知识的老化。

3. 大力开展科学研究　随着高功率大型 X 线机的出现，CT、MRI 的相继问世，医师、技师、工程师、护师分工日益清楚。据统计，我国的技术队伍中技师及技士职称约占 70%，主管技师职称约占 20%，副主任技师以上职称约占 10%，虽然基本形成金字塔结构，但这是指总体而言，有许多地区还达不到这个水平。另外，从《中华放射学杂志》1988—1992 年所刊论著文章来看，技术学方面的论著比较少，其中质量保证（QA）、质量控制（QC）占 1.7%，摄影技术占 1.1%，物理机械占 0.4%，总体只占 3.2%。诚然，如果加上技术交流、经验介绍的论文，总体可达 20.0% 左右，但是以上数字仍然从一个方面说明了我们的理论水平尚待提高，课题研究尚待加强。

4.注重防护意识、努力提高工作质量　据联合国原子辐射效应科学委员会（ENSCEAR）1993年报告书称，全世界1990年约进行了16亿次X线诊断检查，接受各种放射治疗的患者达600万人，仅放射诊断所致受检者与患者在被施用含有电离辐射的医学诊断或治疗中有意识地接受的医疗照射，是最大的人为电离辐射来源。全民电离辐射剂量负担中，来自医疗照射的份额比核能生产以及放射性职业照射高几个数量级。因此，医疗照射的防护日益引起国际社会的极大关注。作为医院，医疗工作是中心，X线照片质量是衡量技师服务思想、技术水平和管理水平的主要标志，它关系到科室以及医院的整体形象。随着社会医疗保险制度改革的推行和医药、科技市场变化的发展，将对各级医院及科室产生重大影响。因此，QA、QC是一门综合性的系统工程，具有严格的规程和科学的定量标准，使成像全程达到标准化、规范化、科学化、数据化，使后现代医学影像技术管理更丰富、更科学、更系统，并应提高到"生命工程"的高度来认识、来抓，以质量建设为核心，持之以恒地以服务质量和技术特色取胜。

5.技师长的管理　作为技师长应具有较高的职业道德水平和医学伦理学理论素养，以及技师业务水平和较强的组织领导能力等。他可通过管理提高工作效率并有效地利用资源来达到某一个预定的目标。技师长的管理应符合现代管理的趋势。后现代管理是对人、财、物的管理，其中，对人的管理是最重要的内容。过去的管理以事、物为中心，后现代管理以人为中心，着眼于激发人的积极性；过去的管理是监督管理，完全靠纪律制裁，后现代管理则注重以被管理者的行为本质为激发力量，强调以研究人的心理规律、行为规律入手，进行科学的人的管理；过去的管理是控制管理，后现代则注重民主与自立，鼓励被管理者参与管理。而民主的管理方式较之专制的管理方式、放任的管理方式更有效，更能满足被管理者"自我实现的需要"。这不仅取决于管理方式的变化，更依赖于被管理人员的素质；既包括科学文化素质，也包括道德素质。这里就有一个人才问题，要勇于把德才兼备、有能力、有培养前途的人才大胆推上医疗、科研、教学、管理工作的第一线。

　　总之，没有信仰就没有未来。广大技师要用一种最新的文化视界，构建业已存在的医学影像群体，并勇于在崭新的高度予以超越，力求从科学进化的积极意义出发，尽可能揭示后现代医学文化中医学影像技术的各种现象、本质等。人生是一个过程，但目标必须有终极意义，过程是有限的、思想是无限的，必须有精神才能战胜自我，才能永恒。也只有找到生活的动力，才会有力量去越过初级阶梯。我们要以严谨的学术作风和百折不挠的毅力去促进我国当代医学影像技术事业的繁荣与发展。

　　——王骏，吴虹桥，孙慕义. 后现代医学文化对放射技师界的影响 [J]. 中华放射学杂志，1998，32（7）：499-500

后现代医学文化中放射技师的道德论衡

历史把医学重新作为文化来研究是近 10 年来的事了，其活动越来越成为十分重要的文化哲学问题，医学的现代性便开始终结。医学家开始关注当代社会历史难题和人类精神生活难题，并用所谓后现代主义（post modernism）对医学自然科学属性作全面解释。就这个意义来理解医学模式的转变，强调医学的人文性与社会性，不过是人类一次对医学文化性特质再认识的经历。

1 后现代医学文化

后现代医学文化就是在高、新、尖医学技术应用前后对于医学文化性的重新思考。对于人基因工程、人工授精、器官移植、变性与美容、行为控制、冰冻活体、人模设计、人体原料市场、安乐死、用于体育竞技的早期妊娠、修补处女膜等及传统的医学文化现象，当下，我们尚无有效的否定、赞许或评价的理论。无论如何我们都必须接受这些业已存在和还将发生的可能更为"荒诞"的事实。后现代医学文化更加关注医学的文化目的，因为我们不仅为解释自然，而更重要的是如何理解自己，把握自己的方向。

在后现代医学文化中，我们有一部分人已经完全把传统价值观忘记了，不管是坏的还是好的；另一部分人则把传统价值当作一件古董来鉴赏，从不想把它们转化成为适应新时代的价值。在一个不断变化的世界中重新肯定传统的价值，并把它转化为适应不断改变的时代价值，是赋予每一新的一代的最重要的道德和文化任务之一。在一个崇高"新"的字眼或标签的现今中国社会和世界中，这一论述显得非常贴切。而后现代医学文化中的医学影像技术学科，其医疗技术水平和设备、技师的管理水平、技师的医德状况，三者相互联系，缺一不可。要自觉地和严谨地履行对病人和社会的义务，加强工作责任心、增强义务感和使命感。探讨和建立后现代医学文化条件下的良好的医疗人际关系（包括医患关系和医际关系），尤其是理想的医患关系，是当前面临的任务之一。

2　医患关系

就医学影像技术学科而言，医患关系的实质就是提高医学影像质量。而良好的医患关系不仅能使患者与技师密切配合完成摄影全过程，而且使其在良性刺激中保持心理平衡。因此，医患关系的融洽和影像质量的高低在相当程度上取决于技师的素质。后现代医学文化中技师素质的培养和提高，又取决于技师的权利和义务的意识。因为在技师与病人的一切交往中，无一不涉及病人权利和技师的义务这一重要问题。作为技师都应是正确对待病人的权利，尤其是一些特殊病人的需求问题，自觉履行自己应尽的道德义务，不得以任何理由推诿病人。

2.1　医患关系的类型

目前，国内外广为引用的是美国学者萨斯和荷伦德提出的医患关系三模型说，此模型说是根据医患地位、主动性将医患关系分为三种类型：主动 - 被动型、指导 - 合作型和共同参与型。对于第一种是一种古老的医患模式，技师处于主动地位，病人被动服从而不是相互作用。此模式常见于全依赖型患者，如昏迷、全身麻醉后、休克病人及婴幼儿等，在此类急、危、重症病人的 X 线摄影中，我们必须有对病人高度的责任感和过硬娴熟的技术，也就是确保 X 线摄影的一次成功率，尤其是床边 X 线摄影应做到快、稳，并将优质的 X 线照片及时送到主管床位的医生手中，使其明察秋毫，准确制订治疗方案。对于有清楚意识的患者应尽可能地采用第二、三种模式。

2.2　医患关系的冲突

医患冲突是一种医患之间的矛盾状态，存在于任何医患关系的始终，即使医患关系比较完满，并不意味着冲突就不存在。引起医患冲突及医疗纠纷的原因是多方面的，但主要有以下三个方面。（1）技师方面的因素：如医德境界低，服务态度差，责任心不强或医术不精，以及受社会不良风气的影响等；

（2）患者方面的因素：主要是不良的求医行为，对医学影像诊疗的期望值过高，以及不信任心理和疾病本身的因素；（3）管理方面的因素：主要是管理指导思想的偏差，过分强调经济效益以及管理制度的缺陷等。如若能坚持尊重病人权利，不因人种、性别、年龄、疾病类型、付医疗费用的方式不同而有不同的对待，那么紧张的医患关系就会改善。

2.3 遵医率

医患关系的最终体现就是遵医率。遵医行为是"patient compliance"（病人的遵从）的专门译名。这里所说的遵医或遵医行为，专指在影像成像过程中病人的行为与成像目的相符的程度。事实上，病人不遵医的现象是很常见的。原因也是多方面的：（1）病人对技师的满意程度；（2）病人对技师内容理解程度，文化水平不高的人遵医率尤低；（3）客观条件（如天气等）及复杂程度与遵医率有关。如何提高遵医率，首先是在服务态度、医德修养等方面提高技师素质，提高病人对技师的满意程度；其次，采用一些具体方法以提高病人对技师医嘱的理解和执行程度，如冬天要有暖气，尽可能采用一次性床单，换的病号服要干净，有专门房间给病人换衣；最后，在可能的情况下，尽力按照"指导 - 合作型和相互参与型"医患关系的模式。在摄影过程中要充分尊重病人的人格，爱护病人的自尊心。对因某些原因（如羞怯等）而拒绝或不配合 X 线摄影的病人，应做好说服工作，争取病人的合作；对异性病人，要尊重传统习俗，对与 X 线摄影无关的部位应避免暴露并给予必要的防护；树立爱伤观念，动作要适度、轻柔，对急、危、重症病人更应谨慎小心。随着病人自我保护意识的增强，安全感的心理需求上升，要求技师避免不必要的、对肌体可能带来更大伤害的 X 线，减少医源性疾病发生。

3 医际关系

建立良好的医际关系至关重要，历代医家都十分重视同道之间的关系，把它作为医德修养的重要内容。在医学分科越来越细，内部分工和专业化程度越来越高的后现代医学文化中，医际间彼此良好的关系，不但有利于提高医学影像诊疗水平，而且有助于创造一个宽松和谐的人际关系环境，使技师心情舒畅地工作和学习,并将其积极性、主动性和创造性得以充分调动和发挥。医际关系的重要原则是:尊重他人。不要自以为是,仿佛工作是自己一人完成,不尊重别的技师,甚至有意贬低、嘲讽、攻击别的医生,这种做法不利于学科的发展,因为医际关系不仅是一个一般的人际关系,而且是一个职业本身的内在要求。技师之间的关系,还有另一个重要方面是相互交流学术经验,推进学术研究,提高学术水平。这种学术关系,不仅在个体之间、科室之内、科室之间、医院之内、医院之间进行,而且也在全国范围内,以至于超越国界,在全世界范围内进行。"尊重他人",其原则意味着医、技、工、护的相互尊重。后现代医学文化的医技关系模式正向"并列 - 互补"、"参与 - 合作"型转变。这样的医技关系能够保证医疗过程的完整性,适应医疗过程的多样性,因而愈加显示出它的重要性。

4 技师职业道德形象

作为一名优秀或是称职的技师,其职业道德形象应该是:(1)态度和蔼、语言亲切。尤其是门诊病人就诊需历经挂号、候诊、批价、交费、检查、取药等过程,这就要求技师必须主动热情,消除病人的紧张和顾虑,使病人对医院、对科室产生信任感。(2)方便病人。要积极主动、有问必答、有求必应、想病人所想,一切以方便病人为出发点,推诿病人是职业道德上的一种沦丧。(3)认真负责,谦虚谨慎。有时病人经过一次、两次甚至多次摄影加照,其诊断仍无眉目,这不仅会增加病人频繁复诊的麻烦,而且会加重病人的心理和经济负担,延误诊断和治疗。所以对两次摄影未成功的病人,应主动请教上级技师或协同他人一同完成,切不可一味逞强,给患者带来不必要的损伤。因而医技人员应努力钻研业务,对技术精益求精。此外,语言应通俗易懂,做到尽心、尽责。

——王骏,孙慕义. 后现代医学文化中放射技师的道德论衡 [J]. 中国医学伦理学,1997,(5):45-46

医学影像技术学的科学研究

医学影像技术学的科学研究是通过整理医学影像技术的一些事实，达到对其现象的本质及其规律性的认识，并探索其应用的有效途径。这就要求我们在进行医学影像技术学的科学研究时不能停留在对其现象的一知半解或表面现象的认识上。一些经验性的研究，实践中虽有效，认识上却仍"只知其然而不知其所以然"，尚未上升为理性认识，只是一种经验科学。因此，有必要对医学影像技术学的科学研究从方法论的角度进行探讨，以提高其科研水平。

1   科研分类

即基础研究、应用研究和发展研究。基础研究的任务就是认识医学影像技术现象的本质，应用研究侧重于把基础研究的成果付之实际应用，发展研究侧着重解决技术、市场、经济的适用性问题，进一步使技术成果更好地转化为生产力。应用研究和发展研究属于理论向实践转化的第二次飞跃，也就是我们在医学影像技术理论的指导下进行的一切实践活动。

2   科研结构

科研系统是由科研主体、科研客体以及科研手段三者组成，科研活动是三者的统一，即科研主体通过一定的方式，借助科学仪器、设备等物质手段和一定的思维方法作用于科研客体，以揭示科研客体的本质，建立科学理论。科研主体是从事科研的劳动者，主宰着整个科研活动。科研主体除应具备科研所需要的一般素质外，还必须具备能抓住某个课题的关键以及突破此关键的特殊才能，科研客体为需要认识的科研对象，或者是能反映其本质、具有典型代表性的研究对象。在科研活动中，人们必须选择恰当的科研对象，而且应该具有干扰因素少、容易显露其本质、较易操作的特点。科研手段不是一般的生产工具，而是用来认识科研对象的工具，一般分为两大类："硬件"和"软件"。所谓"硬件"，即物质性的科研工具，如仪器、设备、材料等，它们是人类感觉器官、劳动器官和思维器官的延伸。所谓"软件"，即用来搜寻课题，获取、加工信息，科学的思维方法。科研的效率是适当的科研对象，仪器、设备的性能，科研者的素质及实验过程和科学性等因素的综合效应。

3 科研程序

包含科研选题、科研设计、观察实验、科学假说、科学理论、应用于实际等环节。

3.1 科研选题

科研首当其冲的是选题，选题不是任意的，它是科研的战略性步骤，直接关系到科研的成败和意义的大小。题选不好，劳民伤财，空耗精力。

3.1.1 **课题产生** 其起点是问题。一则，实践中如果发现不了问题，认识就进不了科研领域，这就是一些人常常觉得没有东西写的主要原因，这就要求我们多实践、勤思考。从另一方面来看，作为科研起点的问题不一定全都来自实践，也可以从学科体系本身逻辑推导，也可以从前人的思想中发掘，这就要看你的知识面是否广、是否深，且引用的是否具有权威性等等。因此，课题的来源是多样的，可以是科研成果的应用、观察实验、查阅文献等。当然，不是所有的问题都能成为课题，这就需要认真查阅资料，搞好检索工作，以确定你所即将开展的科研项目在当今学术界的地位和作用。

3.1.2 **课题发现** 有时它只需从现存课题中"选"，有时要通过种种方法去"找"，有时还会"自动送上门"。科研中常会遇到"意外"的信息，"意外"现象的背后隐藏着必然性，它在无意者面前飘然而过；而有心人能抓住这转瞬即逝的机遇，从偶然中寻求必然。机遇现象在选题、解题过程中都会发生。

3.1.3 **选题原则** （1）必要性原则，即选择的课题应该是学科发展所需要的；（2）科学性原则，即选题必须是实践上和理论上有根据的，是课题能成立和实现的前提；（3）创造性原则，即选题不应是简单重复别人的工作，而是应该能把人类知识推向前进；（4）可行性原则，即选题应该是客观上突破的条件基本成熟，主观上经过努力能够完成的；（5）经济合理性原则。如果与这些条件相去甚远，力不能及，再好的课题也只是主观愿望而已。

3.1.4　选题的主要矛盾——课题的意义与可行性的优化结合　科研选题是两方面的有机结合：一是课题的意义；一是课题的可行性。首先是搜寻有意义的课题，再合理地选择课题。获得项目选的成功就在于实现了课题的意义与可行性的优化结合，这是科研选题的一对主要矛盾。课题的意义即价值，既包括它的科学价值，又包括经济价值，它使该项课题成为必要。所谓可行性即课题实现的可能性。此二者的结合，就是要求选择的课题既要着眼于它的社会价值的大小，又要是力所能及能够完成的。因此，没有前者，选的"题"无多大意义；没有后者，再好的"题"也不能得出结果，二者既相互联系，又互相制约，缺一不可。

上述二者的结合常表现为不同水平的结合态。第一种是低水平结合态，课题的意义不大，因而常难度也不大，如学习训练性课题或重复他人的工作等。第二种是一般水平结合态，课题有一定意义，且有一定难度，经过努力一般能实现的课题，大部分课题属于这种类型，人们不应以此为满足。再一种是最佳结合态，其价值和难度是研究者经过努力才能完成的，或者说，选择的课题要挖掘、发挥科研者的潜力才能完成的。还有些课题虽有重大科学价值、经济价值，但难度大，没有特殊条件很难完成。这些课题虽然是人们向往的，但一般不易达到。我们追求的结合态既不能满足于前两类，又不能盲目追求高难课题，而是要选取课题的最佳结合态，它是主观与客观、可能性与现实性的高水平统一。

3.1.5　选题存在的问题　第一是找不到：现有的课题随手可得，但不一定适合自己。有的课题本身无多大价值，或者已成为"众矢之的"，自己又没有解决它们的优势。新的课题一时又发现不了，只能观望、徘徊。第二是抓不住：要能及时地抓住它们，需要敏感、见识和能力，即"有准备的头脑"，否则转瞬即逝。第三是选不准：正确的选题需要对课题"深浅"的准确理解，对完成课题的主客观条件的清醒估计。

3.2　科研设计

同样是科学实验，其情况大相径庭，有的简洁，有的繁杂；有的严密，有的疏漏；有的清晰，有的含糊；有的结果令人信服、确凿无疑，有的却模棱两可。科学实验也是一种艺术，从实验构思，实验材料的选备，实验技术的改进和创新，实验仪器的选用和制造，操作技能的优劣，直至对实验结果的分析等等，这就需要科研设计，以避免或少走弯路。科研设计是人们根据一定的目的，利用科学仪器，人为地控制一定条件，或是人为地创造一些条件，通过一定的实验设计、排除非本质因素的干扰，使事物的本质以较纯粹的形式出现，作用于研究对象，以获取科学事实的一种研究方法，它是科学研究的基本手段和重要环节。这就要求选择并用恰当的知识和方法进行科研，构建实验方案，注意实验情况，及时进行调整，直至作出结论，向外延伸。

3.2.1　充分利用体模　有时，由于种种原因，不能或不易对研究对象进行直接观察实验，人们常常采用体模，它是以模型代表原型进行研究的一种间接认识原型的方法。例如，为了能评价两种显示器的影像质量，采用模拟人胸部的体模进行评价，这里有三种模拟病理学的类型：A.在体模的纵隔上方设定一个大的不规则球形病灶（有机荧光玻璃制成 18mm 大小）；B.在体模的左上肺设定一个小的不规则球形病灶（有机荧光玻璃制成 6mm 大小）；C.在体模的右上肺设定模拟气胸结构（0.15mm 粗的铜线，长 4cm）。

3.2.2　科研的交叉　学科间的相互渗透是现代科学发展整体化趋势的重要表现，但它要求科研工作者必须具备相当的科学知识，进行多学科的渗透。例如：评价 EBCT（electron-beam CT，电子束 CT）在冠状动脉畸形伴分流诊断中的作用时，在所有病例中在 EBCT 检查之前进行二维及脉冲多普勒超声心动图，并做主动脉造影或冠状动脉造影，以得出令人信服的结果。

3.2.3　金标准的利用　要验证一种新技术在医学影像中的作用究竟怎样需将它与金标准相比，或是与业内所共认的标准相比才会有说服力。例如：如前所述评价 EBCT 在冠状动脉畸形伴分流诊断中的作用时，在所有病例中在 EBCT 检查之前要做主动脉造影或冠状动脉造影，这是因为血管造影检查是其金标准。再如：对数字大面积硅平板探测器的诊断可行性与传统屏 - 片系统的临床胸部成像作比较时，对异常发现利用 CT 作标准。

3.2.4　在均衡和齐同条件下设立对照组　正确设置对照组是试验设计的一个核心问题。对照的作用在于用对比鉴别的方法来研究处理因素的效应，它可以减少或防止偏倚和机遇产生的误差对试验结果的影响。对照要求除了一个处理因素之外，其他条件均应与试验组尽量一致，这就是均衡可比的原则。这里面要求客观条件高度相似，甚至病情、观测者的素质以及生理阈值都得考虑进去。例如：为了评价硒数字 X 线摄影系统与传统速度为 100 的屏 - 片系统手足影像的优劣与否，所有影像的获得均在台面上进行，没有使用滤线器，并在连续的几分钟内在同一 X 线机房、在同一 X 线剂量下进行影像质量的主观比较，就连打印机都得考虑进去。再如：对数字大面积硅平板探测器的诊断可行性与传统屏 - 片系统的临床胸部成像作比较时，所有检查在 48 小时内完成，拍摄相同部位，完成的影像不作个别的后处理，采用相似的 X 线剂量，使用活动滤线栅，最后在相同条件下进行影像评价，包括房间光线及观片灯。

3.3　解题途径

一般有两条途径：一条是通过搜集资料、观察实验，对其结果进行思维加工，或提出假说并由观察实验不断校正，最后作出结论，建立科学理论。另一条是直接提出科学假说，接受实践的检验，不断校正、补充，使假说上升为科学理论，认识的任务至此初步完成。在这几个科研环节中，观察实验是科研过程的中心环节；建立科学理论是科研的成果；最终目的是科研成果的实际应用；科学思维则是贯穿于整个科研过程的灵魂。

3.3.1　观察实验　观察的目的是为了获取更多、更准确的科学事实，并检验原有的认识。注意改善观察的手段和条件，如提高观察仪器的显示率，注意观察对象的典型代表性及易操作性等都能达到扩大视野、澄清科学事实的目的。

3.3.2　双盲法试验　即不仅使受试者不知道所接受的为何检查，同时使观测者也不知道，其目的是为了有效地避免受试者或研究者的偏倚和主观偏见，使结果与结论更为客观可信，把干扰减到最小程度。例如：对数字大面积硅平板探测器的诊断可行性与传统屏 - 片系统的临床胸部成像作比较时，由 3 个放射学家彼此独立完成，但传统和激光 X 线照片的特性还是容易被认出，因此在观看同一病人的检查时要有时间间隔，至少 6 周，以使记忆作用降至最低。

3.3.3　统计学处理　要得出一种规律就要通过统计学来进行摸索，要通过统计学才能得出结论。这不能仅凭自己的感性认识及感性知识去人为地判断这个影像好，那个影像差，要拿出具体的内容来，也就是以理服人。在某种意义上说，一篇好文章如果没有进行统计学的处理，那么，严格地讲就构不成一篇科研论文。例如：为了能评价高亮度观片灯与传统亮度观片灯对于诊断之间的差异，作者行统计学分析（T 检验）在显示 0.90 光学密度的胶片（$P = 0.34$）遮蔽胶片没有显示差异，而对于 1.83 和 2.27 的胶片密度（$P < 0.01$）遮蔽作用是显著的。为此，得出结论：在病灶的诊断方面用遮蔽、明亮（8000nit）观片灯比常规、未遮蔽观片灯（–3000nit）对于胶片 1.83 和 2.27 的密度显著提高（$P < 0.01$）。

总之，方法是进行科学研究的重要因素，但毕竟只是其中之一，受多种因素的影响，如科研者所处的科研环境，个人所在单位的整体水平、条件、导师的作用等，还有个人的本质、经历、知识结构、家庭情况等。归根到底，离不开平时的日积月累。只有具备了一定的专业知识，熟知本领域的发展现状，才能辨认科研的意义及难易程度；在此基础上再衡量科研的设备、条件，研究者的知识结构、水平、特长，甚至性格特征等是否基本具备等。一位著名学者说得好：只有当你孤单到一定程度时，才有可能集中精力于某一领域。

——王骏. 医学影像技术学的科学研究 [J]. 现代医用影像学，2002，11（4）：183–186

ROC 曲线在医学影像技术学中的
应用及科研设计

评价医学影像，从传统的主观目测发展到应用黑白密度计的测试，相继产生 MTF 的评价、模糊数学的评价，以及应用 ROC 来评价影像。ROC 曲线（receiver operating characteristic curve）是一种以信号检出概率方式，对成像系统在背景噪声中微小信号的检出能力进行解析、评价的方法，也称受试者作业特性曲线。

一、ROC 曲线

现在假设有两个影像，其中一个有信号的影像 s，另一个没有信号的影像为噪声 n，观测者看这两个影像时判断其中有无信号，对有信号的影像 s，可以正确判断有信号为 TP（真阳性），或错误判断无信号为 FN（假阴性）；对无信号的影像 n，可以正确判断无信号为 TN（真阴性），或错误判断有信号为 FP（假阳性），则影像信息传递中观测者判断分组（表 1）。

表 1　影像信息传递中观测者判断分组

判断试验	判断为信号（S）（或阳性）	判断为噪声（N）（或阴性）
信号（s）	a 真阳性（TP）	b 假阴性（FN）
	true positive	false negative
	P（S/s）	P（N/s）
噪声（n）	c 假阳性（FP）	d 真阴性（TN）
	false positive	true negative
	P（S/n）	P（N/n）

如果影像中有信号 s，且影像系统的信息传递良好，被观测者判定为 S，则 a/a+b 叫作灵敏度（sensitivity）。同样，如果影像中没有信号 n，观察者回答也是 N，则 d/c+d 叫作特异度（specificity）。可以理解为，理想的图像系统，其灵敏度和特异度［P（S/s）、P（N/n）］都应近于 1，而 P（N/s）和 P（S/n）都近于 0 为好，则影像信息传统中观测者判断的概率分布，如果以特异度为横轴，灵敏度为纵轴，可以绘成二维曲线图表示 ROC 曲线。

二、ROC 曲线的应用

数字显示器的评价：（1）资料与方法：采用视频显示器（定为显示器 1）与数字显示器（定为显示器 2）进行比较，用 ROC 分析法，采用模拟人胸部的体模进行评价，取一种模拟病理类型，即在体模的纵隔上方设定一个不规则球形病灶（有机荧光玻璃制成 18mm 大小）。从相同设备中，对体模分别进行 100 个不同条件下的曝光，各自产生 100 个不同的影像。由 5 位放射学家充当观测者在盲法中对 200 幅影像进行独自评定，采取 5 分制，即（Ⅰ）绝对没有、（Ⅱ）好象没有、（Ⅲ）不清楚、（Ⅳ）好象有、（Ⅴ）绝对有。

（2）结果：由 5 位专家根据 ROC 曲线对各型显示器不规则球形病灶影像作出评价。尽管 AZ 值对显示器 2 比显示器 1 偏高（0.83 对 0.82），但上纵隔不规则球形病灶两者在统计学上无显著性差异。

（3）结论：在 ROC 试验中用模拟人胸部体模的影像进行评价，两种显示器在仿真病理学的检验中没有显著性差异。

减影图像的评价：（1）资料与方法：采用同一病人、同一时刻的胸部传统 X 线照片与减影图像进行比较。由 11 个放射学家充当观测者，对随机选择的 50 个病人的不同照片的发现物有无进行等级、盲法评定。为了消除观测者可能存在学识影响，观看影像的规则是有系统地，并在开始时为放射学家们显示 12 个示教病例，以熟悉评分方法，测试形式及图像上出现的异常。当它在单位方格纸上被描绘时，ROC 曲线下的区域代表指数 AZ，对每个相应的曲线进行计算，并作 t 检验，证明传统照片与减影图像所获取的 ROC 曲线之间具有统计学差异。为了表达一组观测者总体诊断是否精确，可以通过不同判读者各自曲线的平均斜率计算复合 ROC 曲线。（2）结果：减影图像和传统照片的单个和复合 ROC 曲线。AZ 值（表 2）显示判读者各自 ROC 曲线下区域的 AZ 值，用减影的平均 AZ 值从 0.89 增加到 0.98。而假阳性发现物的数目没有本质的增加（表 3），减影图像的判读正确诊断可靠程度的改变，阳性占 71%（22.8/32），反之，受影响的占 19%（6.2/32），没有变化的占 9%（3.0/32），阴性占 71%（48.3/68），受影响的 24%（16.4/68），未改变的占 5%（3.3/68）。（3）结论：通过两种影像的比较，证实减影图像对于异常的诊断有显著改善，同时特异性显著提高。

表 2 减影和传统图像对于精确诊断的 ROC 曲线 AZ 值

观测者	AZ 值	
	减影	传统
A	0.9818	0.8349
B	0.9772	0.8823
C	0.9872	0.9032
D	0.9803	0.9392
E	0.9848	0.8592
F	0.9975	0.8703
G	0.9628	0.9030
H	0.9792	0.8793
I	0.9968	0.9473
J	0.9777	0.7928
K	0.9989	0.9472
平均	0.9840	0.8872
标准差	0.0108	0.0482

注：$P=0.0004$，t 检验

表3 在可靠性方面减影图像导致变化的病例数目

观测者	阳性病例数			阴性病例数		
	阴性	未改变	阳性	阴性	未改变	阳性
A	7	2	23	52	1	15
B	7	0	25	49	3	16
C	8	1	23	50	0	18
D	7	6	19	53	1	14
E	3	1	28	55	0	13
F	2	12	18	36	8	24
G	11	3	18	58	2	8
H	11	0	21	46	1	21
I	6	1	25	41	3	24
J	3	1	28	55	1	12
K	3	6	23	36	16	16
平均	6.18	3	22.82	48.27	3.27	16.45

三、ROC 曲线的评价及科研设计

科研设计（research design）是关于研究方法和步骤的一项内容，也是使科研工作用最少的人力、物力和时间取得高效性成果的有力手段。一项科研实验工作，如果事先没有明确的目的和周密的设计，只是将获得的数据机械地使用统计方法去处理分析，那么它的推断和结论往往是有害的，并且无科学性。相反，如果设计不合理也是不行的。它的每一步都需要坚实的专业知识和统计知识作基础。设计要求严密、合理、高效，具有科学性和先进性及现实的可行性，使误差降至最低限度。

1. 科研设计

（1）研究的类型：就其性质来说以上两例均为前瞻性研究（prospective study），根据建立的假说规范对象、材料、方法、设备和条件，进行试验或临床研究，以肯定或否定假说的方法。就其方式来说例一为实验研究采用体模进行，例二为临床试验。

（2）试验对象对其总体的代表性：临床上同一疾病其严重程度不一，病人性别、年龄各异，其结果不一定能代表患病人群总体。因此，在做试验前应考虑好对象的代表性，并作出规定（像例二就随机选择了50个病人），以保证样本对总体具有代表性。

（3）诊断的金标准：诊断必须有一定标准，确定诊断标准后必须严格执行标准。例一采用模拟人胸部的体模、取同一种病理学模型进行评价，具有"金标准"，而例二的金标准没有明确。

（4）在均衡和齐同条件下设立对照组：正确设置对照组是试验设计的一个核心问题，对照的作用在于用对比鉴别的方法来研究处理因素的效应，它可以减少或防止偏倚和机遇产生的误差对试验结果的影响，对照要求除了少一个处理因素之外，其他条件均应与试验组尽量一致，这就是均衡可比的原则。以上两例采用了与传统方法的比较，且试验与对照都在同一受试对象身上进行，即所谓"自身对照"。例一采用模拟人胸部的体模、取同一种病理学模型进行评价；例二采用同一病人、同一时刻的胸部传统X线照片与减影图像进行比较，这样在客观上具有可比性。有了此数据即可作前、后比较的均数差异显著性检验（t检验）。这种设计方法既节约例数，又容易控制条件。

（5）随机性：即在进行试验时试验组与对照组不应带有主观因素，在抽样时如遵循随机化原则抽取的样本能够代表总体。目前，比较科学和方便的方法是用带随机数目的电子计算器或计算机等可直接由按键而得出一系列随机数目。

（6）盲目试验（blind trial）：即不仅使受试者不知道所接受的为何种检查，同时使观测者也不知道，这里面要求客观条件高度相似（包括摄取的条件、病情、观测者的素质等）。其目的是为了有效地避免受试者或研究者的偏倚和主观偏见，使结果与结论更为客观可信，把干扰减到最小程度。

2. 方法的评价

（1）可靠性：用同一种诊断方法在同样条件下，对相同的人群进行一次以上的检查，结果愈恒定（试验结果稳定性高），此诊断方法的可靠性愈高。通常它受以下三种因素影响，①方法的差异，②被观察者的个性生物学变异，③观察者的变异，包括观察者自身的变异（如不同的时间、条件）和观察者之间的变异。减少影响可靠性的方法：检查方法应标准化，必须在进行试验时对仪器、条件等（如例一的部位都在上纵隔，例二的时间相同）有严格的规定；观察者应经过严格的训练（如例二在请各位专家判读前先经过训练）。另外，还可以用不同观察者的符合率来判断其可靠性，如例二的复合 ROC 曲线即可明确判定影像的优越性。

（2）真实性：又称有效性。诊断试验的真实性是测定值与真实值相符合的程度。评价诊断试验的真实性通常用该诊断试验的灵敏度、特异度。在以上的 ROC 曲线中，一个是在仿真病理学的检验中没有显著性差异；另一个是通过两种影像的比较，证实减影图对于异常诊断的精度有显著改善，同时特异性显著提高。在实际工作中灵敏度与特异性二者不可兼得，甚至会相互制约，强调了灵敏度，往往要用降低特异性为代价，反之当要求达到较高的特异性时，则须以降低灵敏度来换取。亦正是二者互补关系的原理，用灵敏度（真阳性率）为纵坐标，假阳性率（1- 特异性）为横坐标作图，所得 ROC 曲线可用以决定最佳分界值，一般多选择曲线弯处，即灵敏度与特异性均较高的点为分界值。ROC 曲线可用来比较两种或两种以上诊断试验的临床实用价值，以帮助我们作出最佳选择。

——王骏，吴虹桥 . ROC 曲线在医学影像技术学中的应用及科研设计 [J]. 医学影像学杂志，1999，9（1）：59-61

构建和谐学会，促进医学影像技术学发展

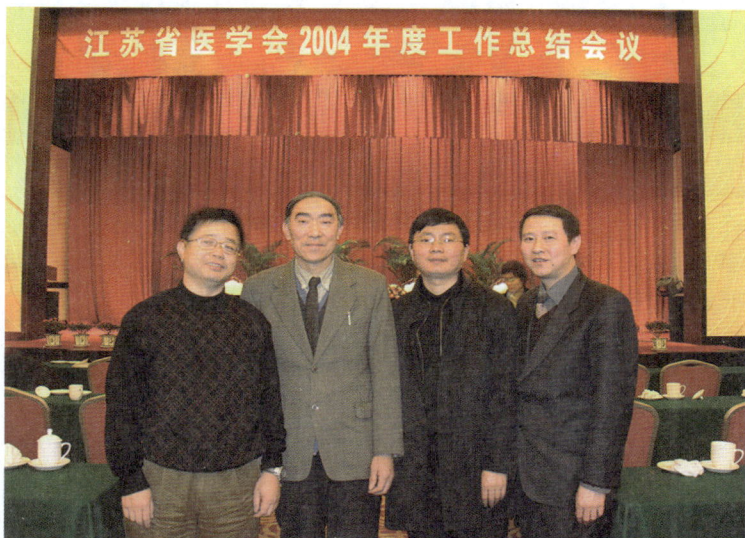

图 1　本书作者与滕皋军教授（左一，东南大学附属中大医院，后成为中国科学院院士）、
吴琼琏主任（左二，南京军区南京总医院）、胡春红教授（右二，苏州大学第一附属医院）
参加"江苏省医学会 2004 年度工作总结会议"，并现场合影

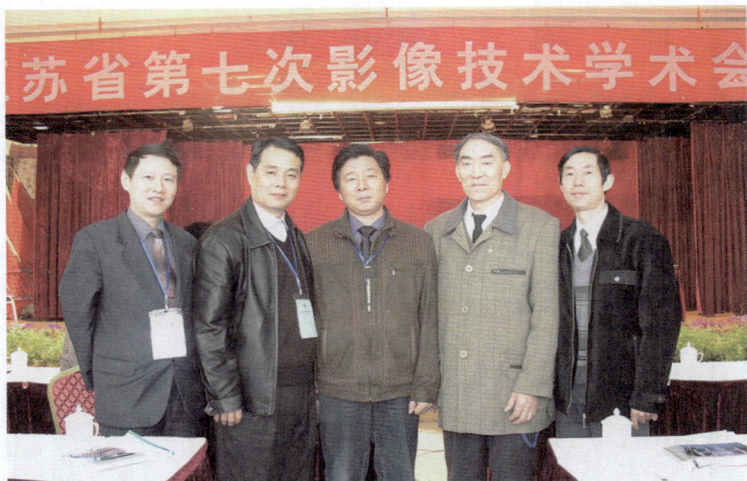

图 2　本书作者与汤黎明教授（左二，南京军区南京总医院）、杨振贤主任（右三，苏州大学第一附属医院）、吴琼琏主任（右二，南京军区南京总医院）、徐寿良主任（右一，常州市第一人民医院）参加"江苏省第七次影像技术学术会议"，并现场合影

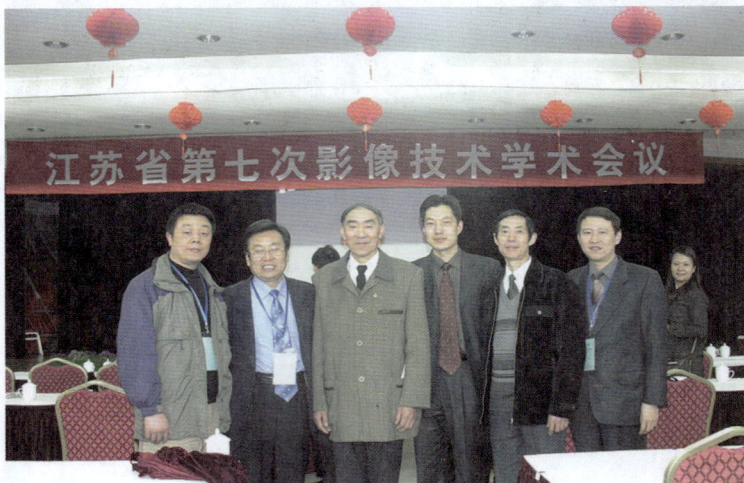

图 3　本书作者与杜先懋主任（左一，扬州大学附属医院）、陈新沛主任（左二，徐州市第一人民医院）、吴琼琏主任（左三，南京军区南京总医院）、崔志敏主任（右三，无锡市第一人民医院）、徐寿良主任（右二，常州市第一人民医院）参加"江苏省第七次影像技术学术会议"，并现场合影

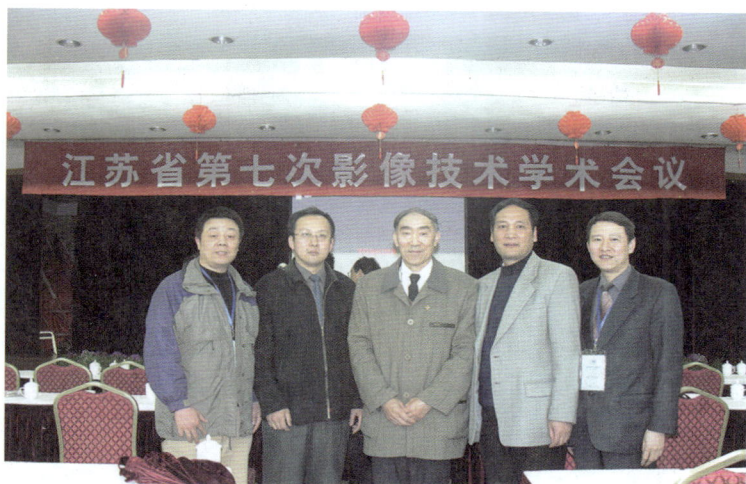

图 4 本书作者与杜先懋主任（左一，扬州大学附属医院）、初阳主任（镇江市第一人民医院）、吴琮琏主任（左三，南京军区南京总医院）、甘泉主任（右二，江苏大学医学院附属医院）参加"江苏省第七次影像技术学术会议"，并现场合影

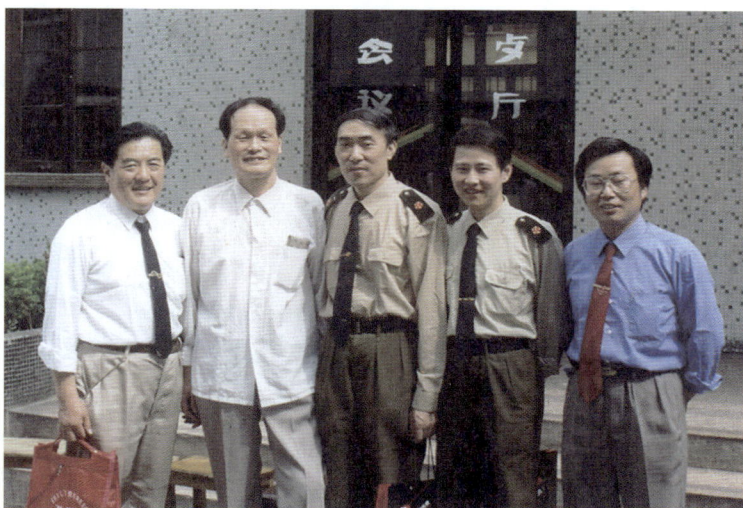

图 5 本书作者与吴琮琏主任（左三，南京军区南京总医院）应邀参加"徐州市第二次影像技术学术会议"，并与胡绍存主任（左二，徐州医学院附属医院）、孔繁华主任（左一，徐州市房管局医院）、陈新沛主任（右一，徐州市第一人民医院）合影

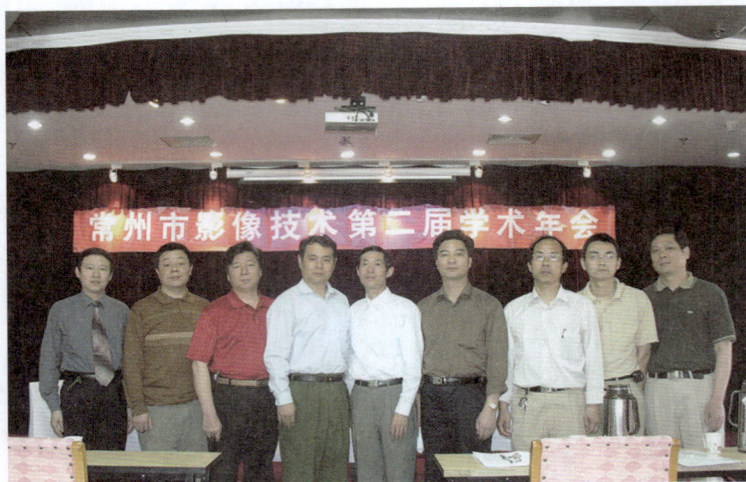

图 6　本书作者与汤黎明教授（左四，南京军区南京总医院）应邀参加"常州市影像技术第二届学术年会"，并与杜先懋主任（左二，扬州大学附属医院）、杨振贤主任（左三，苏州大学第一附属医院）、徐寿良主任（右五，常州市第一人民医院）、荣伟良主任（右四，常州市第二人民医院）、邵东宁主任（右三，常州市中医院）等现场合影

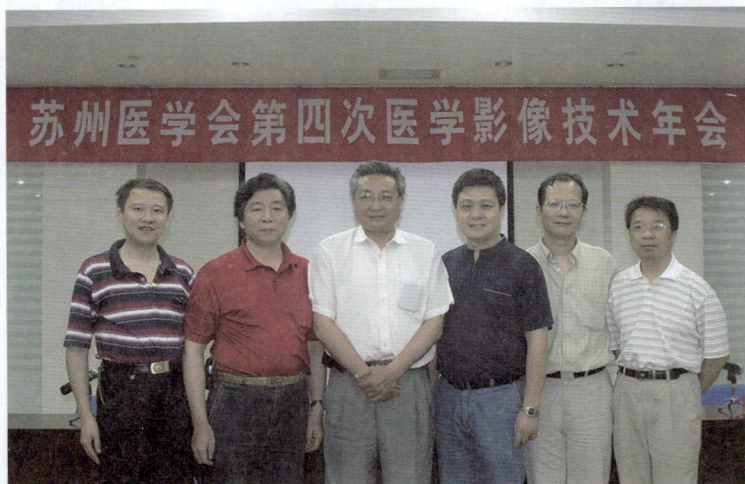

图 7　本书作者应邀参加"苏州医学会第四次医学影像技术年会"，并与杨振贤主任（左二，苏州大学第一附属医院）、陈启龙主任（左三，苏州市立医院本部）、王灌忠主任（右三，苏州大学附属第二医院）、刘仁坚主任（右二，苏州市立医院本部）、周平主任（右一，苏州市立医院东区）现场合影

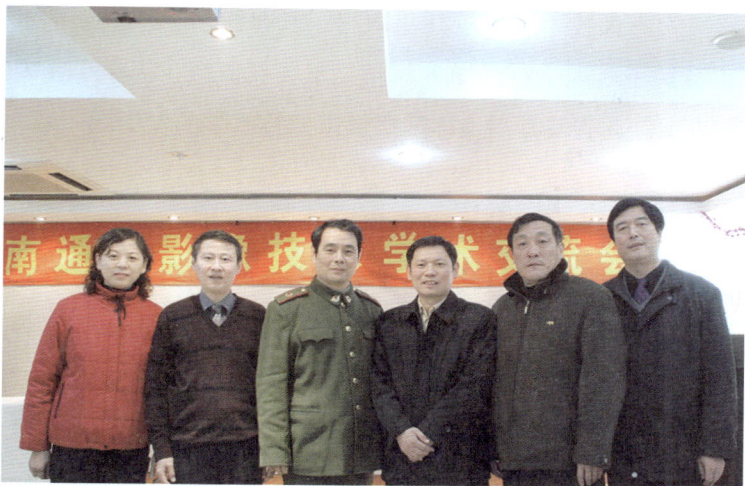

图 8　本书作者与汤黎明教授（左三，南京军区南京总医院）应邀参加"南通市影像技术学术交流会"，并与蒋灿云主任（左一，南通市第一人民医院）、周学军主任（右三，南通大学附属医院）、瞿坤林主任（右二，南通市第三人民医院）、金德泉主任（南通市肿瘤医院）现场合影

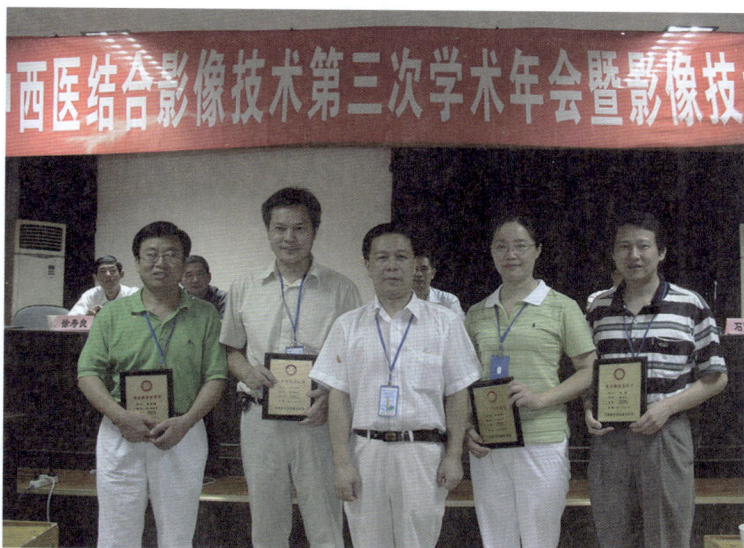

图 9　本书作者与陈新沛主任（左一，徐州市第一人民医院）、周小兵（左二，南京医科大学附属江苏省人民医院）、邓新达（左三，南京中医药大学附属江苏省中医院）、朱宁玉（右二，南京医科大学附属江苏省人民医院）在"江苏省中西医结合影像技术第三次学术年会"现场合影

江苏省医学影像技术学界近几年取得了长足进步，活跃了学术气氛，使同行进一步了解了新理论、新知识、新技术、新概念，提高了业内人员的综合素质，促进了江苏省及其周边地区医学影像技术学的发展。

1 机构与建设

江苏省医学影像技术学组成立于 1987 年，1997 年 1 月成立江苏省医学影像技术学会。2000 年举办国家级继续教育学习班 1 次；2001 年举办华东地区医学影像技术年会暨江苏省第 5 次医学影像技术学年会；2003 年举办国家级"影像技术发展现状和综合应用能力"继续教育培训班；2004 年承办了中华医学会影像技术全国年会，召开了江苏省第 6 次医学影像技术学年会，举办了国家级继续教育学习班 1 次，在全国率先开展"医学影像技术临床操作规范"师资培训省级继续教育；2005 年举办了"医学影像技术发展现状暨技术操作规范技师长学习班"；2006 年召开了第 7 次影像技术学年会，同年还举办了国家级继续教育培训班；2007 年召开了"全国医学数字成像综合应用及质量控制研讨会"。学术年会累计汇编论文 1156 篇，培训班讲座累计 139 次。每年举办 1 次大型医用设备使用人员上岗考试 CT 辅导培训。现已坚持开展每 2 年 1 次的学术年会、每年 1 次的国家级或省级继续教育培训班、每年 2 次的委员沙龙、每年 1 次的大型医用设备使用人员上岗考试 CT 辅导培训。

江苏省的徐州、南京、苏州、常州、南通、镇江、扬州均已成立了医学影像技术学分会。其中，徐州医学影像技术分会依据地域经济区的特点，已举办过 2 次淮海经济区医学影像技术学术交流会议。该分会早在 1995 年就向离退休老技师颁发荣誉证书，并在 2006 年召开的第 7 次影像技术学年会暨 20 年庆典上，为徐州医学影像技术学作出过杰出贡献的老专家颁发"伦琴杯"，为长期热心于徐州医学影像技术学工作者颁发"奋进奖"。不仅如此，他们还结合各时期的学术特点举办相应的专题研讨会，如：质量管理研讨会、纪念伦琴发现 X 线 100 周年研讨会、医学影像新技术研讨会等，还配合医疗质量管理年活动，举办医学影像操作技术规范培训班。承办了江苏省 21 世纪医学影像技术发展研讨会暨江苏省放射科技师长管理工作研讨会，在一定程度上推动了徐州市及其周边地区的医学影像技术学的发展，同时对江苏省医学影像技术学的发展作出了贡献。

南京医学影像技术学分会于1995年5月成立，现已成功召开8次学术年会并举行了学会成立10周年庆典，学术年会累计汇编论文922篇。该学会每年举行大规模的学术年会，与会人数越来越多，规模越来越大，档次越来越高，学术氛围越来越浓，推动了南京及其周边地区影像技术学的发展。该学会于2000年举办了"医学影像技术进展"学习班，2005年举办了"数字成像图像质量保证和质量控制"国家级继续教育学习班，2006年举办了"数字成像技术质量管理与质量控制"省级继续教育培训班，累计讲座37次。承办中华医学会医学影像技术学会全国第二届放射科QA、QC研讨会。目前，该学会已坚持开展1年1次的学术年会、1年1次的国家级或省级继续教育学习班、1年4次的正常性学术活动、1年4次的委员沙龙、1年4次的现场考察并下基层排忧解难。

苏州医学影像技术学分会已召开了4次学术年会，并于2001年承办了华东地区医学影像技术年会暨江苏省第5次医学影像技术学年会，于2004年承办了中华医学会影像技术全国年会。他们为适应医学数字成像的规范化作业，举办了400余人的培训班，提高了当地同行对质量保证的意识。

常州医学影像技术学分会分别召开了2次学术年会，他们面对相继引进的包括全国第1台40层螺旋CT、1.5T开放式磁共振、双板DR在内的CR16台、DR9台、DSA6台、多层CT32台等飞速发展的医学影像设备，在2005年组织了150人的医学影像技术规范化培训，进一步培养规范化操作的能力，提高规范化作业的自觉性。

南通医学影像技术学分会每2年举办1次学术年会，每2年举办1次专项继续教育培训班。2006年，他们分别组团、组稿参加了全国医学影像技术学术研讨会、全国医学影像技术学术年会、江苏省医学影像技术学术年会、江苏省中西医结合学会影像技术年会等，无论是参会人数，还是交流论文的数量、质量，均位居江苏省辖市前列；为提高该市医学影像技术人员的综合素质，从强化自我保护意识的角度认真进行影像技术学操作规范的培训达200

人，以确立科学、规范的检查意识；该分会还多次参与或接受该地区多家医院的技术咨询、技术认证和技术支持，为推进该市医学影像技术数字化发展作出了贡献。镇江医学影像技术学分会于 2004 年承办了江苏省第 6 次医学影像技术学年会。

此外，江苏省中西医结合影像技术学会于 1997 年 6 月成立以来已召开 5 次学术年会，其中 3 次为华东地区中西医结合影像技术年会，1 次全国中西医结合影像技术年会，年会累计汇编论文 693 篇。

2　学会工作与拓展

2.1　学会领导重视、加强学科研究

江苏省医学影像技术学会各次学术活动的成功开展与各级医学会、各级医院及影像学科的领导支持是分不开的。省学会继续教育部的领导和工作人员统筹安排，为每次培训班的顺利开展做了大量的细致工作。江苏省医学会领导亲自参加各次学术活动。各地的学术年会不仅医学会领导参加，而且各单位的影像科领导，甚至医院领导在百忙之中也抽空参加，有力地支持了学会各类活动的开展。

2.2　加强网络联系、坚持委员沙龙

学会是联系、团结广大同行的民间团体，是医学影像技术学工作者的和谐之家。各位委员在其位、谋其政，热心学会工作，常常利用节假日、夜间加班加点，放弃周末休息时间给同行授课。在每次学术年会或继续教育学习班期间，学会还举行江苏省影像技术委员沙龙，交流各自工作的最深感受。通过交流，达到与时俱进、共同提高的目的。

2.3　大力开展医学影像技术学的继续教育

医学其本质是终生教育，要具备一定的竞争力就必须不断地更新知识，而医学影像技术学更是如此。随着计算机的发展，继 CR 等数字成像设备的引进，相继又出现了 DR、多排螺旋 CT、双源 CT、高磁场 MR 等应用于临床，在医学影像检查设备、影像技术上都有了全新的概念和变化。科室结构已从过去单一的放射诊断逐渐向诊断与治疗的综合影像科室发展。因此，熟

悉和掌握这些新技术、新设备,保养好这些新设备迫在眉睫。广大业内人员有必要在专业知识和专业技术上充实、提高自己。因此,举办继续教育就是医学影像技术学会的重要任务之一,同样也是学会长期以来的优良传统,这项活动早在成立学组之际就已常规开展,现已纳入继续医学教育项目。而医学影像技术学会的继续教育在开始阶段是与放射诊断学会合作开展,现在已单独举办国家级继续教育学习班,重点突出医学影像数字成像技术的新理论、新知识、新技术、新方法,内容有数字成像的质量保证和质量控制,从广义上讲包括计算机 X 线摄影、数字 X 线成像、多排 CT、双源 CT、磁共振以及 PACS 等。

2.4 邀请著名专家授课、把住授课质量关

在影像技术学会成立早期,专题报告大都是邀请放射诊断学会的专家前来授课,有时还邀请全国主委、副主委来做专题报告。而今,所有专题报告完全由业内人员自己登台亮相,以全省著名医学影像技术学专家为主。授课老师结合临床实际,生动讲解,加之为学员们制作了丰富多彩的多媒体教学课件,使学术氛围更加浓郁。其极高的到课率和认真听讲的课堂次序充分体现了医学影像技术学界同仁发奋向上的精神风貌。

2.5 授课内容做到与时俱进

培训工作在注重基础的同时,紧密结合当今医学影像技术的发展现状。在授课内容涉及医学影像技术人才培养、大型医学影像科室管理、CR 系统全脊柱一次成像摄影技术的研究、数字成像的质量控制、DR 对比研究、MSCTA 成像技术临床应用、PET/CT 质量控制和质量管理、螺旋 CT 的多期扫描测定单侧肾小球滤过率的研究、用峰值跟踪法行肝动脉期 CT 增强扫描、MRS 技术在脑内疾患的临床应用研究、磁共振大血管成像技术、螺旋桨技术及其在头部磁共振扫描中的应用、口服枸橼酸铁铵对行 MRCP 检查图像质量的影响、基于 FCM 肺结节检测研究、基于公共域软件的图像存档与通信系统服务器的实现、PACS 环境下 CR/DR 影像的优化保存等当今最前沿的医学影像新技术、新理论,颇具特点。在论文汇编方面,从早期的投照、暗室、造影、断层、机修、CT、MR、防护及 QA、QC 方面的文章向数字成

像、螺旋 CT、多排 CT、高磁场 MR、PACS、工程维修等相关论文过渡，标志着江苏省医学影像技术学界向数字成像转化。且论文汇编设计越来越精美，加之会议或学习班的时间安排紧凑，内容丰富，大大激发了与会者的学习热情。

2.6 通过考核抓落实

在举办的国家级继续教育培训班中，学员们分别来自江苏、浙江、上海、安徽、山东、河南、天津、福建、广东和甘肃的各级医院医学影像科及基层医院。江苏省医学会、南京医学会以及中西医结合学会分别对全体与会学员进行相关考查，如：江苏省医学影像技术学会从题库中抽取 50 题进行考试，以检查其学习效果，并对授课质量及各位老师的教学进行了问卷调查。从反馈的信息表明：学员对授课教师、讲授内容满意度为 91.6%，教材的满意度为 80.5%，达到了预期效果。通过为参训人员发放了继续教育学分证书等，受到全体参训人员的好评。

2.7 认真进行上岗证的辅导培训

根据多年来学员们的反应，要求上岗证的辅导培训增加讲课学时，为此，江苏省继续教育部特邀有关专家对参加全国 CT 技师上岗证考试的全省同道进行了全方位的 CT、数字成像、X 线摄影、质量控制、X 线防护等方面的综合辅导，针对整个考试辅导教材进行 3 个半天的全面讲解。由于讲解时注重理论与试题紧密结合，受到学员们的广泛好评。学员们听课热情高涨、场上气氛良好，人人珍惜、利用仅有的讲课时间，在所有 4 个半天的授课时间内一次场间休息都没有落实，扎扎实实用满所有讲课时间，学员考试通过率在全国名列第二。

2.8 积极参与在宁及周边地区的各种大型学术活动

全省医学影像技术学从业人员借助在宁及其周边地区所举办的各种学术活动来充实自己，并踊跃参加南京医学会放射诊断专科分会的各次学术年会，听取了专家、教授的专题报告，如："肺栓塞 CT 血管造影的诊断标准和误诊分析"、"放射学科学研究的现状与趋势"、"多层螺旋 CT 对复杂性先天性心脏病的诊断价值"、"螺旋 CT 冠状动脉成像的现状和展望"、"介入覆膜支架隔绝术治疗 B 型主动脉夹层"、"下肢深静脉血栓 MRI 诊断价值探讨"、

"影像学检查对胃肠道间质瘤诊断价值探讨"、"颈部肿块 CT 诊断及鉴别诊断"、"前列腺病变的 MRS 研究"、"无创性脑血管造影及临床应用"、"重症急性胰腺炎的 CT 评价"等。

3　结论

全省医学影像技术学的每次学术活动都能在网站、报刊上进行报道。"医学影像技术网"、"医影在线网"、"医学影像健康网",以及《中华放射学杂志》等数十家媒体上报道全省医学影像技术的学术动态达数百次,引起了同行的关注与首肯,扩大了学会的知名度、影响力。江苏省医学影像技术学会成立 10 年来,已 2 次在总会荣获团体优胜奖、3 次荣获江苏省优秀专科分会称号,在全国历次 CT、MR 技师上岗证考试中的通过率位居前茅,特别是 2006 年考试成绩全国排名第二。江苏省中西医结合影像技术学会成立 13 年来获 3 次先进专科分会。南京医学影像技术学会成立 12 年以来,被南京医学会 3 次评为先进专科分会、1 次优秀专科分会,在南京医学会 44 个专科分会中名列前茅。这些是整个团队无私奉献的结晶,从另一个侧面反映出我们这个学会的内在素质和凝聚力。也正是由于有了这支和谐的医学影像技术学会,才能进一步推动江苏省医学影像技术各项工作标准化、规范化的开展,迎接医学影像数字时代的挑战。

——王骏. 构建和谐学会,促进医学影像技术学发展 [J]. 医疗卫生装备,2007,28(11):72-74

我国医学影像技术学科建设及
相关专著情况分析

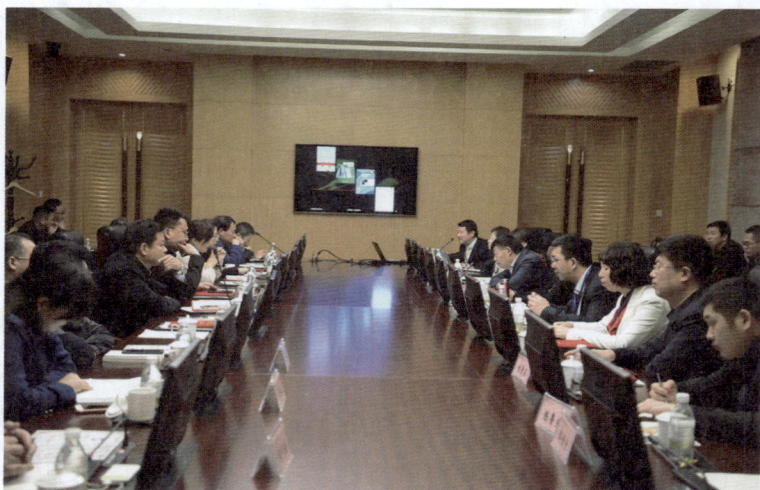

图 本书作者于 2019 年 4 月 7 日在江苏省连云港市主办第 8 次全国医学影像技术专业图书编委会暨学术研讨高峰论坛

医学影像发展突飞猛进，已从当年仅有的 X 线检查、诊断，发展到拥有 X 线计算机断层成像（X-ray computed tomograph，CT）、磁共振成像（magnetic resonance imaging，MRI）、数字减影血管造影（digital subtraction angiography，DSA）及网络影像归档与传输系统（picture archiving and communication system，PACS）在内的诊断与治疗兼得的大型医学影像临床科室，并由二维解剖静态结构进入三维、动态观察，甚至是分子影像水平。由此，医学影像技术学作为一门独立的边缘学科应运而生。随之而来的是医学影像技术学科建设及其建立在医学影像技术学基础之上的相关专著的创作，以培养和造就现代医学影像岗位职能的生力军。本研究从 2008 年起陆续组织《医学影像技术学》相关专著的编写达17部，其间每2年组织召开一次全国性编委会，现将我国医学影像技术学科建设及相关专著情况进行分析，为其研究提供借鉴。

1 资料与方法

组织编写的医学影像技术学的相关专著有：《轻松做医学影像检查》、《医学影像技术》、《医学影像技师考试一本通》、《医学影像技术学习指南与高频考点》、《医学影像技术专业英语阅读与论文写作》、《医学影像技术模拟试卷及答案详解》、《医学影像技术学》、《医学影像技术操作指导（图示版）》、《大型医用设备CT/MR/DSA/乳腺技师上岗考试全真模拟试卷及解析》、《医学影像技师考试一本通（第二版）》、《医学影像设备与工程》、《大型医用设备CT/MR/DSA乳腺技师上岗考试全真模拟试卷及解析（第二版）》、《医学影像技术职称考试模拟试题及解析》、《医学影像成像技术案例对照辨析》、《医学影像数据库掌中宝》、《CT原理与临床应用》、《医学影像技术》，以及在5年内业内所创作的医学影像技术学相关专著：《乳腺X线摄影与质量控制》、《影像技术学（第二版）》、《医学影像检查操作技术》、《医学影像学科ISO9001管理》、《医学影像检查技术学（第2版）》、《全国医用设备使用人员（CT/MR/DSA）上岗考试指南》、《CR、DR成像技术学》以及《医学影像技术学——X线摄影技术卷》。由于出书少，仅《医学影像技术》、《医学影像技师考试一本通》这两部专著于2008年3月23日至25日在江苏省镇江市召开了《医学影像技术》大学本科教材暨《医学影像技师考试一本通》编委会；随着出书种类的增加，相继于2010年1月8日至11日在江西省鹰潭市召开医学影像技术专业图书编委会暨学术研讨高峰论坛；2012年4月10日至14日在山西省太原市召开第三次全国医学影像技术专业图书编委会暨学术研讨高峰论坛。基于此，本研究对上述专著的出版时间、字数、定价、编委数以及印数等进行分析，以探讨我国医学影像技术学科建设以及医学影像技术学相关专著创作状况。

2 结果

25 部专著的相关资料详见表 1。

参加 3 次全国性专著编委会的人数分别是：2008 年在江苏省镇江市召开编委会的人数是 26 人、2010 年在江西省鹰潭市召开编委会的人数是 30 人、2012 年在山西省太原市召开编委会的人数是 22 人。

表 1　19 部专著的相关资料

书名	出版时间（年）	字数（千字）	定价（元）	编委数（人）	印数（册）
轻松做医学影像检查	2008	244	25	3	6000
医学影像技术	2008	1060	68	38	4200
医学影像技师考试一本通	2009	715	75	39	3500
医学影像技术学习指南与高频考点	2009	580	45	21	2000
医学影像技术专业英语阅读与论文写作	2010	248	35	34	2000
医学影像技术模拟试卷及答案详解	2011	294	31	19	4000
医学影像技术学	2011	999	69	29	3000
医学影像技术操作指导（图示版）	2012	265	34	33	3100
医学影像技师考试一本通（第二版）	2012	680	59	47	3000
大型医用设备 CT/MR/DSA/ 乳腺技师上岗考试全真模拟试卷及解析	2012	715	60	33	7000
医学影像设备与工程	2012	576	48	40	3000
乳腺 X 线摄影与质量控制	2008	588	145	11	3000
影像技术学（第二版）	2008	624	35	15	3000
医学影像检查操作技术	2009	259	79	10	3000
医学影像学科 ISO9001 管理	2009	687	96	18	1000
医学影像检查技术学（第 2 版）	2010	586	46	10	5000
全国医用设备使用人员（CT/MR/DSA）上岗考试指南	2009	840	70	19	7000
CR、DR 成像技术学	2009	1211	128	24	3000
医学影像技术学——X 线摄影技术卷	2011	449	48	13	3000

3 讨论

3.1 市场调研与策划

写作前，作者可在本地最大的新华书店或图书馆、网络上了解市场信息，哪些当今还未有，哪些目前已经有了，即使已有的书其缺憾在哪里，或是自己所著的书与已见到的书是否存在着某些差异，即出发点或立足点、切入点不同，以及自己所拥有的资料是否比其他已出版的专著更全、更精、更深。如《医学影像技术专业英语阅读与论文写作》是业内第 1 部专业英语，在半年内即脱销。也可以透过出版社已出的专著，探讨自己能否使其系列化，以弥补出版社所需与不足。如《医学影像技师考试一本通》是根据人民军医出版社出版的诊断医师用书的一本系列化考试用书，也是目前我国医学影像技术学界题库量最大的试题集（考题近 4000 道）；而《医学影像技术学习指南与高频考点》是根据江苏大学的《医学影像技术》系列化的大学教辅；业内第 1 部科普读物《轻松做医学影像检查》是根据人民军医出版社的"轻松"科普系列而作；《大型医用设备 CT/MR/DSA/乳腺技师上岗考试全真模拟试卷及解析》是作为军事医学科学出版社《全国医用设备使用人员（CT/MR/DSA）上岗考试指南》的姊妹篇而作。以此，通过调研确定写作方向及内容的取舍。

3.2 针对一定的读者群

专著编写需要针对一定的读者群，以此来判断销售的可能性，确定印刷数。这里面有面向在校生的，对于在校学生也得考虑是大学本科，还是高职高专。大学本科中还要考虑是影像诊断还是影像技术，甚至是设备工程的学生。如《医学影像技术》、《医学影像技术学》是为高校医学影像技术的学生而作，《影像技术学》就是针对高职高专而作。也有针对实习学生及低年资在职技师的，如《医学影像技术操作指导（图示版）》作为口袋本分为 A、B 两本，A 本作为理论书置于工作服右口袋，B 本作为工作手册置于工作服左口袋，这样便于其查找与记录。此外，还有针对上岗考试专用的，如《大型医用设备 CT/MR/DSA/乳腺技师上岗考试全真模拟试卷及解析》，还有针对普通百姓的《轻松做医学影像检查》，这是我国医学影像技术学界第 1 部科普读物。

　　然而，专著编写的针对性不仅仅是体现在编写的内容、排序及其内容的取舍上，还得注意出版的时间、字数、定价、印数等。通常，出版时间应面对读者群，如是学生应以每年的 3 月或 9 月前见书，以供其开学使用。考试类用书应在考试前 3～4 个月前见书，便于读者备考用。字数以多一字不可、少一字不能为准则，一般大专类学生以每小时阅读三千字左右为宜，本科类学生以每小时阅读五千字左右为好，以学科学时数确定总字数。尽可能将成本降至最低，以减少读者负担、满足读者需求。通常以 3000 册印数为宜，这样既降低每部专著的单价，又能在短期内（1～3 年）销售完毕，以利再版，做到与时俱进。

3.3　编委会全方位深层次沟通

　　写作前召开编委会全方位深层次沟通。召开编委会的目的是让全体参与专著创作的成员了解此书的价值所在，并就专著的书名、目录从整体上进行把握，做到各位编委畅所欲言，针对不足之处进行研讨。把一切好话、套话、客话留给门外面的人去讲，关起门来专谈不足与业内发展的需求，抓紧时间、务实求真为会议宗旨。让与会专家对医学影像专业技术领域的新发展、新技术和未来趋势进行积极探索，对既有图书存在的不足进行修订与补充，对即将出版的内容从整体上规划、研讨。不仅如此，会议还要就医学影像技术学的系列丛书的定位、内容及表现形式和名称请专家们谈谈自己的看法。

3.4　学科建设作坚强后盾

　　（1）具有一定学术素养的创新团队是学科建设的基础。创新团队成员需要有一定的医疗、教学、科研，甚至是管理的资质，包括学历、年资、职称以及单位。团队成员必须具有相当的才气与专业特长的同时，更需要有相当的文字功底和严谨求实的工作作风，是相关学会的领头人，要在业内具有一定的影响力、号召力，充分发挥其名人效应、学术效应。这也是一部专著能否写好、准时交稿并销售好的根本所在。

　　（2）具有一定人文素养的创新团队是学科建设的保证。创新团队成员必须有奋发向上的朝气，能够按照编委会的决议不折不扣地坚决执行，体现在内容的写作形式及交稿时间的把握上。要特别能吃苦、不计个人得失，具有包容之心、团结之意。在此，不能忽略团队成员的组成已远远超出了学术范畴，必须具备一定的活动能力与社交圈，是智商与情商的完美结合。团队成员一般控制在 20～30 人为宜。

3.5 第一主编的作用至关重要

第一主编必须具备相当的综合素养，即人文素养与学术素养，能够团结协作，有纳海川之心，做到你中有我、我中有你，能够把能人巧匠吸引到团队里来，做到群贤毕至。同时也必须有相当的驾驭能力，做到论功行赏。在学术上能从总体上把握写作方向与进程，尤其要注重专著的系统性，抓住学术的时效性及章节的衔接与平衡，做到强略得当。

3.6 写作需要有良好的善后工作

（1）统稿。全书要做到规范、统一，如"鼻旁窦"、"副鼻窦"均统一采用"鼻窦"；"X 光"、"X 射线"均采用"X 线"；"付里叶"、"富立页"应采用"傅立叶"；"病人"、"患者"应采用"被检者"等等。在校对时尽可能将差错降到最低程度的同时，还要将表达欠佳、前后重复的给予相应的修正。在伦理性方面要注意删除医学影像上被检者相应的资料信息。在做到齐、定、清的同时，在写作上还要注意把握科学性、准确性、合理性、逻辑性、严密性、学术性、可读性、艺术性、启迪性、创新性等。

（2）宣传：要通过报纸、期刊、网站等多种途径进行最大限度的宣传与报道，甚至还可以请学术界著名人物写序、撰写书评等。还可以在科研写作时在参考文献中加以引用，在学术年会、各类继教班及授课时提及。

（3）销售：对于销售不仅仅是出版社的事，也是作者应尽的责任与义务之一。销量越大，出版社所获得的利润越大，为再一次与作者合作奠定良好的基础；同时，销量越大，作者的知名度也随之增长，此为相辅相承的关系。

（4）修订：编委会成员平时要多读书、多参加各类学术交流，勇立潮头，做到与时俱进的同时，对不足之处进行修改、补充、润色。做到内容和形式上的不断更新。也正因如此，使得《医学影像技师考试一本通》、《大型医用设备 CT/MR/DSA/ 乳腺技师上岗考试全真模拟试卷及解析》已在短期内再版（第 2 版），《医学影像技术》、《医学影像技术操作指导（图示版）》、

《医学影像技术职称考试模拟试题及解析》也在短期内进行了第 2 次印刷。

4　医学影像技术丛书的展望

写作应该是水到渠成的事情，而不是为了写作而写作，如《医学影像技术模拟试卷及答案详解》是在日常教学中，针对大学本科及高职高专学生而编写的试卷日积月累成为当今的试卷库；《医学影像成像技术案例对照辨析》是针对日常工作中所出现的问题日积月累的资料所著；《CT 原理与临床应用》多媒体教学课件光盘是在平时讲课的基础上编辑而成。注重原创、严禁剽窃；注重积累、厚积薄发。写作前需进行市场调研与策划，需针对一定的读者群展开。创作团队必须以学科建设为基础，创新团队必须具备一定的学术素养与人文素养，尤其是第一主编的综合素质至关重要。需召集编委会进行全方位、深层次沟通，做好统稿、宣传、销售、修订的善后工作。

——王骏，刘小艳．我国医学影像技术学科建设及相关专著情况分析 [J]．中国医学装备，2016，13（5）：147-150

人机学及其定势在 X 线技术质量保证中的地位和作用

X 线照片质量的优劣取决于技师的责任心、各项技术操作的规范程度、摄影水平、管理水平等。除此之外，人机学及其定势也具有一定的地位和作用，也可以说，是更深一层的 X 线技术质量保证。

一、在 X 线技术质量保证中的地位

1. 人机学　一个人的应变能力有差别，其动作、反应有时滞，会产生错误，易受环境影响，疲劳时能力下降。而人机学正是运用生理学、心理学和其他有关学科知识，使人 – 机器 – 环境协调统一，并形成有机的联系，以适应人的生理和心理要求，创造舒适安全的环境条件，达到减轻操作疲劳和提高工作效率（如图）。其目的在于各种操作必须考虑人的生理的、心理的因素，提高工作效率。

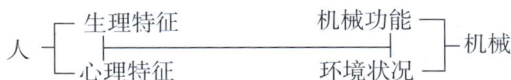

图　人体学的地位

2. 定势　在日常生活中，如果一个人穿惯了左边钉扣的上衣，当换上右边钉扣的上衣时，会依旧按老习惯系扣，这就是定势。它是通过解决一些具有共同解题特点的问题而获得的。当这种解决问题的方式被掌握时，以后同类问题的解决就无需再经过尝试错误的一般学习过程，而几乎只要一次尝试就能达到目的，它的获得以先前的辨别学习过程为基础，是在许多同类型问题学习过程中发生的。对新知识的掌握、新技能的形成、新问题的解决等都

有可能产生一定影响。这种影响可以使人利用已有的处理问题的模式去行动；而条件发生了变化，它会引导人们按老习惯处理问题，从而妨碍人们对新问题的解决而导致失败。定势的形成受多种因素影响，定势对 X 线摄影也不可避免地发生作用。

3.X 线技术质量保证　X 线技术学是临床影像学内一个具有完整的理论内容和相对独立的学科分支，它是通过建立在理工学、医学相关理论基础上的一系列复杂的技术过程，为医学影像学提供了更丰富、更准确的诊断信息依据，是运用人机学及其定势，对各种设备实行全面质量管理的一门科学。其质量保证（简称 QA）的目标是提高优质片率，降低工作人员与患者辐射剂量及经济损失，为诊断提供可靠依据。

二、在 X 线技术质量保证中的作用

1. 优势　为提高影像质量，提高工作效率，充分利用人机学及其定势，如在拍摄时养成先曝号码、再遮盖之，如果无规律、无定势，将会在拍摄过程中就连自己也记不清第一次曝光时号码曝过没有；照完的片子一定要放在"已照片"处，谨防混淆，所有以上的本身就是养成习惯，形成定势，且充分依赖定势，形成固定的模式，即在每一次摄影过程中形成一定的联系，这种联系作用每利用一次就变得愈加巩固，直到最后这种联系紧紧地建立起来，以致它们的连结很难被破坏。这就是定势的积极影响，因此充分利用在不变的环境中，或是说在尽可能少变的环境中，利用定势有助于人们适应性强，从而迅速地作出反应。

2. 缺点　当固定的 X 线摄影条件及状态突然发生了变化，一些人往往会搞错摄影状态或条件，若不及时认真查对，则将导致废片的产生。通常，技师对摄影状态及条件一旦记牢，头脑中就形成了固定的模式，从而驱使粗心者不去查对，而按"老经验"办；有时即使进行了查对，也没有发现错误，这是因为他们的思维活动受到了定势思维的控制而呈现出呆板状态，可见，定势心理会使人们在判断上发生错误且导致主观臆断。如床边摄影常会忘了升高距离，这是因为在机房拍摄时距离大多为一个常数不变，加之没有缩光

器的应用，结果可想而知。定势使人们的思维活动产生惰性，使粗心者更粗心。如不迅速打破定势所带来的消极面，不认真执行查对制度、规范作业，必将导致错误发生。由此可见，定势不利因素的具体表现为以下几个方面。①替代：将某种操纵器误认为另一种，如将控制台上的 0.16S 看成 1.6S；②遗忘：摄影时按键遗漏，未能检出；③下意识无目的的动作；④曝光条件调节误差。

三、克服缺点的办法

定势的负效应是人人都有的正常心理现象，但并不等于我们对它束手无策。克服定势对摄影质量的消极影响办法，一是尽量不让定势的负效应形成和发挥影响，二是在定势负效应形成之后想法克服它。我们的体会是：①明确定势的积极作用和消极作用，从而在工作中充分利用积极的一面。②根据 X 线摄影过程的各个不同特点和性质，从容易受定势影响而发生差错事故的薄弱环节上，努力提高科学管理水平，即信息反馈。如将各种不同尺寸的胶片认定为一种牌号，保证感光度的统一，以免在用另一种尺寸的胶片时，遗忘增减摄影条件。使用同一个厂家的药水，并保证其统用性等。各项操作要标准化、规范化，要有意识、有组织地加强管理。③巧妙利用定势的优点，在每次摄片前养成自查的习惯，使查对制度作为每一次拍片行动的第一步骤，掌握自我检查的方法，培养发现自己在摄影中存在的问题的能力，形成固定的模式，即先查对后执行，可以事先防范。④专机专用，摄影时不仅要根据机器性能及摄影部位划分，还要依据是否采用滤线器进一步区别。⑤定势负效应的强弱与疲劳度有关，疲劳时应变能力下降，定势负效应上升。为打破定势负效应，最好的方法就是消除疲劳，从而使注意力集中和灵敏性提高。⑥通过定期的信息反馈，避免心理活动呈现的惰性。如互查，是一种借助他人帮助克服定势负效应的重要方式，因自查有时发现不了错误，而他人往往会觉察，所以坚持两人查对是一项较为科学的措施。

人机系统的效率取决于人与机器的特性间的匹配，包括环境与作业者适应性，人机、环境要素与作业要求间的匹配。对于技师而言，就在于他是否能善于发挥人机及定势的长处，使人机关系调整到最佳状态，从而达到 X 线技术质量保证的目的。主要是应重视边缘及其相关学科的学习，适应放射技术发展的需要。

——王骏，胡轮．人机学及其定势在 X 线技术质量保证中的地位和作用 [J]．中华医院管理杂志，1996，12（2）：94-95

医学影像科应对 SARS 的措施和体会

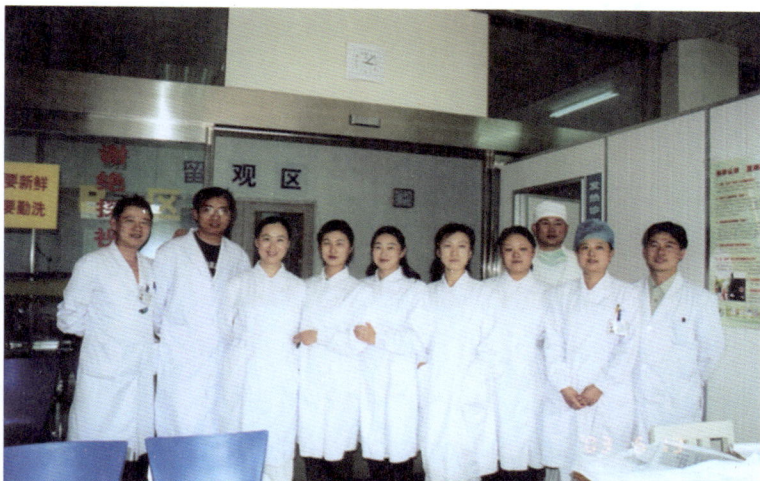

图 1　本书作者与南京军区南京总医院发热病房的部分工作人员合影

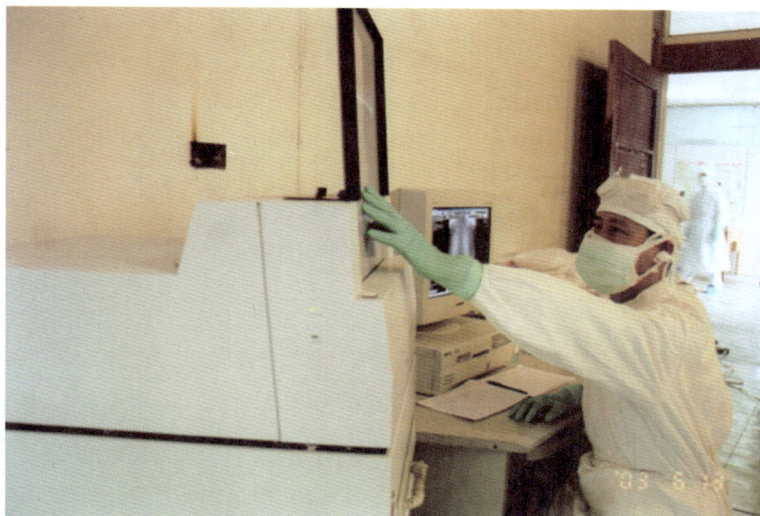

图 2　本书作者利用计算机 X 线摄影（CR）为发热病人进行检查

在严重急性呼吸综合征（severe acute respiratory syndrome，SARS）的诊疗中，医学影像科起着重要作用。然而，由于传统模式的限制，医学影像科往往将病人滞留在狭小的机房及候诊区内，延长了患者之间以及与医务人员的接触时间，加之其外漏的体液等，给医务人员、患者之间造成了极大的风险。因此，SARS 对现代医学影像科工作的质量，包括影像质量和工作效率提出了挑战。我们通过对医学影像科进行重组，改善了工作质量与效率，现介绍如下。

一、医学影像科应对 SARS 的具体措施

（一）分类管理

面对医学影像科病员流动量大，且病人高度密集、病种杂的情况，我们将病人分为 4 类：①非疑似或否定为 SARS 的门诊病人；② SARS 可疑的门诊病人（胸部 X 线照相检查和 / 或高分辨力 CT 检查）；③非疑似或否定为 SARS 的住院病人；④ SARS 可疑的住院病人。并将区域进行等级划分，设立相对安全区（如诊断室、磁共振室、胃肠检查室、骨科摄片室）、不稳定区（如登记室、胸部摄片室、CT 室）及高危区（如发热诊区、发热留观室），实行分类管理。

（二）消毒隔离

当给体温在 38℃以上的第 2 类、第 4 类病人进行胸部 X 线摄影时，要在发热诊区指定的专门房间检查，建立卫星 X 线摄影和移动式服务，并对怀疑度极高的 SARS 病人进行床旁 X 线摄影。直接接触 SARS 可疑患者的医务人员应身着隔离衣和戴防护帽、乳胶手套及防护镜。同时，对车站、码头、机场通过急救车 120 转来的发热病人，也必须提供防护服和口罩。

对于不能移动的大型医学影像设备，在给 SARS 可疑患者进行检查时，紧邻检查室某指定场所内医务人员必须更换防护服，安排 2 名医务人员，一个去迎送和摆放病人体位，另一个负责操作控制台。将病人所有的临床资料和 X 线照片袋放在检查室外的手推车上，避免医务人员接触。在显视器上观察先前的检查图像。检查完毕，更新床单，将其所有可能污染物放入指定筒

内以便销毁。利用紫外线灯、消毒喷雾器、过氧乙酸进行空气消毒。防护镜采用 0.3% 过氧乙酸浸泡消毒，用清水冲洗。

（三）网络传输

我们在指定的发热诊区内派专人、专机进行计算机 X 线摄影（CR）检查，做到病人拍摄后不足 2 分钟即见图像，并利用网络将影像传输给临床及影像诊断医师，提高了照片及诊断质量和发放报告的速度（20 分钟内）。通过改善医学影像科的工作质量与效率，降低了医务人员及患者间 SARS 传播的相关风险，减轻了医护人员及患者的心理压力。

二、体会

（一）重组医学影像科，切断传播途径

疑似或确诊为 SARS 的病人显然对医务人员及其他病人具有最大的威胁，而非疑似或否定 SARS 的病人威胁最小。当评估相对风险时，评估疑似或确诊 SARS 的住院病人困难最大，这些住院病人可能具有与 SARS 症状相同的非 SARS 相关疾病的暂时诊断（如：术后发热）。此外，这些住院病人有交叉感染的风险。因此，有必要重组医学影像科，使非疑似或否定 SARS 的门诊、住院病人应与其他两组隔离检查，通过在不同地点的隔离检查，有效切断 SARS 传播途径。

因此，门诊病人在做检查时，要采用测体温的方式进行 SARS 普查；住院病人在进行医学影像检查前必须核实最新的 SARS 情况，因为从提出申请以来情况有可能发生变化。我们在医学影像科外建立了卫星 X 线摄影和移动式服务，利用移动式 X 线机进行摄片的集中管理，并通过"军卫一号"安装图像存档与通讯系统（picture achiving and communication system，PACS），利用计算机 X 线摄影实现院内异地的影像传输。

对于拥有不止 1 台 CT 的大型医学影像科室，可专用 1 台于 SARS 可疑病人的检查。而若是仅有 1 台 CT 机，医务人员要加强防护意识，在给 SARS 可疑患者进行检查时，在紧邻检查室某指定场所内必须改换防护服，注意设备及空气的清洁与消毒，认真做好防护工作。

（二）利用网络图像传输，提高工作效率

应尽量降低候诊区内的拥挤度，除了合理分流部分病员外，可错开病人隔离检查的时间。当然，这在实际工作中实施起来十分困难，因为病人的临床情况常常决定着检查时间。因此，我们通过计算机 X 线摄影 ACR — 2000I 扫描装置和"军卫一号"网络的影像传输，做到病人拍摄后不足 2 分钟即见图像，实现了病人影像的快速传输。通过网络传输，不仅提高了工作效率、减少了病人的候诊时间，同时也避免了医务人员及其他患者与 SARS 疑似病人发生不必要的直接接触，这对于隔绝 SARS 传染源将起到决定性的作用。临床医师可在第一时间内对可疑 SARS 病人进行确诊，并杜绝了病人携带影像图片和各种纸张造成的交叉感染。

对于没有安装 PACS 的医院，应随时准备好检查室，以减少病人在放射科的候诊时间。为了满足住院或门诊病人的预约要求，可通过网络或电话系统进行科室间以及与病人的联系，以减少临床医生、门诊病人来放射科的次数。同时，限制儿童、重症患者及老年病人的陪护。病人要做好来影像科检查的前期准备，如在磁共振成像前要去除金属物和义齿。安排预约时按由低到高风险的顺序进行，并强调门诊病人恪守预约时间的重要性。若临床医生要求为 SARS 可疑的病人进行成像时，特别是进入医学影像科室内进行检查时必须慎重。只有当检查结果对病人治疗具有重要影响时才能进行，且应由经验丰富的医务人员讨论所有检查步骤后再进行实施，使其有足够的时间进行感染控制。

另外，医务人员必须轮流值班，避免过度劳累而导致身体抵抗力下降，以减少病毒在高风险区对个体的侵袭。如有可能，对于具有感染征兆而进行监控的医务人员必须定期安排时间休息。一线医务人员应切断其与家人及其他一般人群的工作、饮食、居住等接触，做医学监视至少两周，以免在潜伏期扩散传播，造成 SARS 的第二轮发病。

（三）注意消毒防护，改善服务质量

在发热诊区进行 X 线摄影时要注意消毒和防护。对于急性胸部症状，不论临床诊断与否，均应高度怀疑。对每个门诊病人检查后要将暗盒清洁消毒。

做 CT 检查必须特别注意清洁注射泵，对于 SARS 可疑的病人必须指定一个注射泵。

紫外线是空气消毒的重要工具之一。检查室为污染区，利用紫外线消毒要注意合理的照射时间和照射距离。应加强基本知识教育，以提高紫外线灯的灭菌效果。检查室内做到一房一患一用一消毒，利用 0.5% 过氧乙酸喷雾进行空气消毒。

所有医务人员要加强防护意识，遵守操作规范，减少院内感染，提高服务质量。

——王骏. 医学影像科应对 SARS 的措施和体会 [J]. 中华医院管理杂志，2004，20（3）：187-188

大型医学影像科室的管理

早在 20 世纪 80 年代前，医学影像科的前称为放射科，由于它主要用于 X 线的诊断，几乎不能用于医学上的治疗，医院只能把它作为医疗的辅助科室，加之当时放射人员的学历层次较低，以中专居多，其学术地位不言而喻。时至 80 年代后，计算机与医学图像的结合使之产生了大量的新技术，如：CT、DSA、MR、PET、SPECT、DR、PACS 等，它的发展从多角度、全方位客观展示了人体的解剖，在深层上丰富了医学影像，从而使传统的放射科大大扩容；且它由过去静止的、二维影像解剖，发展到功能成像、动态成像，甚至是分子影像，形成了三维立体影像；以及从过去单纯的 X 线诊断发展成为当今具有诊断与治疗相结合的大型医学影像临床科室，从而使它在医院中的地位发生了根本性的变化，使临床科室越来越依赖于医学影像科的诊断，院领导从来没有像今天这样热切地关注着医学影像科室的发展，也从来没有像今天这样舍得在医学影像科室投资，甚至，医学影像科的资产几乎占全院总资产的一半。正因如此，大型医学影像科室的管理显得尤为重要。

一、人才的管理

大型医学影像科室的管理其最终目的就是要以管理促效益、以管理促质量、以管理促优质服务、以管理促科室建设，而所有这些首当其冲的就是人才。

1. 人才的培养

大家都知道，同样的机器在不同的人手里，得出的影像质量会有很大差别，这说明人是可变系数，故人才是最可贵的，这就要求应进行医学影像系列人才的培养。而有的单位和个人不注重在职培训，总认为它是一项赔本的事，从而形成了学历终身制，这在一定程度上限制了医学影像学术队伍的发展。

要牢固树立"科学技术是第一生产力"的思想，全面培养和造就高层次人才，这是为了提高医疗后劲，同时也是为了给完善自我创造基础，要注重多渠道培养各类医学影像技术人才，使医、技、工、护分工日益清楚，建立以提高全员（医、技、工、护）素质为中心的管理体系，形成良好的专业布局和人才梯次结构，这无疑为医、教、研打下了坚实的基础。重视岗位及在职培训和继续教育，引入人才竞争机制，扶植新秀，努力提高他们的业务素质和工作能力，注重基础训练，强化读片制，使它名副其实地成为"放射科的课堂"，这样利于督促他们看书学习，尤其注意同一影像的不同疾病，同一疾病的不同影像特征来加以识别，使后来的年轻人成为多面手，成为影像专业范围内的"全科医生"，既要懂得X线诊断，又要会看CT、MR，还要会进行胃肠及介入的操作。经过几年的培养和工作，具有扎实的综合影像诊断基础后，再进一步培养成为具有较高水平的影像"专科医师"，即：根据人体各系统进行特长培养，走横向、纵向相结合的发展道路，并形成各自的特色。就拿介入诊治来说吧，早在1986年我科只有1人能进行此项检查，后来我们通过师傅带徒弟的方式，不管你原先从事的是CT也好，还是从事传统X线的也罢，统统实行本科医师大轮转，经过几年的滚动式发展，目前已形成本科医生人人会动手的庞大规模，避免了其他同级医院仅仅依靠个别几个人会做的被动局面，在组织形式上对技术形成了一种保障机制。

2. 人才的管理

有了良好的机器，有了掌握各方面专业技术的人才和自身素质的提高，紧接着就是在统一指挥下既要分工明确，又要相互协调工作，这就是人才的管理。在用人上要发挥"团队"精神，集思广益，调动全科人员的智慧，出主意、想办法，做到办什么事用什么人，搞五湖四海、任人唯贤，只要他有某一方面的特长，就大胆地起用。不搞小圈子、小集团，要勇于把德才兼备、有能力、有培养前途的人才大胆推上医疗、科研、教学、管理工作的第一线，不求标新立异，但求公平竞争、脚踏实地。这里包括有识才之眼、爱才之心、扶才之行、护才之胆，只有这样方能成为一个称职的人才管理业专家，使科室建设兴旺发达。

3. 科领导的素质

打铁还需自身硬，作为医学影像科人的管理者——科领导，首先应具有较高的职业道德水平和医学伦理学理论素养，以及较强的业务水平和组织领导能力等。他（或她）必须是该领域的领跑员，是学科带头人，要行政管理与业务发展双肩挑，不可偏废。而第一要素就是业务要强，当今影像设备发展日新月异，要善于抓住医学影像发展的脉搏与方向，就拿 CT 的发展来说，从头颅机发展成全身 CT、螺旋 CT、多排探测器 CT 等，实现了分段扫描、双向扫描、混合扫描、倾斜扫描等，拓宽了 CT 可提供的信息范围与层次，只有见识多了才会根据自己单位的实际加以选型，只有具备了一定专业知识的领导者他才会通过管理提高工作效率并有效地利用资源来达到某一个组织的目标。其管理应符合现代管理的趋势，现代管理是对人、财、物的管理。其中，对人的管理是最重要的内容，这在现代管理中尤其如此。过去的管理以事、物为中心，现代管理以人为中心，着眼于激发人的积极性；过去的管理是监督管理，完全靠纪律制裁，现代管理则注重以被管理者的行为本质为激发力量，强调以研究人的心理规律、行为规律入手，进行科学的人的管理；过去的管理是控制管理，现代则注重民主与自立，鼓励被管理者参与管理。西方管理理论的发展趋势表明，现代管理注重开发人力资源这一"富矿"，而民主的管理方式较之专制的管理方式、放任的管理方式更有效，更能满足被管理者"自我实现的需要"。这不仅取决于管理方式的变化，更依赖于被管理人员的素质，既包括科学文化素质，也包括道德素质，即：要有人格力量。

二、大型医疗设备的管理

现代医学影像检查是诊断疾病的主要手段之一，影像学检查离不开应用观察设备进行信息显示、判读和分析。因此，观察设备的更新、完善对于高科技影像信息的显示，现代先进影像检查设备性能的充分发挥和提高诊断准确率都显得相当重要。

1. 合理引进大型医疗设备

在医疗设备建设上，要解放思想、开动脑筋，努力实现思想观念的突破，要充分认识到医疗设备在医学影像建设中的重要作用，认识到医疗设备在数质量上是对医院水平评价的标准之一，做到人无我有，人有我精，在参与当地医院的竞争中体现出本院特色。这也为科研的硬件建设水平跃上一个新台阶铸就了雄厚的物质基础。这里面就有一个根据自己单位的具体实际如何选型的问题，要依据自己单位的工作量、结合本院的自身特点，规划好自己的发展，要实用。因此，对于医学影像科室的领导来说首先要熟悉、了解该学科的发展。

就拿 PACS 来说，要考虑影像传输时间的长短，是否具备可扩展、可升级的功能。因为，用于病人和研究信息这种通信的两种最普通的标准是数字成像和医疗通信（Digital Imaging and Communications in Medicine，DICOM）与卫生住处交换标准（Health Level 7，HL7）。尽管在放射科和核医学模式中几乎所有的都支持 DICOM，但许多 HIS，甚至 RIS 厂商在他们的系统中仅提供少量的 DICOM 能力。所以，仅有一小部分放射科和核医学科或门诊中心能够利用 DICOM 模式工作菜单功能，进行的操作步骤能便于自动通信给 HIS/RIS 完成研究。且对于一个有价值的 PACS 系统来说，应该包括以下子系统：

（1）直观、友好、美观的用户界面，力图使庞大的数据库信息一目了然，保证一个完整的工作流程无须在多个程序界面上反复切换；

（2）计算机辅助诊断和报告自动生成系统；

（3）三维重建可视化系统；

（4）医院信息管理系统（Hospital Information System，HIS）接口。

新设备在采购时，对厂家所配的 DICOM 接口一定要注意。一些厂家 PACS 系统采用国际电子通信技术标准——DICOM 网关和 HL7 引擎，作为对外的 DICOM 和 HL7 接口，而系统内部仍然采用非标准的体系，PACS 系统可持续性发展具体的一点就是应具有二次开发的能力，解决或升级周期短，因为医院建立 PACS 不是最终目的，最终要实现电子病历，要完全以电子的方式在医院内部被高效地管理和传输。

2. 大型医疗设备的管理

我院医学影像科拥有 2 台磁共振扫描仪、2 台螺旋 CT、2 台数字减影血管造影机、2 台数字胃肠机，以及电脑网络、干式激光打印机等，约 1 亿元的固定资产，面对如此庞大的高、尖、精医疗设备，我们在本科人员不足，而进修、实习、轮转人员多（每年在 60 名以上）的情况下，保障了全院医疗、教学、科研的开展，使机器安全运转，数十年安全无事故，使大型 X 线机年开机率大于 98%、CT 和磁共振超过 95%。其具体做法是：

（1）强化质量、意识管理：质量绝非单属技师和工程师的工作，这不仅直接影响影像诊断的质量和诊断医师个人的形象，而且直接影响放射科整体的形象和效益，在完成大量常规工作的同时，以质量为目标，在原有早晨技术阅片讨论的基础上，成立质量控制小组，每月进行一次全科技术质量大检查，发现质量问题及时反馈岗位人员，使质量信息及时沟通，强化技术性指导和质量意识，在服务上下功夫，把质量管理与质量控制提高到放射诊断的"生命工程"的高度来认识。

（2）领导重视，制度管理：首先组织全科人员学习兄弟单位的经验与教训，特别是大型医疗设备的成功做法。根据现代化的设备制定出《安全防事故措施》，例如：一些昂贵的仪器大多都是集成电路，对周围环境，包括温度、湿度，以及空气灰尘都有着严格的要求，一旦损坏就会使整机瘫痪，这些零配件还得依赖于国外空运，造成时间和资金上的巨大浪费。《措施》规定：第一，每个操作间和机房整洁，不得将水杯及其他与工作无关的物品带入机房，这样就避免了灰尘的污染和水的侵入，防止了机器短路和火灾的发生，并在机房内配置空调、去湿机，使机房内温度和湿度严格地控制在规定范围之内。规定下班前操作人员必须检查科内的所有水、电、气的情况，看看电源是否关闭，以防机器非工作带电；查查冷、热水龙头是否关紧，防止机房进水造成电路短路；检查煤气灶的阀门是否关了以及所有电器设备的工作是否正常，防止火灾的发生。工作期间如需要使用煤气灶、电水壶、电炉时，必须有人在场，当人员离开时及时关闭电源等。第二，重点仪器实行专人负责制。科内还成立了专门的安全小组，去年该科一次性引进的 3 套计算机 X 线摄影扫描装置，指定专人负责，确保了机器的正常运行。不仅如此，对于特别贵重仪器设备除了责任到人，还指定了保卫委员、安全员经常过问，确保安全。在科领导的带领下，每天对科内的情况进行巡视，指导与督促工作人员按操作规程进行。第三，督促、落实每周三最后半小时的机器例行保养制度。要求每个工作人员必须将各自包干区的卫生进行彻底打扫，不可敷衍了事，经组织检查验收后，对不过关的地方及时指出，并给予批评。第四，在重大节假日前，科领导亲自带领安全小组对全科的安全情况进行检查。做到认真细致，包括灭火装置是否齐全，功能是否正常等。要求值班人员在职在位，认真巡视，关闭好所有的门窗，管理好水、电、气，提高警惕防止坏人搞破坏活动。第五，加强网络的管理。程序的紊乱与病毒的侵入都会造成机器的大面积瘫痪，造成无法正常工作的严重后果。对于各种网络设备除正常工作之外，严禁其他人员未经许可随意操作。

（3）强化素质，技术管理：当代的医生和技术人员仅掌握一些诊断知识与检查技术远远不能适应现代医学影像学的发展，还要掌握各种不同设备的结构与工作原理，甚至是各项参数指标与性能特点，达到入木三分、做到心中有数。培养精湛的技术，熟练掌握设备的工作原理，是管理好大型医疗设备的基础。一是进行岗位培训。每次引进新的仪器，在机器还没有到位的情况下，科领导提前派出精兵强将外出学习，机器一到，外出人员便可回来与厂家一起安装、调试，随即投入正常运行，然后靠科内传、帮、带，以滚雪球的方式使全科人员都能掌握，减少使用机器上的故障率，在短期内产生社会和经济效益。二是营造良好的学习氛围。科内人员大都在满负荷的工作之余，克服重重困难，不断进取、不断拼搏，使专业水平明显提高。科里技术组成员，经过学习，水平达到本科档次。三是鼓励大家开展科研。充分利用学术年会之际，外出学习、取长补短。每年影像科外出参加学术年会的达30余人。这样，通过多走走、多瞧瞧，发现自己的优势与不足，便于更好地开展工作。人员自身素质高了，机器设备安全就有了保障。

（4）发挥优势，专职管理：影像科拥有专职检修队伍，具有多名资深的工程师，他们不仅在大型设备的安装和维修方面具有丰富的经验，而且不断追踪和关注当今前沿技术。由于这些现代化设备多为进口，设备用途、生产厂家、型号等各不相同；加之机组涉及物理学、电子学、计算机、光学、机械、液压、电真空等诸多学科，给设备维修带来了诸多不便。该科工程维修组的同志平时加强电路原理的分析和研究，特别是对厂商技术封锁的一些无说明或无原理的资料进行学习、消化、吸收，通力合作取长补短，注重技术的不断"充电"，使引进装备很快投入使用，并充分形成保障能力。科内只要有任何人员一旦发现机器的异常情况，哪怕只是一些异常的声音，维修人员便认真检查，排除故障，有时夜以继日加班加点。为了能将机器故障降到最低限度，经常对照图纸共同分析，不断积累经验、总结教训。定期进行机器的预防性保养，检查机器的运转是否正常，有无短路、断路以及其他异常现象，并详细记录检修经过，对一些特殊及疑难故障详细记录其故障的现象、产生的原因及影响、解决的方法与过程，做到常见的中小型故障排除率达 100%。做到确定故障不超过 24 小时，解决故障平均不超过 1 星期。节假日期间，由检修人员定期对机器进行预热，以防机器长时间不工作而出现异常情况。

（5）加强教育，共同管理：我们科进修、实习、轮转人员较多，每年多达 60 余人，这就给机器使用的安全性带来了隐患。该科根据他们年龄老少不一，以及来自各个地域部门的特点，制定出《进修、实习人员细则》等规则，使他们一进入影像科就有章可循。帮助他们在指导思想上树立高度的责任感，要求其规范作业，使全部进修、实习人员在短期内达到服从管理，按章办事，工作定人、定时、定岗的要求。在诊疗技术上针对其职称不一、水平参差不齐的特点，动员全科医技人员组织帮带，利用每周四的晚上为他们进行专题讲座达 60 余次。同时，将日常读片与理论实际相结合，使他们在一整套完整的理论支持下加大上机操作的实践力度，增加了具体问题具体分析的能力，提高了工作水平，从而进一步保障了医疗设备的正常运转。

三、重新设计工作流程、适应数字化医院的发展

要三个效益一起抓，即：社会效益、经济效益、学术效益。只有产生良性循环，产生大的回报，才会进行更大投资。如图像存储与传输系统（Picture Archiving and Communication Systems，PACS）的使用可减少影像科存在的效率差的问题，减少由于胶片问题对科室的制约。这些制约包括以传统胶片为

基础的 X 线照片在某一时间仅能在一个地方，对照片的检索时间相对慢，以及照片遗失等。PACS 可潜在提高科室效率和改善总体影像质量。

尽管 PACS 有许多理论优势，但进行无胶片化运行时发现，虽然因降低了与胶片有关的成本而节约了资金，且对于临床医生也提高了影像接近，但并没有达到全部成本的节约以及提高放射科医生或工作人员的效率。在很大程度上，这些发现可能不仅反映在 PACS 购置的类型差异上，而且也反映在使用 PACS 作为一种工具去重新设计科室工作流程的效率差异上。

例如，建立无胶片化放射科几乎完全模仿以胶片为基础的放射科，在科室工作流程方面几乎没什么变化。在许多数字科室中，影像仍然用纸申请单预约，病人和研究信息需要再输入到放射信息系统中。打印出此信息，然后等着这张单子给技术员，然后再人工重新打印病人身份和检查信息到他们所需样式的工作站中（如：CT 扫描仪操作控制台）。为了判读，是用手工或半手工调阅新老影像，这与在观片灯上看片没有太大的不同。放射科医生需要手拿申请单，并需要人为地打印病人 ID 号、姓名，或从这张纸上的条形码判读这些信息。旧报告往往仅写在纸上，或采用传统打印机进行打印。打印纸报告、分类、传递，然后再陆续放入病人的病历夹中。科室运行这样的方法，由于降低胶片打印的数目而达到一些节约，但这些节约由于增加了设备成本和常常需要补充人员而被否定。

因此，数字化医学影像科室的管理要真正达到与时俱进，应根据现代医学影像发展的模式重新设计工作流程。周密思考，防患于未然。

——王骏. 大型医学影像科室的管理 [J]. 影像诊断与介入治疗，2004，（8）：66-69

影响 PACS 的相关因素

当今，图像存储与传输系统（Picture Archiving and Communication Systems，PACS）的出现将改变现在放射科的组成，关系到放射科在整个医院诊断链和治疗链中的地位。然而，就当前的现状而言，PACS 并没能充分体现出其应有的价值，具体反映在它的工作效率没能得到很好的发挥，其价值没能得到很好的体现。为此，本文就上述问题来探讨影响 PACS 的一些相关因素。

1　PACS 的构建

PACS 基本功能包括：图像及相关信息存储、无胶片诊断、图像处理、低成本复制、复合影像诊断、远程传输、设备集群使用。PACS 各组成部分的界定：

（1）信息系统的接口。保证病人资料可以通过各种平台，避免反复复制数据录入所耗费的重复劳动。

（2）数据网络。将病人信息从计算机起始单元传送到医院 / 校园 / 地区乃至世界的各个用户。

（3）数据库。把不同设备来源的数据有机地组成一个整体，用于不同目的的查询。

（4）数据采集点。CT/MRI/ 核医学 /DR/DSA/ 超声 / 数字化仪。

（5）存储设备。用于存储的各种不同介质。

（6）输出设备。硬拷贝（胶片或纸张打印）/软拷贝（工作站的显示和诊断）。

因此，作为一个有价值的 PACS 系统应该包括以下子系统：①直观、友好、美观的用户界面，力图使庞大的数据库信息一目了然，保证一个完整的工作流程无须在多个程序界面上反复切换；②计算机辅助诊断和报告自动生成系统；③三维重组可视化系统；④医院信息管理系统（Hospital Information System，HIS）接口。

2 使 PACS 效率低下的因素

尽管 PACS 有着众多的理论优势，但在进行无胶片化的运作过程中，虽然降低了与胶片有关的成本而节约了资金，且使医学影像更加贴近临床医生，临床医生也从来没有像今天这样依赖于医学影像。但是，所有这些并没有完全节约成本，也不能全面地提高医学影像学专家及其相关的工作人员之间的工作效率，在很大程度上这不仅仅反映在 PACS 购置上的类型差异上，更多地反映出人们把 PACS 作为一种工具使用时其工作流程上的差异。

使用 PACS 设备最常见的错误之一是在使用 PACS 前没能认真思考其工作流程对医学影像科乃至整个医院的工作效率及其经济效益的影响，此工具没有恰如其分地集成到医院各科室工作之间的流程中去，致使 PACS 相关的潜在收获没能实现。一些单位在建立无胶片化放射科之后，几乎完全模仿以胶片为基础的放射科的工作模式，在科室工作的流程方面几乎没有任何改变。在许多数字化医学影像科室中，医学影像的相关检查仍然用纸张去申请、去预约，病人及其相关的背景资料和临床信息需要重新输入到电脑的信息系统中，待打印出此信息后，再拿着这张单子给技术员。然后，再次进行人工打印病人身份及其相关的医学信息到医学影像科的工作站中（如：CT 扫描仪操作控制台）。为了更能全面地对医学影像进行判读，须将医学影像及其相关的旧信息发给专门的工作站，这是手工或半手工的过程，与观片灯上看片没有太大的不同。放射科医生需要拿着这张申请单，打印病人的 ID 号、姓名，或从条形码判读这些信息。报告往往写在纸上，或采用传统打印机进行打印。这种打印纸的报告单的分类、传递仍旧是由人工去陆续放入病人的病历夹中。这种运行方式非旦没能提高工作效率和节约资金，相反，还增加了相关的设备成本及人员的补充。

3 积极改进 PACS 工作流程

当医学影像科进行细致的工作流程分析和重新设计工作流程去展示 PACS 的优势时，可最大限度地提高效率和节约成本，也只有将 PACS 的实施汇集到医院及放射信息系统中，转变电子医疗记录的使用才便于发展流水线式更有效的系统。医生可以采用位于各自医疗中心的各个工作站去申请影像检查，这些指令在 PACS 数据库中自动产生电子文件夹，并启动自动检索过去的资料进行比较研究（可进行以前 3 个月以上的资料检索），由工作站快速检索长期档案到短期档案（研究以前 3 个月以上的资料）。利用一种叫作模态工作菜单的功能可使这些指令加入到电子医疗记录或医院信息系统（HIS）中去，或自动地加入（依据成像方式），或从各种不同成像模式中由技术员抽取它们。放射学专家便可在他们的 PACS 工作站中判读检查的项目。每位放射学专家可确定检查的类别（根据方式或解剖区域，或这些的组合）以显示在他或她的工作菜单中，即可免除打印需要或从一张纸中需要条形码获得病人的信息。专家可口授给数字口授系统，且直接转入医院电子医疗纪录中。科室开始用声音识别，这将排除额外的工作流程步骤。

4　改进工作流程后的效率

在医院和放射信息系统之间能够既有信息又有影像自动化流程，因而 PACS、成像方式、录入系统可以消除大部分在以胶片为基础的系统中所需要的各个人工步骤，这种工作流程的重新设计可使临床医生、工作人员、放射学专家、技术员、录入员的工作效率明显提高。有资料表明：改变与 PACS 使用相关的工作流程可使技术员的效率增加 20% ～ 60%，工作人员效率增加 50% 以上，放射学专家的工作效率增加 40% 以上，而自动影像显示增加放射学专家的判读效率在 10% 以上。临床医生指出，由于改变了无胶片化科室管理的相关工作流程，一般他们一天节约时间 45min 以上。仅工作菜单方式的使用在传递 CT 扫描到 PACS 中错误率从 8% 降到约 1.5%。

5　面临的难题

然而，PACS、成像方式、录入系统与电子医疗记录或医院信息系统 / 放射信息系统（HIS/RIS）的集成是困难的，因为它需要 HIS/RIS 和成像方式之间的连接水平，这在大多数单位目前不能得到。主要有两个问题：首先是缺乏信息交换功能，例如在当前放射科模式工作菜单和核医学成像系统的这种层次水平上的集成；第二是这种方式在使用的标准上缺乏一致性。这些标准本身在它们执行中具有较强的灵活性。如果使用这些标准，可能导致"理想发射"通信在方式、PACS、HIS/RIS 之间的不匹配。

用于病人和研究信息这种通信的两种最普通的标准是数字成像和医疗通信（Digital Imaging and Communications in Medicine，DICOM）与卫生信息交换标准 7（Health Level 7，HL7）。尽管在放射科和核医学模式中几乎都支持 DICOM，但许多 HIS，甚至 RIS 厂商在他们的系统中仅提供少量的 DICOM 能力。这里一定要注意的是，一些厂家 PACS 系统虽然采用国际电子通信技术标准——DICOM 网关和 HL7 引擎，作为对外的 DICOM 和 HL7 接口，而系统内部仍然采用非标准的体系，这样的产品很难保证其影像高质量的传输和存储以及各方面的兼容性。所以，仅有一小部分放射科和核医学科或门诊中心能够利用 DICOM 模式工作菜单功能，而得益于工作流程的节约。

6　对 CRT 的要求

随着终端技术的发展，医学影像科医生与临床医生即可坐在各自的办公桌前，甚至是家中随意调取病人的图像资料，显示在终端显示器上，进行诊断或浏览。但对于不同用途的显示器有着不同的要求，正确、合理地配置显示器，对 PACS 的建设和应用有着重要作用。通常考察显示器的性能主要从以下几个参数进行：空间分辨力、灰度分辨力、低对比分辨力、几何畸变、亮度、尺寸、刷新率、带宽等。

CRT 选购的关键在于其用途是什么，如：对于 DR 要求显示器空间分辨力至少达 1K×1K，灰度分辨力至少达 10bit，刷新率 85Hz，相应带宽高于 150M。对于乳腺 X 线影像，显示器空间分辨力应大于 2K×2K，灰阶达 12bit，刷新率保持，带宽也相应提高。CT、MR：灰度分辨力最好达 12bit，空间分辨力 1K 即可。DSA：空间分辨力达 1K，灰度分辨力不小于 8bit，由于 DSA 有时显示的是高达 40 帧 /s 的动态图像，所以对刷新率有较高的要求，大于 100Hz。

7 解决相关的数据量

PACS 能够显示各种医学影像，可以调整显示的分格，并可单独对每幅图像进行处理，包括：图像放大、缩小、增强、锐度调整及漫游等，图像面积、周长、灰度等的测量，并具有对医学图像进行后处理和统计分析的各种功能，如电影回放、三维重建、多切面重建等。这首先要求有大容量存储器，图像的存储需要解决在线浏览 30d 左右的所有住院病人的图像，以大容量的阵列硬盘作为存储介质；对半年至一年的图像资料采用磁光盘存储；超过一年的图像资料以移动硬盘等介质存储，需手工检索。采用分层存储策略来满足 PACS 的要求，即将 PACS 中的图像分轻重缓急分别存于高速缓存（RAM 存储，即随机存储器）、前台（高速磁盘）和后台（光盘塔或库）存储器中，使用较多的或刚刚产生的图像应存于前台存储器中，不常使用或过期的图像应将其归档并存于光盘中。医学图像按一定的方式存储在病人数据库中，存储前作分类、编排、索引、文字说明或其他形式的再处理。

但是，医学影像的数据量太大，一幅 DR 的胸片，要达 10 ～ 16MB，1 例 DSA 的资料可达 GB 数量级，且还有多种新的成像设备在不断投入使用，因此，医学影像的数据量还在急剧上升。所以，PACS 应充分考虑其前、后向的兼容性，系统可以在业务量扩大时平滑扩容。现今，DR 图像为 16MB，数字化乳腺图像可达到 40MB，医院每天可产生达到几个 GB 的数据，因此必须有大容量 PACS 服务器才能支持。

PACS 本身是一种专用的计算机网络，对其中的信息压缩是提高 PACS 效率的重要途径，因此图像的信息压缩也变成了医学图像传输中的重要问题。目前公认的压缩标准为 JPEG（Joint Photographic Expert Group，联合图片专家组）和 MPEG（Moving Picture Experts Group，运动图像专家组），近来另一压缩 Wavelet 被应用于高分辨力医学影像的压缩（Mammography 和 X-ray），JPEG 不仅极易应用于 PACS，而且适用于 CT、MRI、DSA 等一切图像及其彩色图像的压缩。目前图像的压缩还面临两个方面的问题，一是影像的压缩分为无损压缩（lossless compression）和有损压缩（loss compression）。无损压缩的图像可完全复原，几乎没有信息的丢失，诊断的准确性高，但压缩的图像十分有限，二维情况下仅在 1.5：1 ～ 3：1，占用的存储空间大，长此以往会影响 PACS 的工作效率以及对使用低速率通信媒体的 Teleradiology 存在用户接受度的问题；而有损压缩的图像有信息丢失或失真，但压缩比可达 10：1 ～ 20：1，占用的存储空间小，具有一定的经济性和实用性。另一个问题是计算机速度，用软件压缩或解压缩常要占据计算机的宝贵时间以及系统资源，且很难做到实用，用硬件压缩速度较快，但将增加 PACS 的成本。因此，选择哪一种影像信息的压缩方式要根据原始图像是否有保存价值、影像诊断的准确性等实际情况来决定。

8 改善教学环境

放射科医生因为缺乏提取和存储感兴趣影像的一种简单系统而受到长期困扰。单纯采用观片灯、三角架、相机和暗室去收集各种不同疾病的影像范例导致大量诸如此类的影像丢失。拷贝胶片以其产生笨重的管理和存储以及难以携带而付出代价。PACS 的出现带来胶片极快及灵活的显示。然而，大多数 PACS 系统没能提供为临床 PACS 环境以外提取使用影像的有效方法而令许多放射科医生失望。结果，许多放射科医生必须承担用分离、费时的步骤去提取 DICOM 影像，或从他们的 PACS 中提取其他所有人的影像，下载它们到可移动的媒体，然后将这些影像转换成更好使用的格式，如 jpg 格式。

任何网上个人电脑（PC）上的任何数字影像能被拷贝到影像服务器上，然后可用于数字教学档案、演讲或出版。影像可被编入显示的软件如 PowerPoint 或为了教学回顾储存在 CD（压缩盘、光盘）上，或在单位以外的地方展示。可提供灵活的输出选择：影像可存储到一个服务器、一个网络硬件驱动器、一个局域硬件驱动器、一个光盘，甚至一个 E-mail 附属装置上。

人们可通过触摸屏提取软件或影像，整个提取过程在 5 ～ 10s，造成可忽略的工作流的干扰。用户可接着在服务器上打开影像，以管理、存储、分类及显示它们。如果用户正在创建一个正式教学文档，影像可直接从具备教学文档软件的服务器中提取，即使经验较少的用户也能够接受无损选择。它可在 Windows 95/98/Me/NT4.0/2000 或后来版本的任何 PC 机上运行。

可建立一个小的工作站——服务器作为一个影像库可在 PACS 与医院网络之间充当一个桥梁。从 PACS 工作站中拷贝影像并存储在影像库工作站——服务器中。任何医院网络——连结的 PC 可接近影像库服务器。此外，用户能够进入由一个虚拟专用网（Virtual Private Network，VPN）连结的医院外影像库服务器，通过路径联络安全通过医院防火墙。然后可操作、存储影像，并进入数字格式。

9   安全性问题

数据的安全在网络的使用中是第一位的，没有安全性的网络是没有意义的。医学图像的安全性应包括如何保护病人的隐私和医生自身的安全性。在医院信息服务集团应保持一个防火墙防止和控制所有内网进入。PACS 网和医院网络都由此防火墙防范。这样，尽管用影像服务器在两个网络间架桥，但没有涉及病人的秘密或影像安全。为了保护病人的秘密，在提取的影像区域内没涉及病人姓名、医学记录号码。也避免用诸如身份信息命名无保证的影像文件。授权的用户仅采用 VPN 可进入医院网络影像服务。可给指定个人特权和口令进入主 VPN，以便他们在其办公室或家中的计算机上能够显示和下载影像。这些用户能从家中回顾影像、丰富讲义、建立教学文档。

10   寻觅可靠的合作伙伴

PACS 系统可持续性发展具体的一点就是应具有二次开发的能力，解决或升级周期短，因为医院建立 PACS 不是最终目的，最终要实践电子病历，要完全以电子的方式在医院内部被高效地管理和传输。这是一门集医学、放射影像学、数字化影像技术、计算机技术、网络通信技术的综合学科，更是一项包括实施和服务的系统工程。

因此，寻找可靠的集成商作为合作伙伴必须具备下列条件：（1）必须有良好的企业资质及社会形象；（2）对 PACS 的集成设计有一定的经验，具体应体现在国内有成功的案例可供考察、论证及比较；（3）具有深厚的行业背景、技术积累及工程经验，对各种影像设备的连接驾轻就熟，对各种非医学数字成像和通信标准（Digital Imaging Communication in Medicine，DICOM）设备能够顺利地构成互联互通的完整系统；（4）能充分了解我国的医疗模式及本院的运行机制，从而能提供全面的架构设计及提供解决、克服障碍因素的解决方案；（5）对系统运行过程中出现的障碍及设备的故障，必须具有在第一时间内做出响应并能及时排除障碍，使系统及时恢复正常运行的能力；（6）能为系统提供长期维护及主动提供扩容、升级等信息并承担工程；（7）具有 PACS 与 HIS 无缝集成的能力；（8）有丰富的国际采购经验及畅通的采购渠道。为此，选择一个具有相应技术实力，了解本医院运行机制，能够提供系统全面解决方案，具有良好信誉，有长期合作可能的企业作为 PACS 合作伙伴至关重要。同时，PACS 系统的建设应遵循实用性、经济性、整体性、科学性、扩展性、一致性、可靠性、安全性等原则。

11 小结

总之，PACS 与 Internet 相连应用于远程医疗，可充分发挥中心医院的指导作用，使多个地方的放射科医生或临床医生借助 PSTN（公共交换电话网）、ISDN（综合业务数据网）、ATM（异步传输模式）同时观察分析同一图像，形成视讯会议，对提高治疗水平、减少病人费用有直接作用；将 PACS 与 HIS、RIS 相连接，使临床科室特别是 ICU 医生通过计算机网络可快速方便地看到患者散在各个科室的文本和图像资料，及时制定处理方法，为治疗和抢救争取时间；更为重要的是可改变医院旧的影像管理模式，实现影像数字化、无胶片化，大大提高医院的医疗技术水平和工作效率，更好地为患者服务。

——王骏. 影响 PACS 的相关因素 [J]. 医疗卫生装备，2005，26（11）：41-44

谈谈乳房 X 线检查

据北京地区乳腺癌流行病学分析：乳腺癌的发病率每年增长 3%，发病年龄趋于年轻化。乳腺癌早期发现、早期诊断、早期治疗是降低乳腺癌病死率的关键，X 线检查作为乳腺癌筛查的主要手段已经得到认可。为此，2004 年底中国抗癌协会发起了"百万妇女乳腺癌普查工程"项目，这是一项十分有意义的项目。然而，一石激起千层浪，受到了中华医学会影像技术分会、中华医学会放射诊断分会在内的多个学术团体的反对。

反对理由之一：普查需要质量控制

在国内，为使普查能收到实效，必须在实施前进行广泛的宣传和严密的计划；科学选择普查对象；有较高档次的影像设备以及训练有素的医技人员。否则，可能会劳民伤财，徒劳无功且贻害妇女。这就需要优化乳腺 X 线摄影设备及注重技术操作的质量控制，包括标准测试物（体模）对成像设备的评价，对乳房行放射剂量的测定，以及摄影体位，包括乳腺斜位（MLO）和轴位（CC），补充位包括侧位、局部点压放大及乳腺导管造影等；在体位设计时，应做到左右对称，乳头呈切线位、乳腺组织展开、乳腺下缘拉伸、乳腺后间隙显示；摄影条件应使本底及腺体的密度、乳腺组织内外结构的对比鲜明，去除伪影等。

反对理由之二：普查需要制定质量标准

乳腺 X 线摄影是一项技术性很强的工作，这是由于需要用低辐射剂量的 X 线产生高对比度、高空间分辨力的乳腺影像，以确保患者根据乳腺筛查计划安全地进行早期乳腺癌检测。而作为早期诊断的钼靶检查的目标是：尽可能多地显示乳房组织、显影组织真实清晰、病灶位置明确、显影完全，在满足诊断要求的同时，降低被检者的受检剂量。

中华医学会影像技术分会名誉主任委员燕树林教授认为：中华医学会影像技术分会有能力完成乳腺影像学体位显示标准、成像技术标准、乳腺平均腺体剂量标准、乳腺摄影压迫技术的评价、乳腺影像密度的评价、乳腺影像对比度的评价、乳腺影像锐利度的评价、乳腺影像噪声等的评价工作。据悉，我国乳腺摄影质量检测标准即将公布。

反对理由之三：普查需要准入制

第一届乳腺摄影技师上岗考试于 2007 年 11 月 17 日在北京进行，考试人数 332 人。乳腺摄影纳入持证上岗范畴，这在全国引起了很大的反响。那么，该不该推行乳腺摄影技师持证上岗？如果乳腺 X 线摄影都需要上岗证，接下来是不是胸片、四肢 X 线摄影也要上岗证啦？中华医学会影像技术分会名誉主任委员燕树林教授大声疾呼：连开电梯的、烧锅炉的都要有上岗证，如果我们没有，这就意味着我们的技术工作无需资格论证，找个临时工就可以了，在一些医院只要有"背景"，什么资格认证不认证，照样上岗操作 CT、MR、乳腺机。那么，病人的检查如何得到保证？我们还有没有必要培养医学影像技术人员？答案是乳腺摄影纳入持证上岗范畴的意义在于：为病人安全可靠的检查提供保证，为全国医学影像技术人员赢得卫生行政管理部门的保证。

当今国外的做法

欧美资料表明，通过乳腺普查，使乳腺癌的死亡率下降 30% ～ 40%，对于每 1 个癌症可节约 7.5 万～ 8 万美元。为此，美国有关部门宣布 2000 年着手 50 岁以上的妇女 60% 进行普查的计划。当然，在美国，首先要求乳腺 X 线检查必须遵守有关放射安全的规定，成像设备必须合格，否则将受到法律的严厉制裁。且普查必须具有相应的标准：40 岁以上；前次乳房 X 线照相至少已 1 年；有症状和乳房植入物及乳腺癌历史的人除外。40 岁以下的妇女需要有医师的符合普查条件的申请单。并且建议：妇女们应该被告之普查有可能会有负面效应，但又强调，此并不影响使用乳腺 X 线照相术诊断乳腺癌。

辐射剂量下降的可行性

通过体模研究表明：应用全视野数字乳腺 X 线摄影时患者的辐射剂量明显降低，比传统的屏 - 片乳腺 X 线摄影低 25%，单个影像的腺体平均剂量的均值是 1.51mGy；而对细节的检出率增长了 10% ～ 25%。当然，应用不同能量进行曝光，患者所受到的辐射剂量有明显不同，正确的组合可在保证影像质量的前提下降低患者剂量。

当今，数字乳腺 X 线摄影正逐步代替传统的屏 - 片组合，成为临床应用的主流。数字探测器对 X 线的高吸收率，有较宽的动态范围和良好的线性，较低的辐射剂量和系统噪声，实现了较高的密度分辨力，加之系统强大的后处理功能，而有利于癌灶的检出。因此，无论是数字 X 线摄影（DR）也好，计算机 X 线摄影（CR）也罢，均已通过美国食品药品监督管理局（FDA）批准应用于乳腺摄影。但是，试图采用最低辐射剂量摄影并不是全部目的，因为采用太低剂量获得的影像会增加降低乳腺 X 线摄影对乳腺癌探测和定性能力的危险。

——王骏 . 谈谈乳房 X 线检查 [J]. 中国医疗器械信息，2008，14（6）：62-63

乳腺 X 线照片影像质量对临床的影响

随着乳腺 X 线照片设备、技术和质量控制的进步，影像质量明显提高。1983 年原位和 I 期病变分别占所有新诊断的乳腺癌的 5% 和 27%，而在 1997 年则分别占 17% 和 40%。II 期病例从 43% 下降到 28%。III 期和 IV 期合起来从 12% 下降到 9%。不知期的病例从 12% 下降到 6%。尽管乳腺癌发病率从 1983—1997 年增加 24%，但此期间此疾病的死亡率下降了 15%。

一、普查降低乳腺癌死亡率

乳腺 X 线照片普查能实质性降低乳腺癌死亡率。Tabar 等在瑞典的两个县发现，40～69 岁妇女诊断为乳腺癌的死亡率 1988—1996 年期间比 1968—1977 年间低 50%。而正是 1988 年始，这些妇女中的 85% 接受了普查服务。当仅分析那些普查妇女时，乳腺癌死亡率下降了 63%。尽管改善治疗可能是降低乳腺癌死亡的部分原因，但已证实几乎所有的受益都来自癌的较早发现。

二、摄影技术的影响

随机的临床试验证实：乳腺 X 线照片的质量影响癌的发现率、分期以及间隔期癌的发生率。在 20 世纪 60 年代进行的"纽约健康保险计划试验"，70 年代采用改进的乳腺 X 线照相技术在美国的 29 个中心又进行"乳腺癌诊断示范计划"，在每一研究中均用乳腺 X 线照片及体检来普查已注册的妇女。两项研究结果显示，50 岁及以上妇女的普查结果几乎一样：仅依赖乳腺 X 线照片发现恶性肿瘤占 42%。在 40～49 岁妇女中，进行"乳腺癌诊断示范计划"的乳腺 X 线照片明显更好，对癌的发现占 39%；而"纽约健康保险计划试验"的乳腺 X 线照片对癌的发现仅占 19%。较年轻妇女富腺体乳腺成像的改善是因为乳腺 X 线照相技术的进步。而微小癌（其定义为任何大小的原位癌以及小于 1cm 的侵袭癌）的检出代表了另一方面的结果，由于"乳腺癌诊断示范计划"中较好的乳腺 X 线照片技术，其诊断为癌症的 25% 被分类为微小，而"纽约健康保险计划"仅为 8%。

"瑞典 2 个县试验"（1977—1985 年）采用了现代乳腺压迫技术，致使乳腺癌死亡率方面大幅度降低，为 24%；而"纽约健康保险计划"（1963—1969 年）中没采用这种革新，其乳腺癌死亡率为 30%。

在苏格兰爱丁堡的普查试验中（1979—1987 年），其普查敏感度（普查发现的癌 / 普查发现和间隔期发现的癌）从 92% 进行性增加至 97%。间隔期癌的发病率（间隔期癌的发病率 ×100/ 对照组发病率）从 28% 成比例地减少至 5%。研究者们认为这些结果归于试验过程中乳腺 X 线照相技术的不断改进。

在加拿大国家乳腺普查研究中，判定 1985 年期间所摄的乳腺 X 线照片的 67% 从技术上不能接受。技术质量差导致加拿大国家乳腺普查研究中的乳腺 X 线照片和体检组合较单用体检普查 50～59 岁妇女无明显的额外收益。

Sickles 和 Kopans 认为，由于使用了先进的技术，80 年代进行的随机临床试验结果低估了乳腺 X 线照片普查的潜在利益。他们在英国哥伦比亚和加利福尼亚大学服务普查计划中发现，90 年代早期发现的晚期癌较其 10s 前随机临床试验发现的比率低。对于 T2 或较大病变分别为 12%～14% 比 22%～30%，对于肿瘤有腋窝淋巴结阳性发现者为 12%～13% 比 29%～43%，恶性肿瘤分为 II 期或更高的为 15%～19% 比 24%～58%。

三、影像密度的影响

研究资料进一步提示影像质量的改善有利于疾病的早期诊断并得到较高的检出率以及较低的间隔期癌的比率。在英国国家健康服务乳腺普查计划中 31 个普查中心进行的一项研究，Young 等在各个中心用胶片平均密度对小的侵袭性癌（最大直径≤ 10mm）的检出率进行比较，发现在胶片密度低于 1.2 时的检出率是 0.12%，在较高胶片密度时的检出率是 0.17%。因此，提高胶片密度至 1.2 或更高时，小的侵袭性癌的检出率可提高 50%。

　　根据此项研究的结果，在英国国家健康服务乳腺普查计划中，已建议将胶片的靶区域密度控制在 1.4～1.8 以确保足够的 X 线曝光。美国放射学会乳腺 X 线照片鉴定计划对乳腺 X 线照片有一个相似的建议，即乳腺 X 线照片以 1.4～2.0 的光学密度来满足诊断。这些建议也基于在高密度水平发现高测试物点数的体模研究。Young 等证实：采用两种乳腺摄影位置观察（头尾轴位及侧斜位）及照片的高光学密度的好处是明显的。采用至少以 1.4 的光学密度加上 2 种摄影位置来观察乳腺 X 线照片和以 1 个摄影位置并用低于 1.4 的光学密度来观察进行比较，前者对侵袭性癌的发现可提高 25%。

四、摄影质量标准

　　乳腺 X 线摄影质量标准包括用标准测试物（体模）对成像设备的评价、对乳腺行放射剂量的测定等。临床影像质量评价涉及对一种设备所产生照片的评价，包括各种临床质量属性（摄影位置、压迫、曝光、锐度、噪声、伪影和对比）及整体评判。下列各条按 5 级制评级：①摄影位置：依据胸肌显示的数量、腺体后脂肪的存在、无外侧腺体组织漏掉的胶片、轴位上乳头线在侧斜位乳头线的 1cm 之内，在轴位上显示乳头在中线及轮廓上来评级。②压迫：依据解剖结构的分散程度、组织曝光均匀、有无移动模糊影以及是否为较厚区域好的穿透性而薄的区域无过分穿透来评级。③曝光：依据腺体和脂肪组织密度细节的显示、在侧斜位胸肌下面组织的显示以及皮肤线显示的程度来评级。④锐度：依据线结构边缘和组织边缘的模糊程度，分别用无模糊、用放大镜识别的最小模糊、用放大镜识别的中等模糊、认出的模糊能掩盖病变或确定病变来细分。⑤噪声：依据可见程度评级，分为无噪声、用放大镜可识别的最小噪声、用放大镜可识别的中等噪声、不用放大镜能识别噪声，噪声导致的伪影可干扰或确定病灶。⑥伪影：依据可见的数目来评级，即无伪影、可见 1～5 个伪影但均不类似病灶或明显干扰解剖结构、可见 1～5 个伪影而其中有一些类似病灶或明显干扰解剖、可见 5～10 个伪影而其中有些类似病灶或明显干扰解剖或可见 10 个以上伪影而某些类似病灶或明显干扰解剖结构。⑦对比：依据脂肪、腺体、密实腺体和钙化密度的良好区分来评级。

五、改进措施

乳腺 X 线摄影在锐度、噪声或摄影位置方面是可以改善的。锐度可通过减少病人的活动、降低乳腺 X 线摄影机的振动、采用较小的焦点以及采用高清晰胶片暗盒来改善。最佳背景光学密度、增加放射剂量或采用高清晰胶片可改善噪声。摄影位置更依赖于操作者，可通过训练技术人员达到改善。最佳摄影位置在影像上显示最大量的乳腺组织，应采用全旋转臂 "C" 型机，且考虑到妇女的体型。Bassett 等认为，质量评价应强调胸肌的显示、腺体后脂肪的存在以及乳头轮廓的显示，而且压迫也是一个主要条件。

六、结论

乳腺 X 线摄影中，完善的临床影像质量不仅需要先进的设备而且需要在医学物理师监督下的广泛的、经常的校准及质量控制。乳腺摄影位置、压迫以及技术选择的技巧是一门基于科学的艺术。技术员能够细心、协调、谨慎地应用这 3 项技巧也至关重要。当放射科医生判读每一次检查时，他们应将对临床影像质量的评价反馈给医学物理师及技术员。

——王骏，吴虹桥，宋兆祺.乳腺 X 线照片影像质量对临床的影响 [J]. 国外医学临床放射学分册，2004，27（3）：188-189

乳腺非手术的定性诊断

乳腺 X 线摄影术对发现乳腺异常是一个灵敏的方法，但其特异性很低。因此，进一步诊断应包括临床检查、影像学检查以及采用细针抽吸细胞学（FNAC）或核芯活检（CB）的组织标本检查，即所谓"三联评估"。既往，对触摸不到包块而乳腺造影疑有异常的病人需采用手术切除乳腺来获得最后诊断，这必然会发生很高的良性乳腺病变的乳腺切除率，给患者带来身、心障碍，且耗资费时、代价高昂。人们期望把乳腺良性病变的乳腺切除数目降到最低限度，因而，对临床上摸不到肿块的患者采用细针头穿刺取样，已成为摸不到乳腺病变的术前确定良、恶性的首选检查方法。如术前未获得确诊，部分患者在做了广泛的局部乳腺切除术后需再做进一步切除或全乳腺切除。术前明确是原位癌还是侵袭性癌有利于外科医师计划更恰当的手术，包括在一次手术中同时行腋窝淋巴结摘除，无须做切开活检或冰冻切片检查。

一、细针抽吸细胞学

广为使用的针穿获取样本有两种方法：细针抽吸细胞学（FNAC）和核芯活检。FNAC 于 20 世纪 70 年代后期首次应用，在欧洲比美国应用更广。定向引导 FNAC 的灵敏度为 73%～96%、特异性为 76%～100%。但不符要求的取样标本对于病损小于 2cm 者是一个突出的问题，多见于良性病变，如纤维腺瘤。此外，在灵敏度和特异性上，定向 FNAC 的操作技术依赖性比手法操作超声引导 FNAC 要低。最近，有包括 2689 个病例的 10 个定向系列抽吸的综合分析资料显示，灵敏度为 62%、特异性为 41%、假阴性率为 7.9%、假阳性率为 0.53%。采用多方向 5 次穿刺术对大多数病例可得到最好的结果。如有熟练的细胞病理学家在场以获得足够的抽吸标本，有利于提高诊断正确性。这说明 FNAC 非常依赖于穿刺者和细胞病理学家的技能和经验，最好的结果是由穿刺中心派来的既能进行穿刺，又能保证获得合适的病理样本的专家进行。在场的细胞病理学家能够"一次性"得出临床结论。然而，在英国，也只有极少数乳腺诊断单位达到这一完美的效果。FNAC 的其他限度包括它不能确切区别侵袭和非侵袭肿瘤，在评价雌激素受体状况方面也是困难的。约 50% 的乳腺小叶癌不能在细胞学获得确诊，从黏蛋白癌中区分黏液样纤维腺瘤也是困难的。

约有 20% FNAC 的结果被划入不典型的类别，而其中有 2/3 的病例被证实为恶性，这成为诊断上的难题。因此，遇到良性结果和不适合的取材时，需要作临床症状、影像学所见等多学科的回顾性分析，以确定是否需要做重复穿刺活检（FNAC 或 CB）或手术活检，"三联评估法"已成功地应用于可触知的乳腺病灶。但由于许多普查发现的异常是不可触知的，其基本对策是根据 FNAC 的结果并采纳放射科的意见在短期内进行回访，尤其是在 FNAC 为良性而有可疑钙化的病例中。此方法的潜在缺点为费用高、顺应性差、延误乳腺癌的诊断。

二、核芯活检

乳腺病变的核芯活检是采用一个带切割的大孔径针头，始于 20 世纪 80 年代，但此项技术直到自动核芯活检"枪"的开发后才被广泛应用。这类活检枪简化了操作程序，且能稳定地获得合适的组织样本。因此，FNAC 存在着假阳性和假阴性，而 CB 技术易于掌握，不像 FNAC 那样依赖于操作者，因此 CB 在北美已被广泛地应用。CB 的优点是可显示侵袭性疾病，进行肿瘤分级，有足够的材料提供雌激素受体状态的定量评价。90% 以上的肿瘤可作精确的组织学诊断。CB 和 FNAC 的对照分析显示 CB 技术具有更好的灵敏度和特异性。采用 14 号针在立体定向引导下具有稳定的好的结果，其灵敏度和特异性范围分别为 85%～100%，98%～100% 且假阴性率非常低（0～4%）。这一结果可与所谓金标准的导丝定位和手术活检的误诊率为 0～20% 相比。CB 与手术活检相比，CB 可显著降低乳腺保留手术后的再切除率（84%～100%），而手术活检为 26%～29%。

三、定向设备

乳腺活检采用专用定向俯卧活检台完成，使乳腺更贴近标准乳腺 X 线摄影机。患者看不到活检器械和操作过程，可降低血管迷走神经性反应。俯卧台获得数字格式化的即时定位影像，使病人移动导致潜在的样本错误降到最低限度，活检针位置能很快地得到校正。但这些设备价格昂贵，所占的空间较大，且仅专用于乳腺活检，但深部和腋窝病变常不能用俯卧台检查。尽管俯卧台具有优势，采用标准直立装置能获得同样好的结果。

四、超声

可触及和摸不到的乳腺异常，如能在超声上见到，均适合于做超声引导下活检。这是最精确的技术，因为它能在实时成像下快速完成，与定向技术相比，患者不适感更少。超声技术的最新进展意味着许多乳腺病灶可采用此技术获得标本。具有彩色和大功率的多普勒高频超声（1 ~ 15MHz）现在能够在乳腺成像上作常规使用，即使较小的病灶包括微细钙化也能探测到并进行活检。彩色多普勒也有望显示有血管生成的局灶性和弥漫性乳腺病变，并能成功地活检。认为对比增强超声具有发展前途，可发现既往超声不能查知的乳腺隐匿性病灶。

五、核芯活检技术

14 号针比 16、18 号针更能提供精确的诊断，但较小号针芯有时对坚实的纤维性乳腺较 14 号芯针更为实用。Pro-Mag2.2 和 Bard Magmun 枪在提供诊断标本方面优于其他弹簧射击装置。一次性使用的弹簧射击核芯针效果最差。穿刺次数须经检查情况而定。在立体引导下，对乳腺肿块至少要做两次穿刺，但以获得 5 个活检标本效果最佳。这对微小钙化特别重要，因为表现为微小钙化的乳腺癌比肿块性的乳腺癌更易漏诊。因此对乳腺肿块，特别是有广泛散在性钙化时，需获得 5 个以上的核芯样本。

对钙化病例，核芯标本必须作 X 线摄片以确定标本是否合适。如照片上见到钙化，定性诊断可达 58%～92%；即使没有见到钙化，癌的诊断也能达20%～38%。如果没有见到钙化，而细胞学是良性的，应考虑取材不适合作出病理诊断。在活检标本中液性传递介质，如福尔马林可以在数天内把微小钙化溶解掉，但以乙醇为基质的溶液不会发生这一问题。如果标本检查很可能被耽误（如在周末），应采用乙醇缓冲剂。

CB 能正确诊断侵袭性乳腺癌，但在标本上不能对局限在导管内的原位癌可靠地判断肿瘤的扩散程度。在做手术切除的导管内原位癌的病例 8%～20%可见到癌扩散区，这意味着患者需要做淋巴结活检或二次乳腺切除手术。核芯活检有时可以见到非典型导管增生（ADH）并存于乳腺癌，由此确定需要做外科手术。在 CB 上显示患 ADH 的妇女中有 31%～52% 在外科切除的乳腺内发现导管原位癌，偶有侵袭性癌的存在。由于 CB 在正确和可靠地诊断ADH 和 DCIS 上存在着上述困难，促使了新的影像引导下的活检技术的发展。当前有两种可靠的新技术即 Mammotome 和 ABBI 系统。这两种设备都在 CB的基础上作了特殊的设计，从而通过一次性操作即能获得多处相邻的核芯活检标本（Mammotome），或核芯大块组织（ABBI），两种设备对于提高诊断都是实用的方案。Mammotome 是一个真空辅助、用 14 号针头单一插入的核芯活检装置，它对 ADH 和 DCIS 的正确诊断方面优于 CB。ABBI 装置结合俯卧台用一个 5～20mm 套管，套管内装有一个环切刀片。它有完全切除小于 20mm 病变的潜在能力，可替代手术活检。

在乳腺摄影和组织学所见上，放射状瘢痕和小管状癌呈同样的表现。放射状瘢痕常并有原位癌或侵袭性癌，即使 CB 诊断为放射状瘢痕，这些病例仍需要做乳腺切除术，多次核芯可以较肯定地诊断放射状瘢痕。

——王骏，吴虹桥，沈复兴. 乳腺非手术的定性诊断 [J]. 国外医学临床放射学分册，2000，23（2）：109-110

医学影像曝光剂量个体化控制

CT 刚开始应用于临床时被认为是一个相对高剂量的技术，但运用 CT 已超过了临床价值；在脑部疾病诊断没有技术能够达到 CT 水平且体部 CT 开始应用时，主要用于恶性病变的患者。因此，在这个时期 CT 的放射剂量较少被关注。随着 CT 技术的广泛使用，不仅是年纪小的患者，还拓展到了良性病变患者，其适应证越来越多。加之，临床同行热衷地追随，用 CT 诊断一切，出现盲目利用 CT 进行诊断的情况，即所谓"撒大网"。加之，从单层探测器到螺旋再到现在的多排探测器 CT，其检查方式的进步，检查时间的明显缩短，临床医师对 CT 认知程度的进步，致使 CT 放射剂量进一步增加。

然而，射线存在着 2 种风险，一是射线量的累积风险，二是射线量过低造成图像质量欠佳而导致漏诊。因此，如何在两者之间求得平衡，对每一个接受 CT 检查的患者针对性、个体化控制，合理使用低射线量，是学术界关注的焦点，也引起了整个医疗界的重视。

1 电离辐射的利弊

1.1 低剂量（低剂量率）致癌症呈线性上升

辐射增加导致特发突变基因，特发肿瘤随特发突变基因而上升，但至少在低剂量下没有影响无性生殖。有人认为 DNA 双螺旋结构打破是导致细胞的关键性损伤，辐射诱导突变基因或从双螺旋结构打破畸变增多可最终导致癌症，在低剂量和低剂量率下从 0 呈线性上升。

因此，Feinendegen 概括为：（1）电离辐射导致哺乳动物 DNA 受损随着剂量增加而成正比。（2）在背景辐射曝光水平上，DNA 损伤首先来自非辐射。（3）辐射诱导适应性防护概率的测量胜过低于 200mGy 低传能线密度（linear energy transfer，LET）辐射剂量的损伤。（4）在低剂量下延迟和瞬时适应性反应涉及损伤防护、损伤修复和免疫反应。在非辐射中它们出现基本的行动以抗击 DNA 损伤。况且细胞凋亡和终期细胞分化发生在大剂量下，并能够致去除受损细胞，可能是低剂量诱导免疫系统激活，细胞去除可降低基因组不稳定性和组织中的突变细胞。（5）在组织较高吸收剂量下，细胞和 DNA 损伤显示增多，以废弃、取消、灭活更多的细微信号影响，低剂量下导致适应性防护，而导致细胞凋亡和终期细胞分化持续运行。（6）线型剂量风险机制显示无效，并被线型或非线型机制取代。

1.2 电离辐射可能是"一种必需的粒子能量"

有人认为：辐射损伤人体细胞导致癌症是不合逻辑的。人们因细胞损伤导致癌症的概率是极小的，其概率之小是假设全球每人有 1 张彩票，远远比获奖的机会还要小。有资料证实，辐射诱导癌症剂量不成线性，只有阈值剂量超过 1Gy/a 才会诱导癌症。也有资料表明，在人类遭受 250mSv 以上辐射剂量时将诱导癌症。辐射引导癌症决不会因放射诊断剂量所产生。

因此，当今辐射研究工作者研究显示，适当剂量率的辐射会显著地减少非癌症死亡率。美国原子能委员会 1973 年的 1 份报告显示：在美国，有最高辐射背景的 6 个州中，群体 15% 癌症死亡率低于 48 个州的平均值。1998 年落基山脉的 3 个州到墨西哥湾沿岸的 3 个州的癌症死亡率与辐射环境的比较证实了这项研究。在落基山脉的 3 个州（爱达荷、科罗拉多、新墨西哥）中自然辐射环境的年均水平是墨西哥湾沿岸 3 个州（路易斯安那州、密西西比、亚拉巴马）的 3.2 倍，但墨西哥湾沿岸的 3 个州整体平均癌症死亡率高出落基山脉 3 个州的 1.26 倍。所以，有人认为：电离辐射可能是"一种必需的粒子能量"，也就是说良好的身体必须有多种粒子元素。

2 X 线摄影剂量个体化

在计算机 X 线摄影（computed radiography，CR）方面有非耦合效应，导致最终影像与放射剂量分离。理论上讲，可在较低曝光量下得到相当的计算机 X 线摄影图像，但这依赖成像设备的动态范围。一张过度曝光的影像能够被计算机处理成一张可接受的影像（对比和密度取决于处理和显示）。如果我们可接受增加的噪声（斑点），在获得相同对比和密度的情况下，放射剂量可降低 35% ～ 50%。

基于碘化铯（cesium iodide，CsI）和非晶体硅（amorphous silicon，a-Si）技术的数字 X 线探测器提供较广的曝光宽容度和高对比分辨力，量子检出率（detective quantum efficiency，DQE）优于传统和荧光存储 X 线摄影，且在降低 33% 的 X 线曝光剂量时，图像质量下降不明显。更有报告认为：对于骨骼 X 线摄影具有降低 75% 以上的潜力（依赖于临床的需求）。

因此，可以这样认为，不仅要根据被检者摄影部位来选择 X 线曝光剂量，而且还要根据被检者组织结构的厚度、密度、原子序数来选择恰当的 X 线曝光条件，在合理使用低剂量（as low as reasonably achievable，ALARA）的原则下，做到"曝光剂量个体化"；甚至，还应该根据诊断需求把曝光剂量降至最低，接受具有适当噪声的影像。

作为放射科医生的工作是，在放射曝光量小代价下获得好的诊断性影像，无论是在计算机 X 线摄影，还是数字 X 线摄影，这样的时代已经到来。放射科医生、物理学家、厂商以及国家监督机构必须齐心协力，将 X 线摄影放射剂量降到最低。也必须摒弃过去的做法，以确保获取最低剂量的诊断性影像。

3　降低 CT 剂量

3.1　CT 辐射剂量的增加

1989 年国际放射防护委员会指出，尽管 CT 检查仅占所有检查的 2%，但对于公众诊断性成像接收剂量的 CT 却占 20% 左右。随后对英国的分析表明，后一个数字可能会上升到 40%。美国一个部门宣称现在 CT 占释放出的接收剂量的 67%。多层螺旋 CT 检查其吸收剂量可能上升到 40%。一份 2002 年北美放射年会关于降低 CT 剂量的报告显示，CT 是医学辐射最大的独立来源。虽然 CT 在科室中只占检查总数的 15%，但是却占放射剂量的 70%。2006 年，美国大约进行了 6200 万次的 CT 检查，虽然 CT 检查只占所有影像学常规检查的 15%，但是由于每次 CT 扫描会产生相对较高的辐射剂量，所以 CT 扫描构成了所有医学辐射曝光的一半左右。

3.2　CT 辐射的高危人群

诊断影像学先前，关于辐射导致癌症危险率的增加的许多调查主要集中在某些特定的器官扫描或有特殊忧虑的人群中。其中最主要是强调对儿科患者的致癌性，因为相对于成人而言，儿童有着一套相对较高的扫描参数，并且单位剂量的辐射对儿童的致癌性更高。考虑到全身影像检查的应用以及其适当性和最佳的技术选择，这种对大面积人口的致癌危险评估就显得尤为重要。

在美国，CT 检查带来的射线占据了用于诊断的射线量总和的 2/3。2006 年，美国有超过 6000 万的 CT 检查，而且正以每年 10% 的速度增长，在 6000 万次检查中有 4000 万是儿童检查。儿童因诊断 CT 带来的长期患癌症的风险比成人要高。

此趋势对儿童成像是一个警示，因为儿童对于放射线影响的灵敏度是成人的 10 倍多。女孩对放射线比男孩更敏感。当成人的放射剂量用于新生儿或幼儿时，剂量效应上升 50% 以上。此结果部分是由于大物体（成人）中心剂量是表面剂量的一半，而对于小物体（儿童）的中心剂量几乎就是全部表面剂量。一个小小的风险（0.35%）使得大量的检查（270 万 /a）成倍增加，于是个体患癌症的小风险成为一个较大的公众健康问题。儿童的放射曝光癌致死概率预计高出成人每剂量单位的 2 ~ 4 倍，其原因尚未完全明朗。但是儿童快速的细胞增殖和自身更长的平均寿命两者都造成后遗效应风险的增加。

在所有年龄段中，在同一放射曝光剂量下，女性的危险性大概是男性的 2 倍。年轻女性在放射照射下乳房软组织的心脏 CT 检查中的危险性增高。因此，放射防护主要目的是确定一个针对各项放射检查的最大剂量值和能够满足仪器设备检测需求的最小剂量值。

3.3　冠状动脉 CT 血管成像

有人认为心脏 CT 检查有可能使放射剂量超过 20mSv，实质上远高于其他胸部 CT 检查（3 ~ 9mSv）。CT 图像质量主要由噪声值所决定。放射剂量与医生诊断的准确性和自信心密切相关。

有人证明，利用 64 排 CT 进行冠状动脉成像时，其射线导致癌症的个体差异很大，主要取决于患者的年龄和性别。对那些年轻女性，辐射问题一定要考虑到，因为她们是最易受到辐射伤害的群体。当使用相同制造商及相同软件所作出的有关儿童及青少年胸部 CT 图像的研究中，64 层 CT 与 16 层 CT 相比可提供更好的图像质量并能给予更低的曝光剂量。双源 CT 扫描仪配备有射线剂量控制系统，比如合适的心电图脉冲，当它被合理地应用时可以在不影响图像质量的情况下有效地减少患者接受的射线剂量。

冠状动脉 CT 成像的射线剂量受许多因素影响：首先取决于扫描长度，减少 1cm 的扫描长度会使剂量大致减少 1mSv。螺距影响时间进而改变剂量。然而，螺距大小取决于患者的心率与节律。

Leschka 等研究认为，在心脏双源 CT 中，当将管电压从 120kVp 降至 100kVp 时，而管电流不变（330mA）时实现了剂量下降 25%。Pflederer 等通过检测认为降低了 39% 的剂量，这主要是因为剂量与管电压的平方成正比。然而，它导致了碘对比剂的用量增加和图像的大量噪声。

另一影响有效剂量的是管电流，尽管管电流与剂量呈线性关系，降低管电流带来高的噪声，可能因此影响图像质量。Shemsh 等用多排 CT 定量研究了冠状动脉的钙化，使用 55mAs 代替通常所用的 165mAs，发现对冠状动脉的检出没有差异，剂量却降低近 52%；加上用心电实时调整，在脉冲窗口外不曝光，这样降低了 80% 的剂量[13]。

ECG 相关的球管电流调节，使 64-MDCT 在患者身上有着稳定的窦性节律的心脏扫描放射曝光剂量减少 37%。心电脉冲的使用通过保证 80% 在脉冲窗口外可减少毫安秒 30% ~ 40%，前瞻性触发的使用代替回顾性门控冠状动脉 CT 扫描是另一个降低剂量的有效方法。在合理的挑选低且稳定心率的患者中，心电门控在保证充分的图像质量的同时可大幅度地将剂量减少达 2.1 ~ 4.2mSv。

3.4　CT 的重复检查

越来越多的 CT 使用导致各种各样患者多次重复影像摄影的比率在上升。Wiest 等报道，2001 年 30% 的患者在他们的病史中做了超过 3 次的 CT 检查，7% 超过 5 次，4% 超过 9 次。同时，他还发现在他的部门做 CT 的患者有 30% 的人超过 3 张 CT 片，有 7% 的人超过 5 张，4% 的人超过 9 张。Sodickson 等的结论是 33% 的患者 CT 扫描超过 5 次，5% 的患者至少进行了 22 次扫描。在这群人中 15% 的 CT 累积剂量超过 100mSv，这个剂量范畴在流行病学已是可信服的证据用来说明增加了导致癌症的危险。最近 Brenner 和 Hall 指出，美国有 1.5% ~ 2% 的癌症患者致病原因是受到了 CT 扫描。

在急诊科，Broder 等发现有 79% 的患者因为肾痛做了 2 次或更多的 CT 扫描。Jaffe 等报道 9% 的患者因为克罗恩病做了超过 5 次腹部或骨盆 CT 检查，3% 的人做了超过 10 次检查，几乎一半的人首先在急诊科做了影像检查。急诊科的一小部分患者从频繁和反复的 CT 检查中产生大的累积放射剂量，这些使他们处于放射诱发癌变的高风险中。

患者的 CT 剂量是放射诊断中最高的；估计具有 10mSv 有效剂量的成人腹部检查会增加致癌风险为 1/2000。CT 放射剂量不但没有下降反而在上升。因此，需要一种规范来制约 CT 的非正常使用：（1）对于 CT 检查必须有明确的正当理由。这就意味着积极思考是否需要检查，它是否可以由超声、MRI 取代；还有如果要做 CT 检查，是否符合当前的临床指南。（2）必须以检查技术为目标进行临床应用，必须将曝光参数调制到我们所知道的所需最小剂量。（3）为满足临床需要使用一次螺旋曝光或连续扫描序列。（4）此外当有明确临床资料支持应用，方可使用对比增强扫描。（5）管电流应尽可能地降到最小，尤其在高分辨力检查中。（6）必须不断地研究文献，得到更多资料时应调整实际操作。（7）中心应参与剂量的进一步研究，且国家开始推敲 CT 诊断参考水平。

想要最好的影像，却以放射线辐射为代价。但使用过量的放射线来获取某一影像，与用低于 CT 50% 放射线所获得的成像并无区别。可见，要充分利用 CT 的"非耦合效应"，即数字和电子控制使得最终影像与放射剂量分离。在合理使用低剂量的前提下，进一步做到放射剂量的个体化，这是广大技术人员所要努力的方向。

——王骏. 医学影像曝光剂量个体化控制 [J]. 医疗卫生装备, 2011, 32（3）: 87-89

CT 技考"显像"计

8月26日是全国 CT 技师上岗考试日（简称 CT 技考）。乍一看，这类考试是大医院的专利，其实不然。据了解，此次报名参加 CT 技考的考生中不乏基层医卫工作者，这是因为，城市中的二级医院以及更基层的乡镇卫生院近年都不同程度地配备了 CT 机。为正确使用并最大限度发挥 CT 机的功能，除了引进该器械时专业人士给予指导，作为具体工作负责人的基层医生，亦应掌握相关技巧，参加 CT 技考，显得十分必要。

距离考试时间只有短短一周了，本期，我们请来医学影像研究专家，将应考技巧清晰地"显像"在冲刺阶段考生的眼前。

一般而言，在短时间内看书复习远比单纯做试题强，看书是最经济、最实用的方法，万变不离其宗。如果考前还安排了集中培训，学员可利用集中培训之外的时间自己再复习，温故而知新，这样一来，可以按照自己的步调复习，在仅有的复习时间里不感到累，这种轻松的感觉，反过来又能加深记忆。

一、关键知识

（1）有关 CT 产生的重要常识：比如 CT 产生的历史背景、CT 相比常规 X 线照射的优势和不足等。

（2）人体不同组织的 CT 值（HU）：比如，脂肪为 $-90 \pm 10HU$，凝固血为 $80 \pm 10HU$，脑灰质为 $40 \pm 10HU$，甲状腺为 $70 \pm 10HU$，肝、脾、胰、肾的 CT 值则依次递减。

（3）其他重数据：重点把握质量控制。如：水的平均 CT 值正常波动范围不应超过 $\pm 3HU$，空气的平均 CT 值不应超过 $\pm 5HU$；床移动总长度误差大于 1mm 时应视为床移动指数有误差等。

（4）关于 X 线防护：重点掌握影响辐射和损伤的因素、组织对 X 线照射的感受性、放射防护原则、建立防护外照射的基本方法、各剂量单位间的换算，工作人员、患者单器官或全身的限值是多少。

（5）掌握必要的英文缩写：如 CT 代表计算机断层摄影；DAS 代表数据采集系统；层厚响应曲线用 SSP 表示；CTA 为 CT 血管造影；MPR 表示多平面重组；MIP 指最大密度投影；SSD 是表面阴影显示；VRT 代表容积再现技术；CTVE 表示 CT 仿真内镜等。

【例题一】与辐射引起的生物效应无关的因素是（   ）

A. 辐射剂量   B. 照射方式   C. 照射部位   D. 种族分类   E. 健康状态

答案：D

【例题二】属于对 X 线照射高感受性组织的是（   ）

A. 脑   B. 关节   C. 口腔黏膜   D. 淋巴组织   E. 肝

答案：D

二、重要概念

复习时，考生可以将一组组概念对照起来进行复习。下面以密度分辨力和空间分辨力为例。

（1）密度分辨力（density resolution）

又被称为低对比分辨力（contrast resolution），指在低对比度的情况下图像对两种组织之间最小密度差别的分辨能力，常以百分单位毫米数表示（%/mm），或以毫米百分单位表示（mm/%）。

例如："0.2%，5mm，0.45Gy"表示物体的直径为 5mm，病人的接受剂量为 0.45Gy 时 CT 的密度分辨力为 0.2%。也就是说，相邻两种组织密度值差大于或等于 0.2 时，CT 即可分辨，小于此值则无法分辨。

影响密度分辨力的主要因素有患者体型、扫描层厚、X 线剂量、像素噪声、重建算法、物体大小、物体对比度和系统 MTF，其中，像素噪声是主要影响因素。

需要注意的是，重建算法对密度分辨力和空间分辨力的影响是一对矛盾体。重建算法主要是指图像重建过程中采用的不同算法（或滤波函数），如平滑（软组织）算法、边缘增强（高分辨力）算法。边缘增强算法使图像的边缘更清晰、锐利，但降低了图像的密度分辨力；而平滑算法提高了密度分辨力，其边缘、轮廓表现不及边缘增强算法。而 CT 机的密度分辨力大多数都在 0.25% ～ 0.5%/1.5 ～ 3mm。

（2）空间分辨力（spatial resolution）

又称高对比分辨力（high contrast resolution），指在高对比度的情况下，密度分辨力大于 10% 时图像对组织结构空间大小的鉴别能力，常以每厘米内的线对数（Lp/cm）或每毫米的线对数（Lp/mm）表示。亦可以用最小物体直径表示，其换算关系为：5÷Lp/cm= 可辨最小物体直径（mm）。线对数越多，空间分辨力越高。

空间分辨力主要受两大因素影响，即 CT 成像的几何因素和图像重建的算法。几何因素是指成像过程中与数据采集有关的元器件和参数的设置，包括球管焦点的尺寸、探测器孔径的大小、扫描层厚、射线束的宽度、焦点扫描野中心和探测器距离以及采样距离。

此外，空间分辨力的影响因素还有显示矩阵和重建矩阵。射线束的宽度对空间分辨力也有举足轻重的影响。首先，射线束的宽度大小受球管焦点大小的影响，焦点越大，射线束宽度越大；其次，与焦点 - 物体和物体 - 探测器距离有关，该距离越大，射线束宽度越大，较宽的射线束，其扫描成像的图像相对模糊；再次，探测器的孔径大小与有效射线束宽度相关。当某已知大小的射线束通过被检查者到达探测器时，根据探测器的孔径大小被分解成相对独立的射线束，自然射线束的宽度受探测器孔径大小的影响。

除密度分辨力和空间分辨力外，相类似的概念组还有像素与体素、显示矩阵和采集矩阵、重建和重组、采集时间和重建时间等。

【例题一】不属于图像后处理方法的是（　　）

A. 容积再现　B. 反投影重建　C. 多平面重组　D. 仿真内镜　E. 最大密度投影

答案：B

【例题二】CT 成像技术中，对体素和像素概念的叙述，错误的是（　　）

A. 体素是扫描的最小体积单位

B. 体素有长、宽、高三要素

C. 体素的宽度由层厚决定

D. 像素是构成 CT 图像的最小单位

E. 像素与体素的数量是相对应的

答案：C

三、结构原理

首先，要把握 CT 机的主要构件。

以探测器举例。探测器有固体与气体之分。固体探测器虽具有灵敏度高，有较高的光子转换效率的优点，但却存在三大缺点，即相邻的探测器之间存在缝隙，X 线辐射的利用率相对较低；晶体发光后余辉较长影响响应函数，使高低密度交界处的图像产生拖尾伪影；整个探测器阵列中的各个探测器不易做得完全一致，造成误差影响成像质量。气体探测器虽然稳定性好、一致性好、响应时间快、无余辉产生，几何利用率高于固体探测器，但光子转换效率比固体探测器低，吸收效率低。

其次，注意对五代 CT 进行比较性复习。抓住扫描方式、扫描的 X 线束、探测器的个数、一个断面所需时间、各自的优缺点等重点进行"表格式复习"。

以滑环为例。滑环有低压与高压之分，低压滑环采用电流进入滑环后，由滑环将电流送入高压发生器，再将高压送至 X 线管，其整套部件均安装在机架的旋转部件上；高压滑环则是由交流电直接供电给高压发生器，再将高压送入滑环后达 X 线管，其高压发生器不安装在旋转机架上。高压滑环通过滑环传递给产生 X 线的电压达上万伏，易发生高压放电，导致高压噪音，影响数据采集系统并影响图像质量；而低压滑环通过滑环传递给 X 线发生器的电压只有数百伏。

【例题一】CT 机问世后大致可以分为（　　）

A. 三代　B. 四代　C. 五代　D. 六代　E. 七代

答案：C

【例题二】不属于超高速 CT 机结构的是（　　）

A.电子枪　B.偏转线圈　C.聚焦线圈　D.真空系统　E.旋转阳极 X 线管

答案：E

四、谨慎用药

要把握对比剂应具备的条件、导入体内的方式和几种试验方法，了解对比剂过敏反应的分级、各级的表现，如何预防与抢救等。

（1）对比剂的种类：分为阳性和阴性两大类。阳性对比剂多数为水溶性，分为离子型和非离子型。离子型主要成分是三碘苯甲酸盐，在水溶液中分解成大量的阴阳离子，具有高渗性、高离子性和弱亲水性的特点。高渗性可以使血浆渗透压升高和使血容量增加，并导致人体一系列的生理和病理改变；离子状态使其与血液中钙离子结合，引起低血钙导致心功能紊乱；弱亲水性增加了药物的化学毒性。非离子型对比剂不属于盐类，是单体或双体三碘苯环结构的对比剂，在结构上去除了羧基和阳离子，拥有许多亲水的羟基，增加了水溶性，它们在水溶液中不产生离子。

（2）对比剂的注射：以静脉团注法最为常用。通常，成人用量 60 ～ 100ml 非离子型对比剂，儿童按体重用量为 2ml/kg。CT 检查时，要注意用药品种、其浓度是多少、用量多大、使用的时间、扫描的时间等。

例如胆系造影的 CT 扫描，静脉胆囊造影 CT 扫描通常注射 40% ～ 50% 的胆影葡胺 20 ～ 30ml，于注射后 30 ～ 60 分钟进行 CT 扫描检查，主要用于观察胆道情况，一般不做延迟扫描观察胆囊充盈情况；口服胆囊造影 CT 扫描通常口服 0.5 ～ 1g 碘番酸，服药后 12 ～ 14 小时进行 CT 扫描检查，主要用于观察胆囊内占位情况，必要时辅以常规增强扫描除外其他病变。

（3）对比剂的口服：对于腹部 CT 检查，根据上、中、下腹的检查目的，口服不等量的稀释对比剂，并注意年龄的差异。如上腹部口服稀释的阳性对比剂的作用是使胃肠道充盈，令观察的部位与胃肠道区分开来。对比剂按 1% ～ 1.5% 的比例调制，上腹部检查前 30 分钟第 1 次口服 300 ～ 500ml，临近检查前再口服 200 ～ 300ml。

除了上述对比剂的使用外，对于不配合检查的患者及婴幼儿，可适当采用药物镇静。成人一般检查前采用肌内或静脉注射 10mg 地西泮（安定），小儿口服水合氯醛最为安全，按 50 ～ 75mg/kg，总剂量不得越过 2g，于扫描前口服。

【例题一】属于重度过敏反应的表现是（　　）

A. 恶心　　B. 灼热感　　C. 面部潮红　　D. 血压急剧下降　　E. 皮肤荨麻疹

答案：D

【例题二】成人上腹部 CT 检查前 30 分钟口服阳性对比剂的量是（　　）

A.50 ～ 80ml　　B.100 ～ 150ml　　C.200 ～ 250ml　　D.300 ～ 500ml　　E.600 ～ 800ml

答案：D

五、临床应用

首先要掌握 CT 检查的各种扫描方法。

常规平扫和增强扫描：常规平扫是用得最多的一种扫描方法。临床上的增强扫描，通常指对比剂通过周围血管注入人体内的扫描方法，通过口服对比剂使脏器显影增强，在狭义上并不属于增强扫描范围。平扫和增强扫描时 CT 的扫描机架是围绕患者作 360° 旋转。而定位扫描时扫描机架在 12、9、3 点钟位置固定不动，12 点钟位置时，其扫描得到的是人体前后或后前位的定位相，球管在 9 点钟或 3 点钟的位置扫描时得到的是人体侧位的定位相。

各种不同的扫描方法很多，在此以薄层扫描（thin slice scan）、高分辨力 CT 扫描（high resolution CT scan，HRCT）为例。

（1）薄层扫描：是指扫描层厚小于 5mm 的扫描，一般采用 1 ～ 5mm。目的是减少部分容积效应，观察病变内部细节以及用来发现一些小病灶，如肺内的孤立性或弥漫性小结节、胆系或泌尿系的梗阻平面、胰腺病变、内耳以及主动脉夹层撕裂的内膜片。某些特定部位，常规也应该采用薄层扫描，如鞍区、眼眶、桥小脑角、肾上腺和耳部等。另外，对于某些需要重建和后处理的部位，原则上也应采用薄层扫描。扫描层厚越薄，图像的空间分辨力越高，但信 - 噪比降低。

（2）高分辨力 CT 扫描：通过薄层或超薄层、高的输出量、足够大的矩阵、骨算法和小视野图像重建，获得良好的组织细微结构及高的图像空间分辨力的 CT 扫描方法，称为高分辨力 CT。主要用于小病灶内部结构的细微变化。例如，观察骨的细微结构，内耳耳蜗和中耳听小骨等细微骨结构；观察肺内的细微结构及微小的病灶结构，早期的间质改变和各种小气道病变，肺部的弥漫性间质性、结节性病变及支气管扩张症。

虽然高分辨力 CT 对小病灶及病灶的细微结构优于常规 CT，但由于薄层扫描增大了量子斑点，势必加大电压和电流，导致机器的负荷增加，加之软组织显示效果差，因此，高分辨力 CT 不能替代常规 CT，它只能作为常规 CT 的一种补充形式。

高分辨力 CT 扫描必须具备以下基本条件：全身 CT 机的固有空间分辨力应小于 0.5mm；必须采用超薄层扫描，层厚 1.0 ～ 1.5mm；图像重建必须采用高空间分辨力算法，即骨算法；矩阵为 512×512；采用高电流（200 ～ 220mA）和高的管电压（120 ～ 130kV），降低图像噪声；扫描时间应尽量短，一般为 1 ～ 2 秒。高分辨力图像具有以下特征：空间分辨力高；图像的细微结构清晰；边缘锐利度高；组织对比度好；噪声大；较多的伪影，如条状影及双边影。

其次是掌握各个部位的 CT 扫描。掌握其适应证，注意从感染、占位、外伤、结石、畸形、血管性病变等方面考虑。掌握颅脑外伤 CT 是首选的检查方法，CT 是临床纵隔疾病的首选检查方法。掌握扫描的基线、采用的断面、层厚与层间距、在什么情况下需要进行薄层扫描、扫描的范围等。

扫描时须注意：在鼻窦、唾液腺、颈部扫描时不能作吞咽动作；在腹部扫描时，嘱患者平静呼气后屏住呼吸；增强扫描以及延时扫描的时间。

再次是熟悉相关解剖。例如对于眼的 CT 检查，扫描基线采用听眦线或听眶线，由于听眶线更接近于视神经的走向，显示视神经及眼外肌较好，提倡以听眶线为基线。再如：耳部的 CT 检查横断面显示什么，冠状面显示又什么。胸椎 2、3、4、5、6、7、8 分别在哪个平面上，以及几大血管在层面上的显示等。

最后注意图像的显示。在什么情况下需要用窄窗，如胰腺的图像显示用软组织窗分别为 W250 ～ 350HU、C35 ～ 50HU；对缺少脂肪衬托的患者可调小窗宽，如 W150 ～ 200HU、C35 ～ 50HU。头颅 CT 检查时，显示脑组织的窗宽、窗位分别是：W70 ～ 100HU 和 C35 ～ 50HU，骨窗 W1500 ～ 2000HU 和 C350 ～ 500HU。胸部 CT 扫描的图像通常采用肺窗和纵隔窗显示和摄影，肺窗窗宽 800 ～ 1500HU，窗位 –800 ～ –600HU；纵隔窗宽 300 ～ 500HU，窗位 30 ～ 50HU。

【例题一】关于 CT 扫描胸部体表定位的叙述，正确的是（　　）

A. 胸骨切迹平面：相当于第三胸椎平面

B. 胸锁关节平面：相当于第二胸椎平面

C. 主动脉弓平面：相当于第四胸椎下缘平面

D. 左肺动脉平面：相当于第六胸椎下缘平面

E. 心室层面：相当于第八胸椎平面

答案：E

【例题二】胸部 CT 增强扫描时扫描延迟时间为（　　）

A.10 ～ 15s　B.20 ～ 25s　C.30s　D.40 ～ 50s　E.60s

答案：D

——王骏. CT 技考"显像"计 [N]. 医药经济报, 2007 年 8 月 20 日：第 7 版

CT 放射剂量所面临的挑战

CT 刚开始应用时，被认为是射线剂量相对较高的技术，由于运用 CT 的临床价值已超过了射线剂量的危害，加之在脑部的检查中没有哪项技术能达到 CT 的检查水平，尤其对于恶性病变的患者，因此 CT 的辐射剂量很少被关注。但是，1989 年国际放射防护委员会透露，尽管 CT 检查仅占所有检查的 2%，而对于公众诊断性成像的接收剂量，CT 却占 20% 左右。随后的对英国的分析表明，后一个数字可能会上升到 40%。美国一个部门宣称，在接收剂量中，现在 CT 已占到 67%，而具有 10mSv 有效剂量的成人腹部检查会增加致癌风险 1/2000。

更不容忽视的是，儿童对于放射线影响的灵敏度是中年成人的 10 倍多，女孩比男孩更敏感。一个小小的风险（0.35%）使得大量的检查（270 万 / 年）成倍增加，于是个体患癌症的小风险成为一个较大的公众健康问题。令人不安的是：我们正使用过量的放射线来获取某一影像，而这种影像的获得与用低于 CT50% 放射线所获得的影像并无差别。

1 剂量增加的原因

1.1 CT 应用的偏差

回顾临床经验表明，曝光量、层数以及重复曝光在同一临床应用中有极大的差异，但很少有明显的临床价值。在英国的调查认为，提供某一检查的（有效）剂量对于一个患者其科室间的变化系数为 40，而在挪威为 20。总之，资料证实公众剂量显著上升的趋势归因于 CT 使用的上升和每次检查剂量的增加。

1.2 使用方便的结果

早期 CT 扫描受到严格的控制且开展这项检查意味着耗时。螺旋 CT 的引进显著地减少了时间，但可能导致实践中更大的、新的偏差，因为新技术引进时几乎没有什么技术指南。例如，对比增强的研究已更加广泛，多期造影增强也更为普遍。虽然多期造影增强技术已拓展了CT的应用，但当满足较少的增强期数时，它的应用可能是不合理的。也有资料证明，工作量的压力也可能会加剧此问题，放射学专家可能依赖用标准的"撒大网"（"catch all"）的方案进行CT检查，尤其对于没有经验的放射科大夫，更多的判读可能会使他们有更多的自信。因此，可能会发生"重复成像"，致使失去CT辐射防护。而终止这项检查，需要放射学专家为临床管理提供监控信息。

1.3　多层CT的危机

尽管事实上CT检查吸收剂量可能上升了40%，但此技术几乎毫无阻碍地拓展了检查、引入新的应用而将被更广泛使用。介入CT和CT透视还有一个特殊问题。CT透视所使用的曝光率为传统X线透视的10倍，操作者的手很容易就达到职业剂量的限制。如果在CT透视下进行操作，需要特别好的方法去防护患者和操作者。

1.4　"非耦合效应"未能应用

"非耦合效应"指数字和电子控制使得最终影像与辐射剂量分离。放射科医生想要得到最好的影像，却没认识到放射线所致的代价。因为"图像清晰"，在众多病例中放射科医生没必要为儿童设计特殊的方案。人们发现，CT越来越多地用于诊断普通疾病适应证。临床医生也热衷地追随着，用CT诊断一切。也正是由于"图像清晰"，放射科医生没有意识到当成人的辐射剂量用于新生儿或幼儿时，剂量效应上升50%以上。此结果是由于大物体（成人）中心剂量是表面剂量的一半，而对于小物体（儿童）的中心剂量几乎就是全部表面剂量。

2　具体做法

新的CT检查实施细则对目前的情况有了新的规定，该细则要求科室为患者防护引入稳固的程序，包括确保检查的临床合理性和最佳技术的双重因素。

在 CT 检查前，我们应首先考虑其他技术，特别是超声和 MRI。如果 CT 在实践中成为可能的选择，那么除了确保检查参数适合于所需要的指征，对提出并接受诊治的要求应有严格的临床指导。迄今临床医生越来越依赖于成像，对于见习医生尤其如此，他们尚无临床经验但却能找到一个令人信服的权威结论。有些要求是不易拒绝的，如临床上患者胸痛，很难排除肺栓塞，CT 肺动脉造影成了唯一筛选工具，除非为检查确定精确的临床标准。类似的限制也应用于"激励"新方法，如 CT 结肠造影、CT 支气管造影。对于儿童的 CT 检查需要正当理由更为重要，因为由于长期内随机出现延时反应而导致较高的辐射灵敏度及有效剂量也可能较高的事实是相辅相成的。

2.1 合理使用低剂量

在传统 X 线摄影中经常发生过度曝光，CT 无此现象。由于技术补尝了曝光参数中产生的较大偏差，一般影像与高质量影像间可能会有差异，但在较高曝光条件下所获得的影像不会立即显示。像进行传统 X 线摄影一样，"合理使用低剂量（as low as reasonably achievable，ALARA）"原则也很适合 CT。放射科医生操作时改变曝光剂量对患者具有重大意义。在通常的一些检查中，如肝脏中发现软组织病变，由于影像噪声降低了对比分辨力，需要通过增加曝光来改善；而在高对比区，像胸或骨骼，影像噪声不太重要，用尽可能低的曝光条件，尤其降低管电流，以获得临床上可接受的影像。剂量降低 50% 在没有丢失诊断信息的胸部是可行的。实际上，临床客观性非常有限，影像质量不是关键，剂量降低 25% 是可行的。

厂商在确保患者剂量最低方面起了重要作用：欧洲委员会建议扫描架应显示病人剂量；国际电子技术委员会也推荐显示 CT 剂量指数加权（ weighted CT dose index，CTDIw）、螺距的改变，不过一些厂商也涉及剂量-强度乘积（dose-length product，DLP）值。受到国际放射防护委员会极力推荐的另一个措施是主机管电流控制，根据体型进行曝光，且剂量可节约 15% ～ 50%。固体探测器的使用也可降低 30% 的剂量。总之，厂家有责任解释最高影像质量与最高辐射剂量之间的折衷选择，帮助放射科医生发现使用较低剂量来得到较好图像的方法。

2.2　培训

放射科医生接受设备培训时，往往是物理学家帮的忙，但没完全理解两种不同技术（高速或高质量）之间的折衷方法，以及何为"过量"，在可接受的影像质量的下降却不引起漏诊方面，医生做得很不好。因此，当一种新设备投入市场时，厂家必须训练在职人员，包括技术员及放射科医生。

3　欧洲的 CT 质量标准指南

此指南覆盖 6 个主要领域，已于 2000 年初出版，在网上也可查到（http://www.drs.dk/guidelines/ct/quality 1）。工作委员会不可少的工作是确定剂量参考水平概念。剂量参考水平在传统 X 线摄影中相对容易确定，但对 CT 却不易，因为剂量和各种检查的方式很复杂，对一些成人和儿科患者的常规检查，建议用 CTDIw 和 DLP 的原始值。

目前对所有涉及 CT 的检查必须进行如下观察：

①做 CT 检查必须有明确的正当理由。这就意味着积极思考是否需要检查，它是否可以由超声、MRI 取代；还有如果要做 CT 检查，是否符合当前的临床指南。

②必须以检查技术为目标进行临床应用，必须将曝光参数调制到最小剂量。

③为满足临床需要，使用一次螺旋曝光或连续扫描序列。

④当有明确临床资料支持应用对比增强扫描时，方可使用。

⑤管电流应尽可能地降到最小，尤其在高分辨力研究中。

⑥必须不断地研究文献，适时调整实际操作。

⑦影像中心应参与剂量的进一步研究。

CT 辐射防护不应该变成主观遐想或臆断，但同时不能固步自封，这意味着所涉及的医护人员要意识到不断涌现的资料及实践中潜在的变化，根据进展修正方案，同时也意味着建立当地剂量审查制度以确保检查遵从可能的参考水平，除非有临床正当理由才可超剂量。放射科医生、物理学家、厂商以及国家监督机构必须齐心协力，将 CT 放射剂量降到最小。人们必须充分意识到，儿童对于放射线有较强的敏感性，要以最低剂量获取诊断性影像。

——王骏. CT 放射剂量所面临的挑战 [J]. 国外医学放射医学核医学分册，2003，27（4）：187-189

CT 扫描技术优化进展

计算机体层成像（computed tomography，CT）在临床应用的初期，由于辐射剂量相对较大，检查时间过长，临床医生的认知存在一定的局限性，使得 CT 检查的应用远远不具备广泛性，其辐射剂量更未引起人们的广泛关注。随着 CT 设备的不断进步，从单纯的头颅检查拓展到全身检查，从滑环 CT 发展到螺旋 CT，从单排螺旋 CT 发展到当前的 320 层螺旋 CT，其图像质量越来越高，空间分辨力达 0.4mm；检查速度越来越快，球管旋转一圈仅需 0.27s；计算机后处理功能越来越强大，可进行多维的三维重组，空间分辨力达到各向同性。当今医患矛盾加剧，致使 CT 检查的适应证放宽，甚至拓展到良性病变的检查，临床医生对 CT 检查的认知度有了提高，最终导致其热衷地追随，用 CT 诊断一切，出现盲目利用 CT 进行诊断，即所谓"撒大网"。

然而，射线存在着两种风险：①累积的射线量的风险；②射线量过低造成图像质量欠佳而导致漏诊。因此，如何在两者之间寻求平衡，不仅是学术界关注的焦点，也引发了对辐射防护的重视。

1 X 线辐射的危害

1.1 放射剂量与辐射损伤

辐射剂量的增加导致基因突变，致使肿瘤发生也随之上升。有研究认为，DNA 双螺旋结构被打破是导致细胞的关键性损伤，辐射诱导突变基因或从双螺旋结构打破畸变增多可最终导致癌症，在低剂量和低剂量率下从 0 呈线性上升，因此，Feinendegen 概括为：电离辐射导致辅乳动物 DNA 受损，随着剂量增加成正比例关系。

1.2 影响辐射损伤的因素

X 线作用于机体后引起的生物效应受辐射性质（如种类和能量）、X 线剂量、剂量率、照射方式以及照射部位和范围的影响；也与年龄、性别、健康情况、精神状态及营养等有一定程度的差异；同时还存在人体组织对 X 线照射的感受性差异。

人体高感受性组织包括：造血组织、淋巴组织、生殖腺、肠上皮及胎儿；中高感受性组织包括：口腔黏膜、唾液腺、毛发、汗腺、皮肤、毛细血管及眼晶状体；中感受性组织包括：脑、肺、胸膜、肾、肾上腺、肝及血管；中低感受性组织包括：甲状腺、脾、关节、骨及软骨；低感受性组织包括：脂肪组织、神经组织及结缔组织。

2 CT 辐射剂量的危害

2.1 CT 辐射剂量

1989 年国际放射防护委员会称，尽管 CT 检查仅占所有检查的 2%，而对于公众诊断性成像的接收剂量，CT 却占 20% 左右。而英国认为此数据可能会上升到 40%，美国则认为会上升到 67%。多层螺旋 CT 检查其吸收剂量可能会上升到 40%。2002 年北美放射年会数据显示，CT 是医学辐射最大的来源。虽然 CT 只占科室检查总数的 15%，但其放射剂量却占 70%。有文献报道，2006 年美国大约进行了 6200 万次的 CT 检查，虽然 CT 检查只占所有影像学常规检查的 15%，但是由于每次 CT 扫描会产生相对较高的辐射剂量，因此 CT 扫描产生的辐射剂量占所有医学辐射剂量的 50% 左右。

2.2 CT 辐射的高危人群

以往认为，影像诊断学关于辐射导致癌症危险率增加的调查主要集中在某些特定的器官扫描或有特殊忧虑的人群中，其中最主要的是强调对患儿的致癌性。2006 年，美国有超过 6000 万次的 CT 检查，而且正以每年 10% 的速度增长，在这 6000 万次检查中有 4000 万次是儿童检查。在儿童中，因 CT 诊断带来的远期患癌风险比成人要高。此趋势对儿童成像检查是一个警示，因为儿童对于放射线影响的敏感性是成人的 10 倍多，女孩对放射线比男孩更敏感。当成人的放射剂量用于婴幼儿时，其剂量效应上升 > 50%。此结果部分是由于大物体（成人）中心剂量是表面剂量的一半，而对于小物体（儿童）

的中心剂量几乎就是全部表面剂量。一个小小的风险（0.35%）使得大量的检查（270万/年）成倍增加，于是个体患癌的小风险成为一个较大的公众健康问题。儿童的放射曝光癌致死概率预计高出成人每剂量单位的2～4倍。

在所有年龄段中，在同一放射线曝光剂量下，女性的危险性大约是男性的2倍，年轻女性在心脏CT检查中，乳房软组织的危险性增高。因此，放射防护主要目的是确定一个针对各项放射检查的最大剂量值和能够满足仪器设备检测需求的最小剂量值。

2.3 CT 的重复检查

越来越多的CT使用导致患者重复检查的概率上升。Leswick等报道，2001年30%的患者＞3次CT检查，7%的患者＞5次，4%的患者＞9次；30%的患者CT影像片数量＞3张，7%的患者CT影像片数量＞5张，4%的患者CT影像片数量＞9张。Sodickson等的结论是，33%的患者CT扫描＞5次，5%的患者至少进行了22次扫描。在这些人群中15%的CT累积剂量＞100mSv，而这个剂量范畴在流行病学已是可信服的证据用来说明增加了导致癌症的危险。Leswick等最近指出，美国有1.5%～2%的癌症患者致病原因是受到了CT扫描的辐射。

3 多排螺旋 CT 的应用

3.1 CT 扫描仪

在我国，新型CT扫描仪——多排探测器CT已装备到县级医院，是采用2个或更多平行排列的探测器，利用同步旋转球管和探测器阵列的第三代技术装备而成。由于其X线球管旋转一周可以获得多个层面的图像，因此又被称为多层面CT扫描仪。20世纪90年代早期就有双探测器或多探测器系统，多排探测器CT迅速被放射科医生接受，2000年末超过了1000台，世界范围内使用这类CT扫描仪的数量几乎呈上升趋势。

3.2 多排探测器 CT 的优势

多排探测器CT的优越性在于：具有更好的密度和空间分辨力、更快的扫描速度及更大的扫描容积。扫描速度可达到0.27s，采集的数据实现了X、Y、

Z 三个方向同性，使对比剂的利用率提高。加之其利用血管扫描自动跟踪技术，使被检部位增强效果达到一致，避免因受检者血液循环快慢或操作者对延时扫描时间判断失误而影响图像的强化效果。由此，多排探测器 CT 扩展了其在临床应用的范围，将 CT 从单纯形态学诊断向功能性诊断推进了一步（如脑和肺的灌注成像、动态心脏功能分析以及实时四维成像等）。16 层 CT 的性能是传统螺旋 CT 的 25 倍以上，而当今的 64 层 CT 机已开始广泛投入使用，且 320 层螺旋 CT 也已应用于临床。

4 放射防护的目的与原则

放射防护的目的在于保障受检者和放射工作人员及其后代的健康和安全，防止发生有害的非随机性效应，并将随机效应的发生率限制到可接受的水平。为此，必须建立剂量限制体系：包括辐射实践正当化、防护水平最优化和个人剂量限值的三大基本原则。①辐射实践的正当化，是指医学影像学的放射检查必须具有适应证，避免给患者带来诊断和治疗负面效应的辐射照射；②防护水平最优化，是指在保证患者诊断和治疗效益的前提下，实施的辐射剂量应尽可能地保持在合理的最低水平；③建立照射外防护，包括缩短受照时间、增大与射线源的距离和屏蔽防护，合理降低个人受照剂量与全民检查频率。

5 优化 CT 扫描技术

5.1 把握 CT 检查的适应证

对于 CT 检查要有正当理由，考虑是否需要检查，是否可以由超声、MRI 取代。对于被检者来说，要提高国民对放射防护的知识水平，尽可能避免不必要的检查；扫描中尽可能地配合医生进行检查，并做好充分的检查前准备工作，减少不必要的重复扫描。

5.2 采用低剂量扫描方法

图像质量和射线剂量之间存在一定的因果关系，为了增加图像的分辨力或减少图像的噪声，往往需要增加扫描的射线剂量，这对于诊断而言或许有利，而受检者却额外接受了 X 线的辐射，为此将曝光参数调整到所需最小剂量（如对于胸部 CT 普查的受检者和儿童检查时可以考虑低剂量 CT 扫描）。如管电压不变，管电流的高低与 X 线辐射量呈正比关系，虽然管电流的降低增加了图像噪声，降低了图像信噪比，但对图像的空间分辨力影响较小，同时通过适宜的窗宽、窗位的调节以及多平面重建等后处理技术，对图像的质量并无明显影响。

对受检者进行低剂量螺旋 CT 检查时，受检者接受的 X 线剂量是常规扫描的 31%，有利于对受检者的防护；低剂量螺旋 CT 对 CT 球管也有利。X 线是由高速运行的电子流撞击靶面后产生，CT 球管的寿命取决于曝光的次数和每次的曝光时间，曝光次数越多，电子撞击靶面的次数也就越多，球管受损的概率相应增加。低剂量螺旋 CT 对球管具有保护作用；低剂量螺旋 CT 扫描对检查出的图像同样清晰，对小病灶及结节的检出与常规扫描检出的数量近乎一致，而且病灶的外形、大小等也与常规扫描一致。

5.3 适时调整 X 线辐射剂量

多排探测器 CT 在整个扫描过程中可根据受检者的体厚、密度及原子序数状况来适时调整其辐射剂量，改变以往无论受检者体质状况如何均采用统一的 X 线剂量，做到 X 线剂量个体化，使低剂量和超低剂量的 CT 扫描成为可能，尤其对高对比结构，如肺或骨骼，只需 1mAs 的有效剂量即可将肺血管 CT 的检查效果做到最好。超低剂量应用可将 X 线剂量降至 0.4mSv 以下，此剂量相当于采用 100 速屏 - 片系统传统后前位和侧位胸片之和。在扫描过程中根据受检者身体不同的密度、厚度及原子序数等采用适时曝光剂量，即在受检者扫描时，其密度、厚度及原子序数越大，则扫描过程中的放射剂量也随之加大；反之，则减少。

5.4 精确体位设计及"目标扫描"

在扫描序列设定之前，尤其是在扫定位像时，要做到体位设计定位精确，避免过多地扫描人体，减少操作失误和重复扫描。为满足临床需要使用螺旋曝光或连续扫描序列。根据病灶的大小、部位等确定扫描的层厚、层间距及螺旋，如对于小部位、小病灶，为了更能突出其病灶的特点，可以采用薄层及小螺距扫描；而对病灶以外的部位可适当地进行较大的层厚、层间距及大螺距的扫描，以减少扫描层数，达到"目标扫描"。

5.5 扫描全程防护及严控多期扫描

当有明确临床资料支持应用，方可使用对比增强扫描。对于 CT 平扫加增强的受检者而言，需根据病情而定。如复查的患者，可以考虑直接增强，以减少平扫或多期扫描所致的辐射剂量的增加。

严格执行防护安全操作规则，在 CT 扫描时尽可能地避开对 X 线敏感的部位或器官，如造血组织及性腺等。对于无法避开的应做好扫描区以外部位的屏蔽防护，不能只采用铅衣单纯地覆盖，需采用围脖之类，预防 360° 的辐射。扫描时尽可能让陪伴人员离开，对于危、急、重症患者的陪同人员应穿铅防护衣并尽可能远离 X 线球管[1]。

6 结语

在合理使用低剂量的原则下，做到"曝光剂量个体化"；根据诊断需求将曝光剂量降至最低，接受具有适当噪声的图像，以达到在放射曝光最小代价下获得好的诊断性图像。要充分利用 CT 的"非耦合效应"，即数字和电子控制使得最终影像与放射剂量分离。在合理使用低剂量的前提下，进一步做到放射剂量个体化。

——王骏，刘小艳. CT 扫描技术优化进展 [J]. 中国医学装备，2015，12（2）：72-75

多排探测器 CT 成像技术

多层 CT 采用 2 个或更多的平行探测器阵列，利用同步旋转 X 线球管和探测器阵列的第 3 代技术装备而成。20 世纪 90 年代早期就有双探测器或多探测器系统，1998 年又引入了 4 排探测器系统，2001 年和 2002 年就可买到 8 排、10 排、16 排或更多排探测器系统的 CT。多层 CT 很快就被放射科医生接受了，世界范围内使用这类 CT 扫描仪的数量几乎呈指数上升：1998 年安装了 10 台，1999 年中期就有 100 台，而 2000 年末超过了 1000 台。

1 探测器的类型

多层扫描仪目前可同时获得 2、4 或 8 个层面，但除双探测器系统外，为了完成一个以上的准直设置，所有多层 CT 扫描仪有 4 排以上的探测器。这是依据适当的准直和增加邻近排探测器的信号而达到的。

这里有 2 种探测器阵列类型，矩阵探测器由相同厚度的平行探测器组成；自谐调阵列探测器由不同厚度的探测器阵列而成。这 2 种类型的探测器各有利弊，目前没有哪个系统真正优于另一个。混合探测器在中央使用较小的探测器，在探测器阵列的周边使用较大的探测器，在所有 16 层扫描仪中都这样使用。

2 系统性能

系统性能与探测器排数 N 成正比，且用 X 线球管更短的旋转时间（rotation time，RT）而性能有所改善。除双探测器扫描仪外，这个概念同样适用于标准螺旋 CT 或多层 CT。

由于高性能系统，快速扫描和薄准直变得可能。用 4 排探测器的多层扫描仪可对胸腹（层厚＜ 1.5mm）进行均质成像，但扫描持续时间与"传统"

螺旋 CT 一样。就均质扫描而言，仅用 8 层和 16 层扫描仪才可使扫描持续时间显著降低。

3 扫描参数

和螺旋 CT 扫描一样，层面准直（section collimation，SC），每旋转 1 圈检查床前进的速度（table feed，TF）以及螺距（pitch，P）是多层 CT 最重要的获取参数。除重建增量（reconstruction increment，RI）外，重建影像的有效层面厚度或层宽（section width，SW）也是最重要的重建参数。所有其他参数仅在特殊病例中有所不同，和探测器排数 N 一起，可得到获取参数 N×SC/TF 以及重建参数 SW/RI。

和多层 CT 扫描仪一起使用的 pitch 有 2 种解释，取决于探测器阵列（N×SC）是否选择一个层面还是整个准直作为参考。为了区分它们，由众厂商解释的用星号标明（P*），而为众多物理学家所解释的 P 代表"正式"：

$$P = TF/N \times SC$$

$$P^* = TF/SC$$

当用单层螺旋 CT 时，不管探测器排数 N 为多少，螺距 P 理论上可增加到 2。在 4 排探测器的多层扫描仪中相当于 P* = 8，而在 16 排探测器的多层 CT 中相当于 P* = 32。实践中，根据不同的厂商和扫描仪探测器排数，最大螺距在 1.5 ~ 2。

只要 SW ≥ SC，那么，不依赖 SC 可选择 SW（层厚效应）。可根据厂家，多层原数据插入及重建类型来选择 SW。在 4 层系统中，原数据插入（Z- 滤过）可基于类似螺旋 CT180° LI 和 360° LI 的算法。但就层厚效应和噪声而言，随着 4 排探测器螺距 P* 从 1 ~ 8 的不同，此算法的性能也成倍地增加或减少。这是因为第一排探测器的螺旋轨迹与第二、第三或第四排探测器螺旋轨迹重叠而（P* = 1、2 和 3）产生冗长的数据。因此，GE 公司只使用 2 个不同的螺距和相应的 SWS。用 P* = 3 扫描称为 HQ（"高质量"）模式，用 P* = 6 扫描称为 HS（"高速"）模式。所有其他厂家可在 1 ~ 8 之间任意选择螺距。此外，东芝给出各种不同的 Z- 滤过的选择，可根据各个用户的需要采用 SW 及噪声状态。西门子决定用一个自调谐 Z- 滤过，确保恒定的 SW 而不依赖于螺距的选择。同时，在一个恒定病人剂量上影像噪声也不依赖于螺距。后一种方法使用户操作更容易，因此，他们不再担心螺距、剂量以及影像质量之间的关系。

用 8 排和 16 排扫描仪锥形 X 线束效应变得更显著，而对原数据插入及重建需要新的算法。当前所使用的技术（锥形 X 线束插入）从真正 3D 背投影到每一个 Z 位置的斜面重建，然后从一个真正的 3D 容积数据插入。

用 GE 公司的扫描仪时用户根据临床需要首先选择层宽 SW，和单层螺旋 CT 一样，但对于 4 层扫描仪在各个步骤中 SW 是最小探测器准直的倍数（即：1.25、2.5、3.75、5、7.5 和 10mm）。所以，用户不得不决定是否用 4×1.25mm 或较厚的准直扫描。对于多平面重建（MPR），数据组不得不再次用较薄的层面重建。

如果用其他类型的扫描仪，首先选择获取影像的参数，然后再决定重建参数，以适合临床情况。可任意改变重建 SW（通常为 1mm），但前提是它比选择的准直 SC 大。

在许多临床设备中，重建 SW 将类似于在单层螺旋 CT 中所使用的数字。对于胸腹部，大部分常规设备有 $5 \sim 7.5$mm 将足够了。而对于肺或骨骼的高分辨率 CT（HRCT），$1.5 \sim 2$mm 的 SW 将产生好的结果。

当要求成像平面而不是原始轴层时，MPR 将不得用薄层重叠数据库来进行。薄层宽（SW）和 50%SW 的重建增量（RI）为"第二类原始数据"。对于小视野（fields of view，FOV），RI 不需要比像素尺寸（＝ FOV/512）小。为了最佳信 - 噪比，应选择比准直 SC 宽 25%～30% 的 SW（即，当准直为 4×1mm 时，SW ＝ 1.25mm），因为如果 SW 等于 SC，那么影像噪声不按比例增加。然后用第二类原始数据建立任意方向（甚至轴）的平面重建和依赖于噪声水平以及临床成像的层面厚度。在多数情况下只有厚的影像用于临床报告。

4 放射线曝光

与同一厂家的螺旋 CT 扫描仪相比，当使用相同毫安病人曝光量显著增加。这是因为扫描仪几何改变导致每毫安高 CT 剂量指数（CT dose index，

CTDI)（如：GE 公司）或由于不再给定毫安，但提供毫安效应（mAseff=m/s/p）（如：西门子公司）。在后种情况下，螺旋 CT 扫描用 160mAs，5mm 准直，床速 8mm（P = 1.6 → 100mAseff），而同等病人曝光多层扫描仪需 100mAs（mAseff 更精确）。一些用户仍然用 160mAseff，因此，增加病人剂量。

用薄准直将显著增加影像噪声。与螺旋 CT 相比，它通过增加 mAseff 至少可以部分补偿。由于较少的部分容积效应，用薄层允许较高的影像噪声。不管怎样，重建较厚的层面，不仅 MPR，轴像也能避免所需剂量的增加。

从原数据中可直接重建轴位影像，而 MPR 最佳质量需要首先"第二类原数据"的重建。这些数据通过容积数据可用于重建冠状位、矢状位或任意方向重建。而且依据增加这些重建的厚度可提高影像质量。用此技术多层 CT 所需剂量保持在同样层厚螺旋 CT 的相同状态。

低剂量和超低剂量也可以，尤其对高对比结构，如肺或骨骼。在检查人体横断面的放射补偿是适当（儿童、瘦的病人、胸、颈、四肢）的情况下，低 kVp 技术增加骨、对比剂的 CT 补偿，这样可在不削减信 - 噪比的情况下降低剂量。例如：在 80 ~ 90kVp 肺血管的 CTA 效果很好，只需 1mSv 的有效剂量，超低剂量应用可降至 0.4mSv 以下。此剂量相当于采用 100 速屏 - 片系统传统后前位和侧位胸片之和。

5 影像显示和评价

与螺旋 CT 一样，电影显示中影像重复显示主要依据（厚）轴层交互式显示。此外，甚至作为一种替代，可重复显示 MPR（如冠状面）。由技术人员进行这些 MPR 的重建，以便影像快速判读；在轴层保留不清的情况下，也可作为一种解决问题的工具由放射科医生进行交互式 MPR 重建。

6 3D 显像技术

当今用于临床 3D 工作站的 4 种主要显像技术是多平面重组（multiplanar reformation，MPR），最大密度投影（maximum intensity projection，MIP），表面阴影显示（shaded surface display，SSD），以及容积再现（volume rendering，

VR）。前 2 种技术只限使用于外观显像，而后 2 种技术可用侵入式或内部显像，可作为内镜使用。

　　在数据显示方面，MPR 是一个非常方便且适用的技术。传统 MPR 的一个主要局限是要显示的结构必须位于一个平面内，而希望 3D 显示的几乎所有结构都不在单个平面内，所以，一个 MPR 不能显示一个结构的全部，当结构弯弯曲曲时 MPR 会产生伪狭窄。用曲面重组（curved planar reformation，CPR）可以解决这个问题。

　　类似于 MPR，CPR 是一个单体素厚度断层，但它能显示一个连续纵断面，因为此显示平面曲线沿着兴趣结构。在横断面上，根据观察人为地在兴趣结构上设置点来创建 CPR、MPR、MIP、SSD 或 VR。这些点与通过容积垂直希望进行 CPR 观察延伸的 3D 曲线相连。CPR 对于显示管状内部结构，如血管、气道以及肠腔是十分有用的。它对于立即显示这些腔的邻近结构，如附壁血栓、外部或外生性肿瘤也非常有用，而不用任何数据编辑。CPR 的一个显著局限是它高度依赖于曲线的精确度。位置不精确或点的数目不够可导致曲线"脱离"兴趣结构，产生伪狭窄。而且，一个单一曲线不能充分显示偏心病变；因此，应该产生彼此垂直的 2 条曲线来提供更完整的偏心病灶的显示，尤其是狭窄。

　　当选择一个特定的投影（如前后位），X 线垂直射向在 2D 输出影像上用各个 X 线编码的最大汇集值的容积数据影像时，形成了 MIP。其结果是全部容积"损害"，而只有最亮结构才显示。这种方法的变异包括用于显示气道最小密度投影（minimum intensity projection，MinIP）；和各个 X 线所有像素值汇集以提供一幅类似于 X 线照片影像的 X 线总数或平均密度投影。MIP 优于 MPR 有一点在于不在单一平面的结构可作为一个整体显示。但是，MIP 的局限在于骨或其他诸如比对比增强血管还细小的结构将模糊血管。同样当进行 MinIP 时，对病人的外部气体将模糊气道和周围的肺。克服这些局限有 2 种方法：厚 -MIP 和预览校对。经限定数据的平面，然后"加厚"垂直这个平面产生厚 -MIP。加厚平面的过程可用于 MIP、MinIP、线束或 VR。选择一个不会导致十分高的衰减结构（骨或金）和兴趣结构（血管）垂直的厚层面，无须消耗时间也无须依赖校对操作，兴趣结构就可清晰显示。然而，这种方法只限于 5 ～ 30mm 厚的显示。如果希望较大容积的扫描数据的 MIP，那么必须重点校正数据以去除模糊结构。模糊组织解决后，MIP 还有一些永久局限，它们不能提供深层次及复杂解剖部位的评价。比如，主动脉瘤的颈部，当显示分叉部时相对于先天性分支缩短很难识别归因于其基部的长度与主动脉本身的重叠。

表面遮盖显示依赖灰阶从一个发光的假像源去编码表面映像提供优美的 3D 解剖显示。SSD 主要用于临床工作站显示单一表面，是用户选择阈值间的界面。因此，12bit 的 CT 数据用各个像素阈值的上下限转化为二进制数据。一些工作站允许用不同的彩色表面来定义和显示多个阈值范围。在此，不同的色彩编码不同组织类型或结构以帮助它们相邻结构的显示。对于各个类型，通常需要用阈值和校对进行数据分段，这将增加所需的算术处理时间。如果不考虑给定的组织或分类数确定各类阈值范围的选择通常是任意的，实质上可以限制数据判读的精确性，尤其是当判断狭窄的程度时。当钙化灶伴随着动脉狭窄时更是这样。通常斑块脱落在血管腔阈值范围内，导致局部扩张的假象，而不是狭窄。

最终，最复杂的显示技术是 VR。对于 VR 有许多不同的显示和界面，但通常的方法是从整个透明到整个不透明的各种不同的不透明水平来赋予所有体素值。这种不透明的函数可应用于作为特殊组织类型分类的整体或直方图的区域体素值的直方图。后者，选择相当于结构衰减值范围的矩形或梯形区域。梯形斜面从不透明的高处到完全透明的底边试图计算出结构边缘的部分容积效应。在梯形区域内或适当位置不透明曲线有一个陡的斜面被称为协定的过渡区，类似于 SSDS 的阈值水平。光效应可在类似 SSD 的模式下激活。因为 VR 没有表面限制，应用光效应基于空间梯度（如：一个局部体素附近内的衰变率）。结构边缘附近（高梯度）空间衰变率变化比结构中心（低梯度）更快。光效应在高空间梯度区域得到最佳体现。因为光效应和透明变化同时显示，在色彩方面它对 VR 显示常常有用。彩色应用于衰减直方图可允许像素值的不同以及避免光效应模糊，可用灰阶刻度编码。其他变量如反射率，可得到表面光照模型，但使用时要小心，避免显示不清。

7 编辑

临床 CT 数据的有效和准确 3D 显示面临的挑战是平衡需要和不需要校对显示技术的使用。通常，更倾向于避免校对时间的耗费，但在 1997 年临床上大部分工作站是不可避免的。校对有快速又简单的交互式切面的选择到用由 3D、ROI 校对区域延伸或连通性提供的中间步骤进行 2D、ROI 的选择。

当 SSD 或 VR 显示时，切面的使用对去除位于我们观察点和兴趣解剖之间的模糊结构非常有用。切面通常可任意取向，MPR 只限于曲线结构的显示，同样道理，切面只限于去除曲线结构。然而，在"适时"校对和显示环境中，切面校对是仅有的成功方法。最终，适时显示和分段需要改善容积分析效率，但此工具须变得更适用且硬件必须更快。

当画一个长方形或更复杂的形状，甚至是沿适当的线径把体积压缩成一定形状来选择 ROI 时，一个 3D ROI 的编辑就完成了。被选中的区域或是被去除或是为透视图而专门保留。就一个 ROI 的描绘要求十分便捷的技术，这样才能被应用于横断面。当进行 MinIP 时，它可用于消除胸部周围的气体；或仅保留颈椎或腰椎区域时，它有利于从数据集中去除脊柱。对于完成这种类型编辑的最简单的方法是从允许劈开平面的上、下进行 MIP，如：从脊柱和主动脉之间来识别。通常需要上部前旋 10°～20° 以校正腰椎前凸。然而，这种类型的编辑不能充分地去除骨盆、头颅和大部分肋骨，尤其是近胸腔入口处，此劈开的平面介于兴趣和含糊结构之间的解剖不能被识别。

处理区域的延伸/连贯性和块编辑问题有 2 个主要方法。两者都很有效，但当兼用逻辑运算，如减法时，在常规区域延伸是十分灵活且有效的。区域延伸或连贯性是一个基于阈值的过程，在兴趣结构内选择一个种子点，并允许其"长入"被限定阈值范围内的相关体素内。区域延伸作为单一编辑工具是不够的，因为种子可能会长进不合乎需要的结构内，也就是典型的"损失"区。为了克服这个问题，限制切面或"手术刀切"可用于不同数目的层面以分解结构。此技术的一个典型应用是分解从骶骨作为离开盆腔的臀上动脉。在数秒钟可分解动脉和骨骼之间的这些预知的损失部位。剩余横断面的快速搜索可显示与主动脉相关的疑难骨赘，一定是类似的分解，然后应用区域延伸并选择主动脉及其分支。采用区域延伸编辑 CT 数据有 2 种方法。首先也是最直观的是兴趣结构的选择以及从数据中删除所有未被选择的体素。此法有许多局限。首先，仅用一个区域延伸步骤可能会无法识别兴趣结构，如：一个闭塞血管的两边重建末端由于侧支血流或一个高度狭窄的血管使阈值变得不连续。其次，对于区域延伸值的选择，结构边缘将被任意地截去。因此，代表介于兴趣结构和背景之间转变的一个部分容积效应的边缘体素被排除了。当 SSD 看上去很好时，MIP 将好像用一把剪子从数据中去除它们来显示。这后一个局限可用一个简单扩大法来克服：编辑可"放宽"1～4个体素以包括这些边缘；然而，前一个局限不能用扩张来解决。于是，最好的方法是用区域延伸去识别骨骼，扩大它们 3～4 个体素以包括边缘并从原始数据中减掉它们。采用此法显示没有骨骼重叠的主动脉髂骨段结构，在 5min 之内就可编辑一个 200 层腹部和骨盆横断面的 MIP。此编辑数据也可用于无骨骼的 SSD 显示，提供主动脉及其分支的后面观。

块编辑也是编辑数据的一个有效方法。块编辑可依据用户预先选择不同层厚的数据块来工作。块被显示为 MIP 块并在各个块上画出一个 ROI。块越少，ROI 绘画就越少，但要去除复杂结构则需要多些的块。在许多应用上，每个块采用 5～10 个横断面，改善了同类 2D ROI 编辑的效率。此技术只限用于以下部位，如：骨盆，髂动脉贴近于盆壁，且骨盆有一个血管压迹或与颅底相邻的 Willis 环。

8　腔底显示

螺旋 CT 显示管腔内表面的能力促使"仿真内镜"的临床应用以检查肠腔、气道、血管和输尿管。尽管这些技术的应用几乎没有什么临床价值，但它们已引起了放射科医生和其他临床医生的兴趣。"仿真内镜"这个术语是个时髦话，它却是含糊的，可以自由地应用于显示管腔内部的任何技术。

——王骏，周桔.多排探测器 CT 成像技术 [J].医疗卫生装备,2006,27(2):52-54

科学看待标准摄取值

——《PET 和 PET/CT 临床指南》（第三版）译后感

　　《PET 和 PET/CT 临床指南》（第三版）由诊断学和核放射医学专家 Eugene C.Lin 和世界著名的分子影像学先驱 Abass Alavi 编写，王骏、徐明、孙涛、盛会雪主译。该书从最基础的 PET/CT 扫描仪的原理谈起，讲解了 PET/CT 检查前患者的准备、标准摄影值（standardized uptake value，SUV）、全身定量 PET/CT 成像、图像判读等临床基础知识，详细阐述了 PET/CT 检查在肿瘤学方面的应用，诸如脑肿瘤、头颈部肿瘤、甲状腺肿瘤、胸部肿瘤、乳腺癌、胃食管及胃肠道间质瘤、淋巴瘤、黑色素瘤、肝胆肿瘤、胰腺癌、妇科肿瘤、泌尿系统肿瘤、结直肠癌、肌肉骨骼肿瘤诊断方面的应用价值，以及在感染和炎症评估中的作用、化疗及放射治疗计划中的应用等，是一部涉及面广，内容丰富、详实、精炼，具有厚基础、宽口径、重实践、创新性及临床应用潜能的一部不可多得的优秀专著。该书不仅适合从事核医学、影像学、肿瘤学、放射治疗学以及医学影像技术学的医务工作者进行知识更新与学习借鉴，同样也适合相关的临床医务人员使用。通过翻译该书，笔者深感科学看待 SUV 至关重要。

PET/CT 检查前患者准备

　　1. 温度　人体内的脂肪有白色脂肪和棕色脂肪两种类型。白色脂肪储存能量，棕色脂肪在寒冷的环境下产生能量。棕色脂肪可以引起局部的氟代脱氧葡萄糖（fludeoxyglucose，FDG）摄取增加，在冬季，棕色脂肪中 FDG 的摄取更为常见，即使是短时间低温下暴露后（扫描前 1 ~ 2d 至数小时），PET 扫描也能观察到 FDG 的摄取。为此，患者在扫描前应穿衣服保暖，并避免低温 48h。此外，患者在注射和成像期间应持续保暖。

2. 运动　在进行 PET 扫描前，患者应避免剧烈运动至少 6h（最好是 24h）。患者在注射 FDG 前 5min 和注射后 20min 不要讲话，可减少喉部肌肉的摄取。

3. 血糖水平　血糖水平升高可能会降低恶性肿瘤中 FDG 的摄取。为确保低血糖和低胰岛素水平，患者应在检查前至少禁食 4h（除清水外）；注射 FDG 前，应停止肠外营养和含有葡萄糖的静脉液至少 4h。

4. 药物　减少肾上腺素刺激可以限制棕色脂肪的摄取。也有建议在检查前 12 ~ 24h 内避免咖啡因、尼古丁和酒精，其中咖啡因可以刺激心肌脂肪酸代谢，降低 FDG 摄取；另外，刺激交感神经系统的药物（如尼古丁和麻黄碱）可能会增加棕色脂肪的摄取，如有可能，在检查前应避免使用。

5. 水化作用　通过水化作用以及频繁地排尿，可减少膀胱放射性浓聚，并可能减少尿道伪影改善图像质量。加之，有效的水化作用可以降低软组织中的本底 FDG 活性。为此，建议在扫描前 2h 口服水化（如扫描前 2h 内饮用 1L 水）并在扫描后继续水化。

6. 检查时机　对于 PET 扫描的时间把握，多部指南均给出建议，活检后至少 1 周；术后 6 周（应根据手术操作的侵袭性进行调整）；射频消融后 4 周；化疗后 10d 至 2 周；放射治疗后 2 ~ 3 个月。

7. 哺乳期　哺乳期的乳腺高摄取与哺乳有关。然而，母乳喂养对婴儿造成的辐射大部分是因为婴儿和母亲靠得很近，但很少有 FDG 排泄到母乳中。注射 FDG 后，母婴之间的接触应限制在 12h 以后。应在注射后 12h 内停止母乳哺养，以减少母体摄取的体外辐射剂量。在此期间，母乳可以用奶瓶收集喂养婴儿。

影响 SUV 的因素

SUV 是指局部组织摄取的显像剂的放射性活度与全身平均注射活度的比

值，其存在着诸多的影响因素。

1. 体质指数　SUV 是一种半定量指标，许多因素都会导致结果的误判。SUV 与体重有较强的正相关，在治疗期间体重发生显著变化的患者中，使用去脂肪体重或体表面积计算 SUV 尤为重要。另外，肥胖患者的部分解剖结构可能超出了 CT 扫描的视野，这种 PET 和 CT 的视野差异会导致截断伪影。这一被截断的部分不能提供衰减校正的数据，从而导致 SUV 的人为降低。

2. 测量时间　FDG 给药后 2h 内，大多数病变组织的 FDG 摄取迅速增加，之后则缓慢增加。通常，早期成像测得的 SUV 低。相反，晚期成像测得的 SUV 偏高。早期扫描时通常会出现较大的测量误差，因为病变中的 SUV 尚未稳定。治疗干预后的早期 SUV 稳定。评估治疗反应时，注射和成像检查之间的时间差应小于 10min，因为如果超过 10min，基准摄取和治疗反应的摄取量会有很大差异，可导致 SUV 结果显著不同。

3. 病变大小　PET 在评估小病灶方面作用有限，在某些情况下，对于 1cm 以下的病变，PET 很难检测到，这时只用作阈值，但不是确定的临界值。< 1cm 的病变可以检测到，但灵敏度较低。PET 有时会因病灶太小而不能诊断模棱两可的病变。PET 评估较大的病变效果是最理想的，但对于 < 1cm 的病变可以根据病变所处位置进行评估。在这种情况下，PET 检查如果呈阳性，可能非常有帮助，因为这对于小病灶的恶性肿瘤是非常特异的。由于部分容积效应，SUV 的价值可能有限。

4. 病变部位　病变的可检测性在很大程度上取决于位置。在运动幅度最小（如腹膜后、颈部和四肢）和本底生理活性最小（如肺和腹膜后）的部位，病变可检测性增加。有大量生理摄取的部位（如肝脏）会降低小病变的检出率。在肺部，虽然本底摄取较低，但呼吸运动降低了病变检出率，尤其是肺基底部。PET/CT 检查特有的呼吸失调伪影进一步限制了肺基底部的病变检测。在不同的呼吸时相进行 CT 和 PET 检查，测量的 SUV 可能存在误差。经 CT 衰减校正的 SUV 在显著的呼吸运动区域（如肺底）的变化范围可达 30%。

5. 部分容积效应　小病变可能由于部分容积效应而人为地产生低 SUV。

当病变小于 2～3 个扫描仪最大分辨力的半高全宽时（大多数 PET 扫描仪实际为 5～10mm），会发生部分容积效应。如果使用标准 PET 扫描仪成像，2cm 以下病变肯定会发生部分容积效应。而且，任何 < 3cm 的病变都可能表现出部分容积效应。部分容积效应对较小的肿瘤更为显著。另一部分容积效应是本底活性"渗入"引起的。肺肿瘤与肝肿瘤具有相同的代谢活性，但由于肺肿瘤本底活性的"渗入"较少，其 SUV 可能较低。

6. 重建参数和衰减校正　滤波反投影图像重建的 SUV 可能与迭代重建的图像 SUV 不同，"热点"的 SUV 会随着迭代次数的增加而增加。平均 SUV 的大部分增加发生在前五个迭代中，随着迭代次数增加的越多，增加的程度越小。SUV 最大值将随着迭代次数的增加而稳步增加。因此，迭代次数对 SUV 最大值的影响将大于 SUV 平均值。衰减校正方法比重建方法对 SUV 的影响更大，尤其是在衰减校正引入伪影（如由于患者运动）的情况下。

7. 患者因素　骨折的摄取是可变的，可能取决于骨折的部位和严重程度。一些急性骨折可能没有明显的摄取。骨折摄取的持续时间是可变的，大多数骨折在 2～3 个月后基本上没有摄取。脊柱退行性骨刺有时可以显示大量的 FDG 摄取。软骨下囊肿可以有 FDG 摄取。与骨关节炎患者相比，类风湿关节炎患者的关节摄取更高。在类风湿关节炎中，如果临床有炎症，通常会出现摄取。此外，术后改变、药液的外渗等，均有可能造成摄取的改变与不对称。剂量外渗会导致 SUV 被低估。如果已知发生了剂量外渗，通常最好使用肿瘤与本底比值，因为它不受剂量外渗的影响。

8. SUV　最大 SUV 的主要优点是易于测量；主要缺点是，与其他 SUV 计算的方法相比，单个体素值受图像噪声的影响更大。SUV 平均值是感兴趣区域中所有体素的平均值，其主要优点是其受图像噪声影响较小，从而可获得更好的检测重复性。SUV 峰值是通过在感兴趣区域放置一个直径约 1.2cm 的球体（体积 1cm³）以肿瘤中最明显的摄取区域的 SUV 值作为峰值，并根据该容积计算平均 SUV。SUV 测量的可重复性与肿瘤反应的评估尤为相关，其中正确区分测量误差与肿瘤代谢的真实变化尤为重要。可重复性通常在短时间间隔内用相同的方案在同一台扫描仪上对同一患者重复扫描来确定。

小结

总之，在翻译该书过程中，笔者从字里行间感受到作者的专业素养与敬业精神，书中讲述的是专业技术，体现的是专业素养，但更是文化的传播、理念的交流和思维方式的碰撞。因此，笔者想把这部优秀专著推荐给广大医务同仁，衷心希望能够利用这些新的成像技术和诊断工具更好地为患者服务。

——王骏 . 科学看待标准摄取值 [N]. 中华医学信息导报，2021，36（18）：第 22 版

大数据背景下的医学影像技术质量控制

医学影像技术质量控制需要整个医学成像链的所有程序规范化。这里面涉及成像链的各个环节的标准化。需要大数据背景下的专家共识，更需要学科建设与人才培养，需要新思想、新成果支撑。

成像设备质控需要计量标准：医学计量是保证人体生命体征的生命参数、用药剂量、医学设备等计量单位的统一和量值传递准确可靠的测量科学，是保证医疗设备安全、有效、准确、可靠运行的有效手段，是科室科学化管理、规范化管理的依据，是质控的基础，这对降低医疗风险和保证图像质量具有重要意义。

成像技术手段需要质量控制：对于成像技术的质量控制需要做到细节化管理，并实行全程监控。要在成像角度、成像参数、成像时机，甚至是在色彩饱和度上下一番功夫（如 3D 图像显示），这就需要可操作的规范与专家共识。

可借鉴国际医疗机构评审联合委员会工作标准：国际医疗机构评审联合委员会是世界卫生组织认可的全球评估医院质量的权威论证机构，也是最具公信力的国际医疗质量评审机构，"质量"与"安全"是它的核心内容。

医学影像技术质量控制需要复合型人才：质量控制需要准入制，需要规范化培训，需要复合型人才、亚专科人才，需要多模态的人才培养。

医学影像技师必须具备多模态地不断学习与自我完善的理念，努力把自己打造成为一名医学家、理工学家，甚至社会学家，具备分子生物学、信息学、循证医学和技术评估能力，以形成自己独创的思维和学术思想，只有这样方能适应大数据背景下的医学影像技术质量控制要求。

——王骏. 大数据背景下的医学影像技术质量控制 [N]. 中华医学会第二十四次全国放射学学术大会暨第七届东方放射学大会《每日新闻》，2017年 10 月 15 日第 11 版

医学影像人工智能方兴未艾

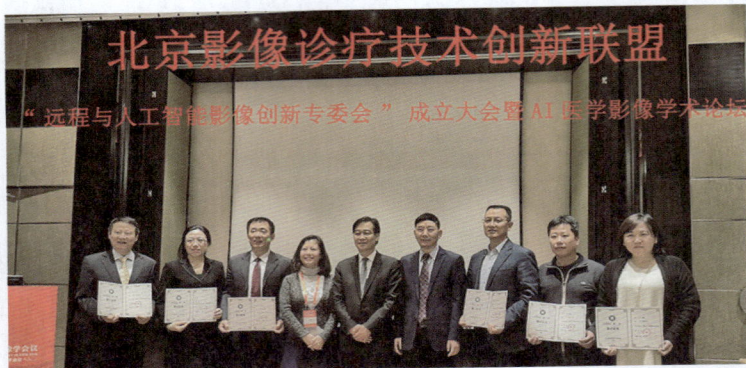

图1　2019年年底，本书作者（左一）在"北京影像诊疗技术创新联盟'远程与人工智能影像创新专委会'成立大会暨AI医学影像学术论坛"上被李宏军教授（左五）授予副主任委员，并与丁黔秘书长（左四）、陈惟（左二）等同仁合影

　　近来，人工智能在多个领域得到飞速发展。在众多热点新闻中，各种"人机大战"总能吸引大家的目光。

　　除了常见的人脸识别、语音识别等技术，如今，人工智能技术在医学领域也大放异彩，特别是在医学影像计算机辅助检测与诊断方面，人工智能正在发挥着越来越重大的作用。

为医学影像诊断"添翼"

　　医学影像结合人工智能的概念，早在20世纪60年代就被提出，初期主要采用逻辑与统计模式识别方法概念，尝试用于放射诊断流程。20世纪80年代后，随着计算机的不断发展，推动了医学影像数字化转变，人工智能医学影像由知觉主观方式向定量计算方式转化，出现了计算机辅助诊断系统等。

但只有以深度学习为代表的新一代人工智能技术结合下的医学影像，才具有真正成熟应用于临床实践的能力。除人工智能新一代算法不断进步外，强大的计算机存储等硬件能力提升，以及医学影像全面数字化而产生的大数据时代的来临，共同促成当前人工智能医学影像发展的外在条件。

大家总认为，机器比医学影像科医生"厉害"。但实际上，目前这一优势仅局限在极个别单项上，机器或许可以弥补医生的"先天不足"。比如微小肺结节的检出，医生因为观察精度、精力、耐力等有限，确实不如机器找得准、找得快。再比如，对病灶体积的测量，以前医生也只是从连续二维图像上估测，而机器可以更快、更精准地进行测量。

人工智能确实更厉害？

但是，所有这一切只是把原来医生做得不够完美的方面进一步推向精准，完全谈不上取代医生，只能相当于给医生提供了一件更趁手的工具。

比如，有时人工智能在单项检测上可能会有相对较高的检出率。但如果把真正的模型放到实际的临床环境中测试，准确率会大幅度下降，致使临床的实用性、可靠性大打折扣。

人工智能医学影像究竟谁更厉害？目前众说纷纭。

有人认为，人工智能在医学领域应用很难开展，因为对人体机能的认识，目前还有很多不清楚，只能在一些变量相对来说较小的领域先试用。例如医学影像学，有足够的数据支撑，人工智能读片应该很容易达到中上水准。

在此前广受关注的 AlphaGo 与李世石的一场"人机大战"中，既然电脑能赢，说明它在具有特定规则和明确目标的领域确有强大优势。

在医学某些领域同样如此。因此，有人预言：放射科医生首先被电脑取代，然后是病理科、皮肤科……然而，也有人这样认为：看病不是做题，没有标准答案。同样的疾病，根据患者不同的身体状况，需要做相应调整，即患者存在较大个体化差异。

也正因存在正反面的意见，不免又产生了新的问题：如果真的准许机器人行医，那么发生医疗事故如何定责？是设备生产供应商？还是机器人？抑或是医院？

笔者认为，再好的机器也不能完全替代医生，只能是给医生提供帮助，毕竟医生能给患者提供人文关怀等机器不能完成的工作。

医学影像的困境和突破

调查显示，美国医学影像数据年增长率为 63%，放射科医生数量年增长率却仅为 2%。

我国医学影像数据年增长率约为 30%，而放射科医生数量年增长率约为 4%。我国仅有 8 万多名放射科医生，他们每年要诊断 14.4 亿例影像。但公众对于影像诊断的需求却在不停地增加。预计到 2020 年，我国 65 岁以上老龄人口将达 1.67 亿人。面对爆炸式增长的医学影像数据集和数量少且水平不一的阅片医生，医生工作量大、过度疲劳，或将更容易导致误诊、漏诊。

虽然，相关数据显示，到 2025 年，世界人工智能市场总值将达到 1270 亿美元，其中医疗行业将占市场规模 1/5。但我们需要冷静地认识到，人工智能绝不是一蹴而就的事。同样的仪器设备，由不同的人使用，所产生的图像数据或质量可能不一，加之各类设备之间存在的数据差异，均会严重影响图像的数据采集、特征提取、图像阅读。

为了解决这一问题。首先，我们有必要进行大数据的规范化作业，对各类数据进行标准化处理，尤其是制定出"金标准"，以大幅减少医生及机器学习所致误诊、漏诊的可能性。

其次，还需要在大数据基础上，提炼加工、深度挖掘。只有优质的数据、标准化的数据、规范化的数据，才能形成可靠的大数据。

同时，更为重要的是人工智能亟须更多既懂医学，又懂理学、工科的"跨界"人才。

此外，还需要高性能的计算机环境，不断开辟新颖的计算机算法，使机器能不断学习、深度学习，让机器越来越聪明，并使我们的医生也越来越具有"掌控力"。

　　无论如何，人工智能医学影像是以深度学习等新一代人工智能技术、高性能计算能力及医学影像大数据共同促成的时代产物，同时也是当今社会医疗发展重要的需求方向。人工智能是当今科技发展颇具代表性的前沿方向，它与众多学科及产业领域相融合，将对未来的科学及社会生产方式产生更大的影响。

　　——王骏. 医学影像人工智能方兴未艾 [N]. 健康报，2019 年 3 月 4 日：第 8 版

人工智能与智能医学新专业建设设想

"人工智能、基因工程、纳米科学"被誉为 21 世纪三大尖端技术，其中"人工智能"正以极快的速度改变世界，并逐渐应用到社会的各行各业，尤其在医学领域的应用前景广阔，引人关注，以至于出现了量子技术、量子医学。

1　智能医学的人才需求

我国医疗领域，人工智能人才的需求尤为迫切。目前已知行业包括：开发医学人工智能技术的科技公司，如阿里巴巴、腾讯、联想等；各大医院、医药卫生主管部门、医疗器械公司、社区健康服务机构；药物研发公司和机构等。据预计，至 2025 年人工智能应用市场总值将达到 1270 亿美元。

2016—2017 年，我国大于 40 家公司致力于智能医疗辅助诊断系统的开发与研究。2018 年年底，猛增至数百家。在号称医学影像的"世界杯"与"风向标"的北美放射年会上，有 50 余家人工智能厂商参展。2017 年 12 月我国工业和信息化部提出了《促进新一代人工智能产业发展三年行动计划（2018—2020 年）》。2019 年 4 月，教育部颁布"六卓越一拔尖"计划 2.0 版，主张发展新工业、新医科等，以推动我国教育质的飞跃。由此，人工智能与智能医学新专业建设提到议事日程。

加之，由于近年来"卷积神经网络"在图像识别领域的突破，利用人工智能来解决医学影像识别效率低和重复劳动等问题，已成为人工智能在医疗领域的主要应用方向。据不完全统计，目前我国有 300 余家从事医疗影像相关公司，其中从事人工智能影像的企业不少于 100 家。2018 年 7 月 20 日在苏州举行的中国医疗装备协会的年会上，还专门成立了"中国医疗装备人工智能联盟"。

随着人工智能、机器人、大数据等新技术与医疗健康相关领域的结合日趋紧密，现代医学模式面临重大变革。智能医学正在成为创新驱动卫生与健康事业发展的先导力量，亟须在相关领域培养一批具备学科交叉融合特质、创新与实践能力突出的复合型医学领军人才，来引领未来医学发展。同时，智能医学服务医疗健康产业的潜力巨大，以 Dr. Watson、Leonardo's Robot 等为代表的智能医学新技术、新产品方兴未艾。未来全球市场空间预计超过数千亿量级，医工结合背景的相关产业人才需求也十分旺盛。而有关"智能医学"本科专业的设立，正是顺应这种需求而产生的。该专业学生既要熟练掌握医学类知识，也要学习智能类课程，毕业后不仅要具备医学专业基础和临床实践能力，还要拥有运用前沿工程技术破解医学问题的能力。可以说，"智能医学"相关专业是新医科、新工科教育综合改革的有益探索。该专业的创建是学科交叉融合和跨界整合，可以促进医学教育、工程教育、科学教育、人文教育的有机融合，培养出具有家国情怀、国际视野、法治意识、生态意识和工程伦理并且兼具人文关怀的医工高端复合型、应用性、灵活性和医学拔尖创新人才。

仅以江苏省为例，其是医疗大省，人口多，拥有国内一流的医药资源，根据《中共江苏省委、江苏省人民政府关于深化医药卫生体制改革建设现代卫生体系的意见》，到 2017 年全省卫生投入达到 1000 亿元左右，用于现代医疗卫生体系建设，加快医疗卫生信息化、智能化的建设进程，大力发展远程医疗、网络诊疗和健康咨询，建立区域远程影像、检查检验等系统，促进医疗卫生服务便利化、规范化和管理精细化。与智能医学飞速发展相比，在全国范围内相关人才极度匮乏，目前全国仅有南开大学和天津大学 2 所高校开办了本专业，2018 年秋季初次招生，人数只有 60 人，远远不能满足全国医药事业智能化发展的需求。毕业生供不应求，因此该专业具有较好的发展潜力和旺盛的市场需求。

基于以上方面综合考量，有责任、有义务顺应现代医药学发展的潮流，为苏北地区、江苏省、华东地区，乃至全国培养智能医学工程专业专门人才，推动国家和全省的医药卫生事业现代化、智能化进程发展，为"健康中国"战略目标的实现进行人才储备和知识储备。

2 智能医学新专业建设的意义与培养目标

2.1 意义

智能医学相关专业的建立，将更加充分利用医学、药学、生命科学、数学、物理、化学、计算机、统计、软件科学和人文学科等资源，为培养智能医学相关领域专业人才提供良好的平台，同时也为学科建设的发展打下坚实的基础，产生一大批科研成果与学术专著，利于院校整体教师的素质提升。

2.2 培养目标

秉承服务国家智慧医疗发展战略，围绕"发挥学科综合优势、推动学科交叉融合和跨界整合的总体目标，坚持"厚基础、重创新"的培养理念，着眼未来医学发展趋势，培养具有良好的科学素养和创新意识，具有医学背景，掌握人工智能相关理论和技能，科学基础厚、工程能力强、综合素质高的人工智能医学专业人才。

3 智能医学的基本要求

3.1 政治思想素质

培养学生热爱中国共产党和社会主义祖国，坚持四项基本原则；具有辩证唯物主义和历史唯物主义的哲学基础修养和全心全意为人民服务的精神；具有高尚的道德情操、强烈的社会责任感及事业进取心；具有勤奋的工作态度和严谨的科研作风；愿为祖国现代医学事业的发展而努力学习。

3.2 科学文化素质

通过医学预科与自然科学教育使学生具有广博的自然科学基础知识，尤其是近代数学、物理、化学及信息科学知识；具有必要的人文与社会科学的知识基础，并熟悉、掌握 1～2 门外语；具有良好的表达和人际交流能力，善于组织管理，了解国家卫生政策与法规；在本专业领域内能够熟练地使用计算机以及计算机化的情报信息系统。

3.3 专业技能素质

通过专业的学习与训练使学生具有扎实的基础医学、生命科学、信息科学与计算机科学的基本知识，同时具备统筹各个学科交叉点的综合视野。通过科学研究的系统训练，使学生具有科学研究的初步能力；善于通过自学来获取和更新专业知识，不断完善自我；具备参与社会与企业医疗相关领域工作的能力。具体如下：①掌握医院智能化管理系统的专项设计与咨询服务，能够独立建立架构医院智能化网络服务系统、智能化数据中心系统、智能化安防系统等。②掌握药械智能化系统，进行智能药物的研发。③掌握临床检验智能化系统及智能医学影像识别技术等。④掌握大数据框架，数据挖掘算法、机器学习算法，并熟悉神经网络到机器深度学习的全过程。⑤了解机器人作业，掌握医疗机器人以及机器人手术的基础知识及相关应用与维护保养等。⑥掌握并能够对医院设备进行智能化管理与维护。⑦能够对健康大数据进行智能化管理，对诊疗进行智能优化。

3.4 身心素质

综合教育使学生具有良好的心理素质和承受能力；培育关心他人、团队合作的工作作风；富有竞争意识和开拓进取精神；能够将良好的智力、专长与心理进行和谐的统一，身心健康。

4 智能医学必修课程模块

通过4年的在校课程学习与实习，优化课程体系，达到学士学位授予条件者，经校学位委员会审定，颁发中华人民共和国工学学士学位证书。具体的必修课程共41门、2871学时，如下所示。

4.1 公共基础课

共10门，911学时、54学分。思想道德修养与法律基础、中国近现代史纲要、毛泽东思想和中国特色社会主义理论概论、马克思主义基本原理、高等数学、军事理论、体育、英语、计算机基础、医用物理学。

4.2 专业基础课

基础医学与临床医学板块，共 13 门，912 学时、54 学分。人体结构学、人体机能学、生物医学导论、临床医学基础、临床疾病概要、诊断学、生理学、流行病与医学统计学、药物研究概论、医学心理学、医学伦理学、文献检索与论文写作、病理与病理生理。数理科学板块，共 10 门，556 学时、32 学分。线性代数、离散数学、概率与数理统计、数据库原理与技术、数学分析、数据结构、医学数据挖掘、实用软件技术、网络与实用技术、计算机编程。

4.3 专业课

共 8 门，492 学时、28 学分。人工智能导论、智能医学应用及实验、机器学习、健康大数据智能管理、医院智能化管理、医疗机器人、智能医疗设备、医学影像识别。

5 智能医学主要实践性教学环节

公共基础课学习 1 年，专业基础课与专业课学习 2 年，毕业实习 1 年，一般安排在综合性三甲医院、大型企业及科研院所；学生学习结束，完成规定的学分，通过毕业论文答辩，并通过国家或省计算机二级考试及全国大学英语四级考试或通过校学位英语统测后，可获工学学士学位。具体如下：①医院设备科轮转半年；②大型企业及科研院所轮转半年；③论文答辩，每年 6 月回校统一答辩。

实习中期，由系部同教务处实习科、实习基地领导，对实习计划的实施，学生思想政治工作、学习、纪律等方面进行一次全面检查，以便及时总结经验，改进带教实习方法；所在实习科室结束时，对学生撰写的个人小结以及带教老师根据学生实习情况和业务掌握程度进行公正、客观的书面评价，亦可进行实际操作考核，并由科主任签字。实习小结及评语填入《毕业实习考核表》。实习结束后由实习组长交教学办填写总评意见，并审定盖章。努力建立健全校与校、校与企事业单位及科研院所交叉培养体系。

6 智能医学的培养模式

学生在前 3 年完成学校公共课程及专业基础课程（包括基础医学、数理统计和计算机软件等专业必修课程）的学习，最后 1 年实行模块化教学和"导师制"科研创新体验。智能医学工程专业的导师主要来源于但不仅限于系部、公共卫生与预防医学系、药学部、理学部、基础医学部、信息网络中心等，打造优质师资队伍，进行联合培养，要与临床、大型科研院所相嫁接。专业选修课程按照智能医学工程在医学领域不同的应用方向分成不同的模块：智能医院与健康大数据管理、智能影像识别、智能诊断治疗设备开发、精准医学与智能药物研发。学生按照自己的兴趣自主选择一个或多个专业方向的导师，并在导师的建议下完成相应模块的课程。最后一个学年在国内高校、研究所、大型企业完成生产实习。进行分层化、多元化、动态化的人才培养模式，具体如下：①学生遴选，学校统一招生。②单独教学计划，积极开展专题知识讲座和研讨型教学。在专业课上实行小班教学，专业课程由在科研和教学上有一定经验和创新精神的教授进行课程授课。③配备一流师资，充分利用院校及地区优势，甚至海内外名师授课，努力使学生适应国际环境，与国际接轨，以弥补教师严重匮乏。④提供优质教学资源，图书资料、计算机房、实验室全天候开放，探索共建、共享实验室模式，开发高质量课程资源与教材，做到"教、学、创"一体化教学。⑤充分利用目前学院已经与国际知名大学合作办学的桥梁对学生进行国际化培养。学生有机会参与国际交流。⑥形式多样的考核方式，注重基础知识、创新科研能力、动手能力的培养。

7 智能医学的就业方向

该专业毕业生具有系统扎实的基础医学、生命科学、信息科学与计算机科学的基本知识，同时具备统筹各个学科交叉点的综合视野，是高综合素质的人工智能医学新兴生力军，具有国际竞争力的优秀人才，能够从事企业及社会的未来医学与健康产业相关的研发、管理等工作，或在交叉学科领域进一步深造。

　　总之，人工智能可以大幅度降低医师的日常工作量，但在综合医学诊疗方面及预后判断还有待进一步的研究与优质大数据的深度学习、不断学习自我完善与提高，尤其需要严格培养具有一定人文理念、专业素养，具有医学知识又涵盖理学或工学的复合性人才、跨学科人才、交叉学科人才，甚至是超学科人才等，使人工智能更好地为人类服务，扎扎实实成为医务人员的好帮手。

　　——刘小艳，王晓冬，闫珮珮，王骏（通信作者），顾金媛（通信作者），程月. 人工智能与智能医学新专业建设设想 [J]. 中国数字医学，2021，16（6）：77-80

科技翻译需要注重严谨性

在当代，中国需要了解世界，世界也需要认识中国。科技交流是其中不可或缺的手段之一，而严谨性更是科技翻译的核心。

一、科技翻译严谨性的把握

（一）翻译有一词多义

在不同的语境中，同一词汇的翻译所反映的内容不同，这就须结合上下文定夺。例如医学上的 pathology，单纯地讲是"病理学"，但其展示的图片如果与病理学无关，而是其他一些医学影像学资料，如 X 线照片、CT 图像、磁共振成像等，则译成"病变图解"更加确切。同样，sign 译成"迹象"，如果其展示的是病理图片，把 signs of pathology 译成"病理学征象"也无可厚非。但如果其展示的不是病理学图片，把 signs of pathology within the breast 译成"乳腺内病变征象"更妥。再如，As an example, the acquisition stations utilized are not of the same high specification as the reporting monitors 中，把"monitor"译成"监视器"欠佳，因为医生写诊断报告看图像用的"monitor"应译成"显示器"更为确切，此处没有"监视"的意思。这就要求翻译时需根据其语境的变化而变化，这就是严谨。

（二）翻译也有一义多词

例如 displacement 与 dislocation 在词典上有多种涵义，而在医学界，尤其是对于骨折的病人来讲，分别翻译成"移位"、"脱位"较妥，因为移位可以是正常运动的需要，而脱位则是病理性改变。再如下列有关"位置"的表述，pre-operative needle localization 翻译成"术前穿刺定位"，再看 for confirming correct placement and flow 翻译成"以确定正确的放置与流速"，The approach should enable the practitioner to easily position the client and facilitate accurate lesion targeting within the parameters of the stereotactic device. 翻译成"该方法应使技师容易给患者进行体位设计，便于在立体定向设备参数内精确病灶靶点"。倘若在一篇文章中相继出现"localization、placement、position"这几种位置的表述时翻译更需要严谨，不能"千篇一律"地翻译，一定要译得有层次感、"波动"感。localization 可以理解为东西在哪儿，帮其定位、查找；而 placement 则更深一层，具有一种主观能动性，帮其如何放到位；position 则又进了一步，就同如模特摄影，帮模特进行体位设计摆造型，存在自主创意的价值。

二、严谨性需要一定的专业素养

术语翻译离不开专业人士，这说明翻译需要相应的知识背景作支撑，否则翻译易出现外行话。例如 mass 仅仅只是"肿块"的意思，tumo（u）r 才是"肿瘤"，而肿瘤有良恶性之分；同样，neoplasm 也是"肿瘤"，但偏恶性。而 cancer 才是"癌症"，指恶性肿瘤；而 carcinoma 也是癌症，但常指上皮组织或腹腔器官内膜的癌症。再如 breast 一词，翻译成"胸部"就不适宜了，应翻译成"乳腺"或"乳房"。而"胸部"通常用 chest 表达，更突出胸部表面或其所在部位；而"胸膜"则采用 pleura 一词，thorax 则为"胸腔"。由此可见，同为胸部，专业所述的由外向内的层次表述均不一样。再例如 filter 常翻译为"滤波器"，但如果懂一点仪器设备，再结合上下文，业内常称为"滤线器"，是用来消除软 X 线（或是低能 X 线）的一种装置。再例如 in some cases 通常翻译成"在某些情况下"，但如果结合医学语境，则翻译成"在某些病例中"更确切。

三、翻译的严谨性功夫在卷外

当今各类翻译工具诸多，可以依靠，但最终还得靠自己博学多才。要打造成医疗行业的翻译高手，就不但要懂得成像技术学，更要懂影像诊断学，还得懂仪器设备学、解剖学，甚至是内、外、妇、儿的一些基础专业知识，相关知识，否则很难圆满完成翻译任务。这就必须不断地拓展自己的知识面来丰富、发展、完善自我。例如 The items are then worded positively（50%）and negatively（50%），to minimize affirmation bias. 翻译成"项目正面和负面语言表达各占一半，以减少肯定性的偏差"。但如果是"true negative"、"true positive"就不能翻译成"正负"、"真正（负）"，而应该翻译成"真阴性"、"真阳性"，否则就译成医学笑话。类似的还有"false positive、false negative"。加之，翻译是一门综合学问的具体体现，需要具有全面的知识，才有资格做到把当代文明世界的成果"拿来"或"扬弃"。

四、翻译的严谨性体现在规范与统一

翻译需要精准、规范，用最贴切的词表达，以做到换上任何一个词语都不妥贴。例如 screen 一词，如组词为 intensifying screen 则译成"增感屏"，但如果是 the breast cancer screening trials 则应译成"乳腺癌普查试验"。同样，结合上下文将 physical activity 译成"身体活动"就欠佳，因为身体活动有主动的，也有被动的；有生理性的，也有病理性的。如果结合上下文译成"体育活动"就突显主观性，倘若译成"体育锻炼"则更明了。但如果是 physical examination 译成"身体检查"、"体格检查"则更可取。再例如，previous breast disease 倘若译成"先前的乳腺疾病"或是"既往的乳腺疾病"均可，但如果译成"早期乳腺疾病"就错了。因为，先前的疾病有可能是"早期"，也有可能是"晚期"。

所以，翻译需要严谨到一丝不苟，不推敲，难出精品。例如 shift 一词在 night/shift work 中译成"夜班 / 换班"，似乎没大碍。但"换班"具有偶然性，这给人以平淡的感觉，不足以体现上下文中关于癌症发生是由于情绪因素所致。如果译成"夜班 / 倒班"则更能体现紧张感、紧迫感，以及随时发生的不确定因素所致情绪的不稳定性或是煎熬。再看 equipment 讲的是"设备"，而 device 也可译成"设备"，例如 using a conventional upright digital stereotactic add on device 译成"采用传统直立数字立体定向附加设备进行"，而在 a stand off device to protect the receptor surface 中就不能再译成"设备"，因为离开"设备"就不能给病人进行相关的检查了，应译成"远离器件，以保护受体表面"。这就如同，把电视机比作一个"设备"，则其遥控器是"器件"。因此，所有这类词的翻译，都基于对仪器设备的了解，如果曾经操作过，翻译便如"闲庭信步"。此外，还有 biopsy facilities 译成"活检器材"，也有 In general most stereotactic units…译成"通常大多数立体定向装置……"。所以，在一篇文章中同时出现"equipment、device、facility、unit"等词就需分别精准、灵活地表述，仔细找出其差异所在。

科技翻译需要恪守学术规范并促之统一。ROC 曲线（receiver operator characteristic curve）为当今统计学上一个常用词汇，最早见于在人民卫生出版社《流行病学》（第四版），作者将其翻译为"受试者作业特征曲线"，接着，相继翻译成"受试者工作特征曲线、"受试者工作特性曲线"、"受试者操作特性分析"，看似无实质性区别但统一，在存有争议的情况下，建议采用"ROC 曲线"较妥，大家也都明白。再例如，我们常讲的 X 线入射角就可以应用 incidence 一词，但在 incidence of breast cancer 中翻译成"概率"则不如翻译成"乳腺癌的发病率"为佳，就是说约定俗成的词语更需要规范。

当然，数据、单位不能容忍丝毫差池，须竭尽全力做到"零失误"。例如 have approximately a four times greater risk of breast cancer 为增大 4 倍，其实质是 5 倍。另外，在翻译时切记无限拔高，例如 OK 也就是一般意义上的："行、好吧、可以"，而不是什么了不起的壮举。最终，就落实在一个责任心，这需要反复不停地看、查、改。

五、翻译的严谨性需要"大兵团作战"

翻译不仅需要业内人士站在行业的高度考虑遣词造句，凝炼词语表达。同时也需要语言学家，站在语言学的角度审视主谓宾、定状补成分，以利"信、达、雅"。例如 image plate 翻译成"影像板"欠妥，因为 ing 动名词没有表达出来，而译为"成像板"较佳。同样，position 可作"位置"理解，但有了 ing 的动名词 positioning，则应该理解为"定位"或是"体位设计"更为科学。

再例如，On leaving the clinic in something of a daze，I phoned my husband on the way to the car and told him that the doctor was concerned about the results of tests. 翻译成："带着几分迷茫离开诊所的时候，我在去开车的途中打电话给我的丈夫，告诉他医生担心测试的结果。"就太啰嗦了，以多一字不可、少一字不足为前提，将其修改为："带着几分迷茫离开诊所，拿车途中我打电话给丈夫，告诉他医生担心检查的结果。"似乎要好一些。同样，It is important that a decision to repeat an image is only performed following careful consideration and that it will have perceived diagnostic improvements. 若译成"只有在仔细考虑过，且能够提高感官上的诊断时，重新摄片的决定才可以被实现，这很重要"。有拖沓、累赘、不够凝练之感。修改成："只有深思熟虑后且能确定有助于提高诊断能力，才可做出重新摄片的决定，这很重要。"一句话，如若我们的翻译能让外行人看懂，则说明翻译成功了。

六、结语

总之，科技翻译需要注重严谨性的把握，需要注意翻译中的一词多义与一义多词的精准表达。它离不开一定的专业素养，更是功夫在卷外，需要不断地丰富、发展、完善自我，以做到翻译的规范与统一。甚至科技翻译的严谨性需要所有译者均予以重视，方可取得成效。

——王骏. 科技翻译需要注重严谨性 [J]. 中国科技翻译，2022，35（2）：50-52

第六篇

尾　声

我的感慨

作者：燕树林

燕树林：北京同仁医院医学影像科教授，中华医学会影像技术分会主任委员等。

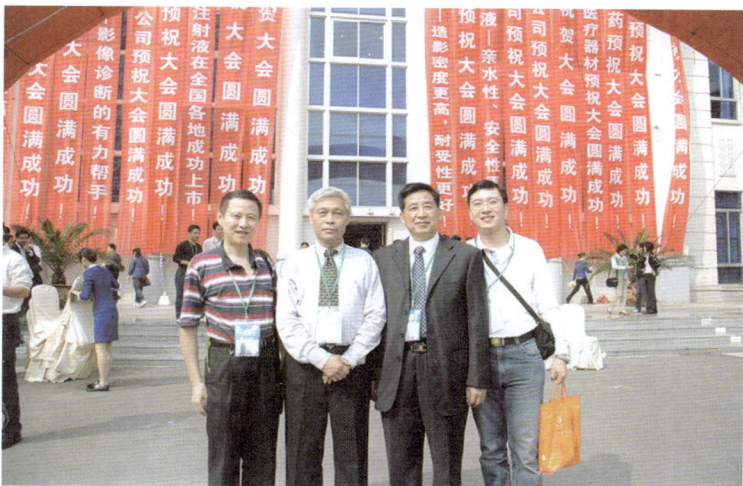

图　本书作者与燕树林教授（左二，北京同仁医院，中华医学会影像技术分会主任委员），余建明教授（右二，华中科技大学协和医院，后成为中华医学会影像技术分会主任委员）等在全国医学影像技术年会会场外合影

看过王骏发来的文章真有一种说不出的感慨！

人们认识王骏是从年会的文章开始的。记得多少年前，每一次年会王骏发来的文章不是通常的 1 篇和 2 篇，而总是 7、8 篇，甚至十几篇，给我们留下了深刻的印象。

作为一名中国影像技术界的王骏，他从来没有停止过、放弃过，始终是拼搏、拼搏、再拼搏！

奋力开拓着自己的事业！今天，他又进入"网络时代"办起了"医学影像健康网"。

让我感慨的是他的这种执着的精神！从年龄来讲，我年长于他。但是，他的执着、奋进却让我肃然起敬！

更让我奋起疾呼的是，如果全国有学历的、年轻的影像技术人员里，哪怕只有 10%、20% 的人能有王骏这种精神，那将是一种什么局面！我希望"王骏精神"能产生一定的效应！

——摘自《中国医学影像技术信息网》

来自军校老班长的战友情

陈大龙：中国人民解放军南京军区 82 医院医学影像科主任，江苏省中西医结合影像技术分会常委，江苏省医学会影像技术分会委员等。

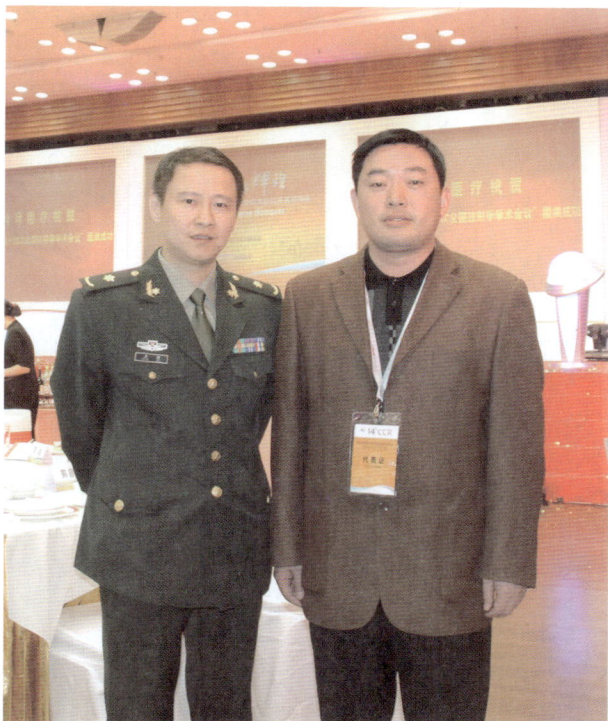

图 本书作者于 2007 年在南京，与军校老班长陈大龙在全国第 14 次放射学年会上合影

梅峰战友情

常忆梅峰军校事，晨昏山脚满书声。
骄阳似火训学苦，电闪雷奔雨中情。
夜半闲聊天欲晓，同窗鼾卧几人听。
影前每每宣成绩，金榜唯君总霸屏。

泼墨医海

一入医门深似海，经年拼搏显奇才。
挥毫泼墨千文著，不倦学工汗水埋。

桃李报新枝

硕果累累漫秋池，满园桃李报新枝。
扬帆征远搏医海，何惧西风笑我痴。

影像似锦来

医技不应遭睥睨，诊疗缺辅费心猜。
而今科技日新异，影像前程锦绣来。

泼墨续华章

群书博览古今扬，术语佳辞专著藏。
谁道退休人已老，挥毫泼墨续华章。

卜算子　只把初心守

退休又如何，专职当教授，淡薄功名育贤才，桃李芬芳久。

论著数百篇，纸贵洛阳久。苦读勤耕为解惑，只把初心守。

长相思　半生悟

指缝宽，时间瘦，转眼半百已出头，岁月随风走。

惜今朝，莫回首，而今迈步从头越，老骥亦风流。

像风一样追逐"放射学"理想

——记南京军区南京总医院医学影像研究所王骏的精彩人生

王骏，男，硕士，就职于南京军区南京总医院医学影像研究所。在 27 年的从医经历中，他一直奋战在医学影像技术学的医疗、教学、科研、宣传、网络及学会工作的第一线。除南总影像研究所技师一职外，王骏还有许多重量级的头衔，如中国医学装备协会 CT 工程技术专业委员常务委员、中华医学会影像技术分会中青年委员、中华医学会影像技术分会数字摄影学组成员、全军医学会影像技术专业委员会委员等。所有这些头衔的背后，是王骏对医学放射学的痴迷与执着。

著作等身，勇攀医学影像学高峰

医学影像技术飞速发展，日新月异，如果不能随时掌握了解国外最新成果，不断学习，作为一名专业的医学影像学从业人员，很快会落后于时代。王骏对于事业的执着追求首先从翻译国外的医学影像专著开始。

日积月累，王骏的译文陆陆续续发表在《国外医学临床放射学分册》、《国外医学放射医学核医学分册》、《国外医学医院管理分册》等期刊上，甚至出现过在同一期期刊上刊登他翻译的 3 篇稿子的情况。

随着阅历与自身素质的不断完善与提高，王骏又投入到《医学影像技术》的撰写中，每天一人一机穿梭在军总 6 幢病房大楼里，被医院女同事们戏称为"风"一样的男人。皇天不负有心人，一天，当他还埋头在书山瀚海之中时，江苏大学出版社徐主任打来祝贺电话，他的《医学影像技术》在 500 多部参评著作中脱颖而出，获得一等奖。累计起来，王骏多年来共出版专著 10 余部，其中以第一作者出版专著 6 部。

科普宣教，摘掉"暗箱操作"的帽子

王骏在医学影像上的努力并不限于书斋，除了大部头的论文、著作外，他对医学影像学的科普也做了不少工作。相比于艰深的论文，科普受众更加广泛，反响也更加强烈。有的患者直接拿着报纸从千里之外赶来求医；广东一家医院根据报纸上提供的信息由院长亲自带队参观、学习；新疆一位病人家属寄来特快专递求医问药……患者及其家属一封封充满殷切之情的来信，不断激励着王骏在影像科普的道路越走越宽。据了解，在短短的 3 年里，他先后发表的医学科普文章及科技新闻达 150 余篇。

此外，为了进行影像学交流和科普工作，王骏还创建了医学影像健康网（www.mih365.com），4 年时间，其点击率覆盖我国 661 座城市，涉及 75 个国家和地区，位居全国同类网站前三甲。

除了日常工作外，王骏还担当起教书育人的职责，每年利用业余时间从事医学影像学大学本科及医学影像技术学大学专科授课 150 个学时，每年培养学生 100 余名。

人们还在谈放射色变，不愿选择就读放射学专业的同时，王骏却在这个岗位上一干就是 27 年，做出了骄人的业绩，对于面临人生抉择的高三家庭来说，这不能不说是一个有益的启迪。

——宋真. 像风一样追逐"放射学"理想 [J]. 升学必读，2011，（4）：7